drs. J.J.F. Bütterhoff
drs. F.A.C. van Opdorp

Geneesmiddeleninformatie

Onder redactie van:
drs. J.J.F. Bütterhoff
drs. F.A.C. van Opdorp

Geneesmiddelen-informatie

dr. M.L. Bouvy
drs. W.S. Dessing
dr. E.M.W. van de Garde
mw. drs. T. Gerbranda
mw. drs. A.M. Harmsze
dr. P.H.M. van der Kuy
mw. drs. A. Nooij
mw. drs. K.A. Simons-Sanders
dr. P. Stolk
mw. drs. B.C.M.J. Takx-Köhlen
drs. T. Zwaan

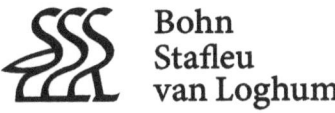
Bohn
Stafleu
van Loghum

Houten, 2016

1997

druk, eerste t/m vierde oplage, Elsevier gezondheidszorg, Maarssen 2000,

druk, Elsevier gezondheidszorg, Maarssen 2009
vijzigde druk, Amsterdam 2010
jzigde) druk, Reed Business Education, Amsterdam 2013
zigde) druk, Bohn Stafleu van Loghum, Houten 2016

BN 978-90-368-1195-8   ISBN 978-90-368-1196-5 (eBook)
OI 10.1007/978-90-368-1196-5

NUR 870
Omslagontwerp: Cube vormgeving / Cees Brake, bno, Enschede
Basisontwerp binnenwerk: Mariël Lam bno, 's-Hertogenbosch

Bohn Stafleu van Loghum
Het Spoor 2
Postbus 246
3990 GA Houten

www.bsl.nl

Woord vooraf

Na het in werking treden van de wet BIG is het meer dan ooit een noodzaak geworden dat verpleegkundigen op de hoogte zijn van de werking van geneesmiddelen. Niet alleen is de verpleging intensiever geworden en daardoor het gebruik van geneesmiddelen toegenomen, de geneesmiddelen zelf hebben een sterkere werking. Voeg daarbij de nieuwe (BIG) verantwoordelijkheid en het zal duidelijk zijn dat kennis van het geneesmiddel noodzakelijk is. Bij de verpleging zal deze kennis de veiligheid van het toepassen van geneesmiddelen in inrichtingen in belangrijke mate ten goede komen. Dit geldt in het bijzonder voor de intraveneuze toediening van geneesmiddelen. Nu ook de overheid regels heeft uitgevaardigd waardoor het mogelijk wordt deze strikt medische handelingen onder voorwaarden aan de verpleging te delegeren, is kennis van de eigenschappen van het toegediende geneesmiddel zelfs een absolute vereiste. Kennis van het geneesmiddel is ook van belang bij de voorlichting van de steeds meer mondige patiënt. De verpleging kan daar een belangrijke bijdrage in leveren. Door haar dagelijkse contacten met de patiënt zal de verpleging met kennis van het geneesmiddel ook eerder bijwerkingen kunnen opsporen. Daarom dient zowel de toediening, als het waarnemen van de patiënt bij één discipline te liggen, met name de verpleging. Bij de opzet van dit boek is meer getracht de gedachtegang achter de therapie over te brengen dan een opsomming te geven van feiten en gegevens over geneesmiddelen.

Het boek is daarom geschikt voor vele opleidingsdoelstellingen voor werkers in de gezondheidszorg, zowel op mbo- als op hbo-niveau. Ieder kan uit de diverse hoofdstukken een eigen programma samenstellen.

Woord vooraf bij de zesde druk

Bij elk hoofdstuk zijn de leerdoelen geformuleerd, en de geschatte benodigde tijd voor bestudering aangegeven. Bovendien is een aantal kernvragen gesteld om de bestudering te vereenvoudigen. De farmacotherapie is een zich steeds vernieuwend gebied van de geneeskunde. In deze zesde editie zijn deze nieuwe ontwikkelingen en ook de nieuwe geneesmiddelen(namen) verwerkt zodat de kennis van de verpleegkundige is aangepast aan de huidige opvattingen.

Dit is de laatste druk waarbij dr. A. van der Kuy als (mede)hoofdredacteur is vermeld. Het hoofdredacteurschap is vanaf deze druk overgedragen aan ondergetekende, medewerker van het eerste uur. De redactie komt dus in Maastricht, maar de Tilburgse ziekenhuisapothekers blijven een belangrijke bijdrage leveren.

Maastricht, najaar 1997
A.J. Beysens

Woord vooraf bij de zevende druk

Ook in deze druk is vastgehouden aan de opzet van de vorige drukken. Aan alle hoofdstukken zijn de nieuwste geneesmiddelen, welke intussen op de markt zijn gekomen, toegevoegd en sommige hoofdstukken zijn op onderdelen aangepast. Ook nu weer zijn bij elk hoofdstuk de leerdoelen geformuleerd en is de geschatte benodigde tijd voor bestudering aangegeven.

Bovendien is een aantal kernvragen gesteld om de bestudering te vereenvoudigen. De opzet van dit boek is de gedachtegang achter de therapie over te brengen, zodat de verpleegkundige hieruit kennis kan putten. Het boek is ook geschikt voor andere werkers in de gezondheidszorg, zoals apothekersassistenten. Ook zij worden immers geconfronteerd met nieuwe geneesmiddelen en nieuwe therapieën en ook zij moeten in het kader van de medicatiebewaking steeds meer weten over interacties en doseringen.

De farmacotherapie is een zich steeds vernieuwend gebied van de geneeskunde. In de zevende editie zijn deze nieuwe ontwikkelingen zo veel mogelijk verwerkt. Deze zevende druk is weer een coproductie van de ziekenhuisapothekers werkzaam in het academisch ziekenhuis in Maastricht en de ziekenhuisapothekers van de ziekenhuisapotheek Midden-Brabant in Tilburg. Voor het hoofdredacteurschap tekenen derhalve A.J. Beysens (Maastricht) en A.W. Lenderink (Tilburg).

Maastricht/Tilburg, najaar 1999
A.J. Beysens en
A.W. Lenderink

Woord vooraf bij de achtste druk

In de gezondheidszorg is de afgelopen jaren veel veranderd. Niet alleen is de behandeling met geneesmiddelen complexer geworden door bijvoorbeeld de introductie van de antilichamen, ook is het voorschrijven van geneesmiddelen door nursepractitioners bijna een feit. Buiten het ziekenhuis wordt de hulp van verpleegkundigen steeds vaker ingeroepen bij de toenemende thuisbehandeling en hebben de tevens hbo-geschoolde farmakundigen en farmaceutisch consulenten hun entree gemaakt. Een goede kennis van geneesmiddelen is voor deze groepen daarom onontbeerlijk.

Om aan deze behoefte te kunnen blijven voorzien is dit handboek, dat inmiddels zijn sporen heeft verdiend, op grondige wijze herzien en aangepast aan de eisen en kennis van deze tijd. Allereerst is de indeling van het boek gemoderniseerd en zijn hoofdstukken die bij elkaar horen op basis van hun werking geclusterd in blokken. Zo wordt het boek overzichtelijker en kan de docent de stof bloksgewijs aanbieden. Het boek is nu niet alleen toegankelijker gemaakt voor apothekersassistenten, maar kan door een ieder, die in zijn dagelijkse werkzaamheden met geneesmiddelen in aanraking komt, als naslagwerk worden gebruikt.

In verband met de introductie van generiek voorschrijven in de ziekenhuizen is in deze editie gekozen om in de tekst gebruik te maken van de generieke naam van de besproken geneesmiddelen. Verder is het taalgebruik waar mogelijk gemoderniseerd en is aan elk hoofdstuk een tabel toegevoegd waarin alle geneesmiddelen die gerelateerd zijn aan dat hoofdstuk, staan weergegeven. In deze tabel hebben we ook de merknamen van de beschikbare producten opgenomen.
Het is onze bedoeling om de vragen die in de vorige druk aan het eind van de hoofdstukken stonden vermeld, aangevuld met nieuwe vragen en opdrachten, binnenkort in een werkboek of op een website beschikbaar te stellen.

Vanaf de eerste editie door dr. A. van der Kuy was de redactie van dit boek in handen van ziekenhuisapothekers. Bij de selectie van de auteurs hebben we in deze editie gepoogd een ideale mix te krijgen tussen ziekenhuis- en openbaar apothekers, zodat hun specifieke praktijkervaring voor de lezer beschikbaar komt.

Utrecht / Breda, najaar 2008
drs. J.J.F. Bütterhoff, apotheker
drs. F.A.C. van Opdorp, apotheker

Inhoud

Deel A
Introductie in de farmacotherapie

1   De ontwikkeling van een geneesmiddel

Leerdoel: Kennisnemen van de oorsprong en ontwikkeling van geneesmiddelen.
Benodigde tijd: 30 minuten.

1.1   Een korte geschiedenis van geneesmiddelen en hun ontdekking

Geneesmiddelen hebben al sinds mensenheugenis een centrale plaats in de geneeskunde. Niet alleen in de westerse geneeskunde, maar ook in diverse andere culturen heeft het toedienen van een stof aan de patiënt met het doel een gunstige verandering in het ziekteverloop teweeg te brengen een belangrijke rol in het zorgproces.

Tot in de twintigste eeuw waren onze geneesmiddelen voornamelijk afkomstig van natuurproducten, waarvan de geneeskrachtige werking ons bekend was via overlevering. Tegenwoordig vinden wij in ons geneesmiddelenarsenaal nog steeds onvervangbare medicamenten die uit de natuur afkomstig zijn, zoals morfine uit opium, digitalis uit het vingerhoedskruid, cocaïne uit het cocablad en kinine uit de kinabast. Zelfs het ons zo vertrouwde Aspirine® hebben we indirect te danken aan de wilgenbast.

Echter, veel middelen die onze voorouders gebruikten waren onwerkzaam. Doordat het toedienen van het middel veelal gepaard ging met (religieuze) ceremonies, leek het in een aantal gevallen toch het beoogde effect te hebben. Dit is een fenomeen dat wij tegenwoordig ook nog kennen: de wijze waarop de arts het geneesmiddel aan zijn patiënt presenteert, de informatie die hij hierbij geeft en de wijze waarop de verpleegkundige het geneesmiddel aan de patiënt toedient, zijn van wezenlijk belang. De gesuggereerde werking (*placebo-effect*) is onafhankelijk van het toegediende geneesmiddel. Dit placebo-effect speelt een belangrijke rol in het huidige geneesmiddelenonderzoek, waarover later meer.

Door de opkomst van de scheikunde en de toenemende kennis over het menselijk lichaam is het aantal bewezen effectieve geneesmiddelen in de afgelopen honderd jaar exponentieel gegroeid. Het is echter belangrijk ons te realiseren dat de ontdekking van nieuwe geneesmiddelen altijd een complex proces is en ieder geneesmiddel een unieke ontstaansgeschiedenis heeft. Drie elementen die we regelmatig terugzien bij de ontdekking van nieuwe geneesmiddelen zijn: de toevalsontdekking, de screening van grote aantallen stoffen en, meer recent, gerichte ontwikkeling.

De *toevalsontdekking* heeft altijd een belangrijke rol gespeeld in de geschiedenis van de geneeskunde, cruciaal hierbij is dat iemand de uniciteit van zijn toevalsvondst herkent. Bij de meeste verhalen over de toevallige ontdekking van een nieuw geneesmiddel zijn diverse momenten te herkennen waarbij onoplettendheid ertoe had kunnen leiden dat we het nieuwe geneesmiddel waren misgelopen. Een van de belangrijke toevalsvondsten is de ontdekking van penicilline door Fleming. Als hij niet gezien had dat een schimmel, die toevallig een voedingsbodem had verontreinigd, de bacteriegroei op deze voedingsbodem remde en als hij niet het doorzettingsvermogen had gehad om de stof uit deze schimmel te isoleren, dan was penicilline niet uitgevonden. De ontdekking van Fleming heeft aanleiding gegeven tot een systematisch onderzoek naar de invloed van allerlei natuurproducten, voornamelijk schimmels, bacteriën en gisten, op de groei van pathogene bacteriën. Overal ter wereld werden monsters slootwater en grond verzameld en gekweekt, in de hoop nieuwe organismen met bacteriedodende eigenschappen te vinden. De grote variëteit in antibiotica die wij tegenwoordig ter beschikking hebben is hiervan het resultaat. Ook de toepassing van de orale anticoagulantia berust op een toevalsvondst. Een Canadese boer had de klaver die als wintervoedsel voor zijn koeien moest dienen niet deugdelijk opgeborgen, waardoor die ging broeien. Tijdens dit broeiproces traden in de klaver chemische veranderingen op, waardoor alle koeien die ervan aten aan ernstige bloedingen overleden. Het onderzoek naar deze gebeurtenis heeft ons de orale anticoagulantia (in de volksmond: bloedverdunners) opgeleverd, een groep geneesmiddelen die in onze hedendaagse therapie niet meer weggedacht kan worden.

Een andere methode waarmee veel geneesmiddelen zijn ontdekt, is het *screenen* van grote aantallen stoffen. Een voorbeeld hiervan vinden we in de ontwikkeling van antimalariamiddelen tijdens de Tweede Wereldoorlog. Veel Amerikaanse soldaten vochten op plaatsen waar malaria heerste, maar de kinaboom – het uitgangsproduct voor de bereiding van kinine, het geneesmiddel bij uitstek voor de bestrijding van malaria – groeide voornamelijk in vijandelijk gebied, namelijk in het toenmalige Nederlands-Indië, dat bezet was door de Japanners. Voor het Amerikaanse leger was het noodzakelijk dat een alternatief werd gevonden. Er werd een groot team onderzoekers samengesteld dat tot taak had elke bekende chemische stof in een dierexperiment te toetsen op haar werking tegen de malariaparasiet. Honderdduizenden chemische substanties werden op deze wijze onderzocht en leveren nu nog steeds de basis voor verdere research naar nieuwe geneesmiddelen. Tijdens dit onderzoek werd inderdaad een aantal bestrijdingsmiddelen tegen malaria gevonden, waaronder proguanil (Paludrine®) en chloroquine (Nivaquine®).

Tegenwoordig wordt steeds vaker geprobeerd via *gerichte ontwikkeling* een geneesmiddel te ontwerpen vanuit de kennis over een ziekte en het moleculaire mechanisme dat hieraan ten grondslag ligt. De verwachting is dat het door de groeiende kennis over genetica, moleculaire biologie en scheikunde steeds beter mogelijk wordt geneesmiddelen te ontwikkelen die specifiek gericht zijn op het behandelen van één bepaalde aandoening. Deze middelen zouden zeer effectief kunnen zijn en bovendien weinig bijwerkingen hebben. Een goed voorbeeld van een geneesmiddel dat het resultaat is van deze ontwerpmethode is imatinib (Glivec®), dat gebruikt wordt voor de behandeling van chronische myeloïde leukemie (CML). Dit middel is specifiek ontwikkeld nadat het mechanisme dat ten grondslag ligt aan de ziekte was blootgelegd en imatinib is in de praktijk uiterst effectief gebleken bij de behandeling van deze potentieel dodelijke ziekte.

1.2   De ontwikkeling van nieuwe geneesmiddelen

Om een nieuw geneesmiddel in Nederland op de markt te kunnen brengen, heeft een fabrikant een vergunning nodig, dit wordt ook wel de registratie genoemd. Aan het afgeven van deze vergunning gaat een strenge beoordeling vooraf. Deze beoordeling wordt uitgevoerd door een panel van deskundigen dat beoordeelt of de balans tussen kwaliteit, veiligheid en werkzaamheid van een nieuw geneesmiddel acceptabel is. In Nederland wordt deze beoordeling gedaan door het College ter Beoordeling van Geneesmiddelen (CBG). Sinds 1995 is er ook een Europese instantie die deze beoordelingen in sommige gevallen verricht, het European Medicines Agency (EMEA) in Londen.

Om een vergunning te krijgen, moet een fabrikant uitgebreide informatie over het nieuwe geneesmiddel verzamelen en een groot aantal experimenten uitvoeren. Nadat een veelbelovend nieuw geneesmiddel bij toeval, via screening, of via gerichte ontwikkeling is geïdentificeerd zullen allereerst diverse *in vitro* (reageerbuis)experimenten moeten worden uitgevoerd om de eigenschappen van een nieuwe stof te onderzoeken. Daarnaast vinden *in vivo* experimenten plaats op proefdieren. Hoewel proefdieronderzoek op veel ethische bezwaren stuit, en het vaak wenselijk is om het aantal benodigde proefdieren te beperken, zijn er nog steeds onderzoeken waarvoor we op dit moment op dierproeven zijn aangewezen. Nadat een nieuwe stof deze preklinische fase succesvol heeft doorstaan, wordt het geneesmiddel voor het eerst getest op mensen, in de zogenaamde klinische onderzoeksfase.

De klinische onderzoeksfase bestaat uit drie stappen, fase I tot en met III. Allereerst wordt een geneesmiddel getest op een groep gezonde vrijwilligers (fase I). Het doel van dit onderzoek is meer informatie te krijgen over hoe het middel zich gedraagt in het menselijk lichaam en over de giftigheid van het middel. Vervolgens wordt het middel getest in een geselecteerde groep patiënten (fase II). Deze studies geven de eerste informatie over de werkzaamheid en veiligheid van het middel bij de ziekte waarvoor het wordt ontwikkeld. In de laatst klinische fase (fase III) wordt het geneesmiddel onderzocht in een grote groep patiënten om een uitgebreider beeld van de werkzaamheid en veiligheid te krijgen. Het nieuwe geneesmiddel wordt in dergelijke onderzoeken vaak vergeleken met een placebo of met een al bestaand geneesmiddel voor de ziekte. Om de werkzaamheid van het nieuwe geneesmiddel zo objectief mogelijk te beoordelen, wordt veelal gebruikgemaakt van een dubbelblinde opzet: zowel de arts als de patiënt weet niet wie het geneesmiddel krijgt en wie de placebo of het vergelijkende middel. Welke patiënt tot welke groep behoort, wordt meestal door het lot bepaald, de zogenaamde gerandomiseerde opzet.

Deze onderzoeken bij mensen zijn omgeven met zeer strenge regels, om te voorkomen dat patiënten worden blootgesteld aan onacceptabele risico's en om ervoor te zorgen dat de resultaten van het onderzoek ons ook echt iets leren over de werkzaamheid en veiligheid van een nieuw geneesmiddel. Zo moet de proefpersoon heel duidelijk verteld worden wat het onderzoek inhoudt, en hij of zij moet hiermee akkoord gaan (informed consent). Bij het opzetten van een klinische studie komt ook een uitgebreide administratieplicht kijken, zodat het te allen tijde mogelijk is na te gaan wat precies tijdens de studie is gebeurd. Artsen en verpleegkundigen die aan klinische studies meewerken, moeten zich dan ook goed verdiepen in de wet- en regelgeving ten aanzien van het verrichten van klinisch onderzoek.

Als voor het geneesmiddel na al deze onderzoeken een vergunning is verkregen om op de markt gebracht te worden, volgt nog het (postmarketing)onderzoek (fase IV). Tijdens deze fase wordt het middel gevolgd nadat het aan grote aantallen patiënten is voorgeschreven. Men is hierbij met name op zoek naar de effecten van het geneesmiddel op lange termijn en bijwerkingen die pas na langdurig gebruik of alleen in heel zeldzame gevallen aan het licht komen. Het komt voor dat een geneesmiddel naar aanleiding van nieuwe gegevens uit deze onderzoeksfase van de markt wordt gehaald, bijvoorbeeld rofecoxib.

De route van een potentieel geneesmiddel naar een uiteindelijk product dat ook daadwerkelijk op de markt komt, zoals hierboven in grote lijnen uiteengezet, is lang en kostbaar. Om een beeld te geven: de ontwikkeling van een geneesmiddel duurt ongeveer tien jaar, kost bedrijven honderden miljoenen euro's en van de ongeveer 10.000 moleculen die als veelbelovend het onderzoeksproces ingaan, komt er maar één daadwerkelijk op de markt.

Vanwege deze hoge ontwikkelingskosten krijgt de fabrikant bij de registratieaanvraag het alleenrecht (patent) om gedurende een aantal jaren deze stof met gebruikte toedieningsvorm op de markt te brengen. De fabrikant introduceert deze nieuwe stof onder een merknaam. Merknamen zijn beschermd en worden weergegeven met het teken®, dat achter de merknaam wordt geplaatst. Men spreekt ook wel van de specialiténaam.

Na het aflopen van het patent mag de stof door elke andere fabrikant worden geproduceerd en op de markt gebracht, echter onder de werkzame stofnaam. Dit product voldoet aan precies dezelfde kwaliteitseisen als het originele product. Men spreekt dan van de generieke naam. Doordat de monopoliepositie van de oorspronkelijke fabrikant vervalt en dus tal van andere producenten het geneesmiddel op de markt mogen brengen, zal de prijs dalen.

Om het afleveren van generieke producten te stimuleren, is er afgesproken dat elke voorschrijver bij het uitschrijven van een recept gebruikmaakt van de stofnaam.

2 Geneesmiddelvormen en hun toediening

Leerdoel: Kennis verwerven omtrent de verschillende toedieningsvormen van geneesmiddelen, hun nut en de mogelijke problemen die samenhangen met hun gebruik.
Benodigde tijd: 1,5 uur.

In hoofdstuk 1 hebben we gezien dat vroeger op vrij willekeurige wijze aan zieke mensen extracten van planten werden gegeven. Men was in die tijd nog niet op de hoogte van het feit dat in bepaalde plantendelen stoffen voorkomen die een geneeskrachtige werking bezitten. Pas met het voortschrijden van de kennis van de chemie is men ertoe gekomen deze stoffen uit die plantendelen te isoleren, terwijl men er in de loop van de vorige eeuw in geslaagd is veel geneesmiddelen synthetisch te bereiden. Er zijn niet veel vormen overgebleven van vroeger; enkele extracten, bijvoorbeeld extractum belladonnae en diverse tincturen (alcoholische aftreksels van planten).

Een geneesmiddel wordt vaak als grondstof aan de industrie of apotheker geleverd en de medicus vraagt de apotheker vervolgens het geneesmiddel in de juiste samenstelling en toedieningsvorm af te leveren. We zullen in dit hoofdstuk eerst eens nagaan welke toedieningsvormen van geneesmiddelen er bestaan (zie figuur 2.1). Daarna worden de toedieningswegen beschreven.

2.1 Geneesmiddelvormen

2.1.1 Poeder

Een grondstof of een combinatie van grondstoffen kan rechtstreeks aan de patiënt worden gegeven in de vorm van een *poeder*.

Het principe van de bereiding van poeders is de volgende: een aantal geneesmiddelen wordt gemengd en vervolgens wordt het mengsel verdeeld over een aantal papiertjes die gevouwen worden.

Het verdelen van het poedermengsel kan met de hand gebeuren of met behulp van een zogenaamde poedervouwmachine. Soms zijn gewicht en volume van de te bereiden

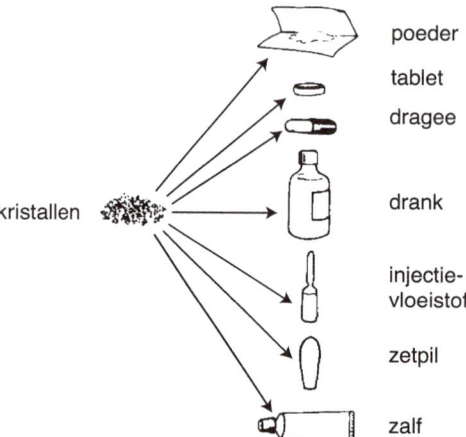

kristallen

poeder
tablet
dragee
drank
injectie-
vloeistof
zetpil
zalf

Figuur 2.1 Geneesmiddelvormen

poeders zodanig dat het poeder rechtstreeks over de papiertjes verdeeld kan worden. Moeilijker wordt het echter indien men poeders van bijvoorbeeld 1 mg moet bereiden. Het is natuurlijk onmogelijk op ieder papiertje precies 1 mg te krijgen. Daarom wordt er meestal aan een poeder, vooral bij geringe hoeveelheden, een hulpstof toegevoegd, zoals lactose, teneinde een behoorlijk volume te krijgen.

Poeders hebben als groot nadeel dat zij zich in de mond over een groot oppervlak verdelen en daarbij veel smaakpapillen raken. De smaak komt dan sterk naar voren. Dit kan vooral bij kinderen, aan wie in het algemeen de meeste poeders worden voorgeschreven, erg vervelend zijn. Een oplossing kan dan zijn het poeder als het ware omhuld met een siroop toe te dienen. Eerst wat siroop op een lepel, vervolgens het poeder en dan weer wat siroop eroverheen. Op deze wijze kan men de meest vieze geneesmiddelen toedienen. Het wordt niet aangeraden geneesmiddelen door het voedsel te mengen, omdat het risico groot is dat ook het voedsel door de onaangename smaak niet genuttigd wordt. Een ander risico is dat het geneesmiddel een reactie aangaat met het voedsel en hierdoor minder werkzaam wordt.

2.1.2 Pil en capsule

De vroegere *pil* was een nieuwe ontwikkeling bij de verwerking van een grondstof. Men nam enige plantenpoeders die bij bevochtiging kleefkracht bezaten (bijvoorbeeld van de zoethoutwortel). Men kneedde er het geneesmiddel met behulp van glycerinewater doorheen, rolde de massa vervolgens uit tot een lange staaf, sneed deze in kleine gedeelten en rolde die delen ten slotte rond. Op deze manier kreeg men de ouderwetse pil. Een nadeel van de pil was dat de bereiding niet altijd even constant was: dan weer was de pil te zacht, dan weer zo hard dat de pil, eenmaal in het maag-darmkanaal aangekomen, niet meer in staat was uiteen te vallen, zodat het geneesmiddel het lichaam verliet zoals het erin was gekomen, namelijk *in* de pil.

Daarom worden tegenwoordig geen pillen meer gemaakt. Pillen zijn vervangen door *tabletten*, *dragees* en *capsules*. Een *capsule* bestaat uit twee hulsjes van gelatine, geneesmiddel en eventueel een vulstof. Het geneesmiddel wordt, al dan niet met de vulstof, in het ene hulsje gestopt. Vervolgens wordt het andere hulsje over het eerste geschoven. Gelatine lost in de maag direct op, zodat na contact met het maagzuur het geneesmiddel uit de capsule vrijkomt. Een capsule is dus meestal slechts een verpakkingsvorm voor een hoeveelheid geneesmiddel. Indien men dit wenst, is het dikwijls mogelijk het geneesmiddel uit de capsule te halen en in de vorm van een poeder, bijvoorbeeld in een glas water of op een lepel in te nemen. Om deze mogelijkheid te bespreken, is overleg met een apotheker gewenst.

2.1.3 Tablet en dragee

Door een poedermengsel onder een zekere druk samen te persen (*tabletteren*) ontstaat een *tablet*. Tabletteren geschiedt met behulp van een machine, waarbij steeds een bepaalde hoeveelheid geneesmiddel, aangevuld met diverse hulpmiddelen (zoals zetmeel en talk), door een harde klap van de tabletteerstempel tot een tablet wordt geslagen. Het tabletteerproces kan gemakkelijk grootschalig uitgevoerd worden: tablettenpersen in de farmaceutische industrie kunnen gemakkelijk 100.000 tabletten per uur slaan. Behalve in enkele ziekenhuisapotheken worden in apotheken gewoonlijk geen tabletten gemaakt.

Indien men de tablet voorziet van een suiker- of laklaagje spreekt men van een *dragee*. Dit wordt bijvoorbeeld gedaan om de slechte smaak van een tablet te camoufleren. Gaat men deze dragees voorzien van een laagje dat niet in maagzuur oplost (zuurbestendig), dan ontstaat een zogenaamde *enteric coated tablet*. Die valt niet in de maag uiteen, zodat wordt voorkomen dat het geneesmiddel door het zuur van de maag wordt ontleed of het maagslijmvlies door het geneesmiddel wordt aangetast. Tegenwoordig zijn er ook tabletten of capsules waaruit het geneesmiddel met gereguleerde snelheid vrijkomt (*controlled release*). Deze toedieningsvorm wordt toegepast bij geneesmiddelen met een korte halfwaardetijd. Het voordeel van zo'n preparaat met verlengde werking is dat het geneesmiddel minder vaak hoeft te worden ingenomen. Het hangt van het soort *controlled release*-systeem af of dergelijke tabletten of capsules wel of niet mogen worden fijngewreven of geopend, bijvoorbeeld om ze via een sonde toe te dienen.

2.1.4 Drank: oplossing, suspensie en emulsie

Het is ook mogelijk een geneesmiddel in vloeibare vorm te brengen. De volgende drie soorten vloeistoffen kunnen worden onderscheiden: oplossing, suspensie en emulsie. In het geval van een *oplossing* wordt het geneesmiddel opgelost in een daartoe geschikt oplosmiddel, meestal water. Zodoende is het geneesmiddel in de gehele vloeistof homogeen verdeeld, dat wil zeggen dat een lepel met deze vloeistof te allen tijde evenveel geneesmiddel zal bevatten. Dit in tegenstelling tot de *suspensie*, waarbij het geneesmiddel niet opgelost kan worden in de vloeistof, zodat men het geneesmiddel er fijngemalen in verdeelt. Door de zwaartekracht zal het poeder naar de bodem zakken. Om uitzakken van het geneesmiddelpoeder zo veel mogelijk tegen te gaan, wordt een verdikkingsmiddel toegevoegd dat de vloeistof 'stroperiger' maakt. Ondanks deze toevoeging is het nog steeds van belang een suspensie voor gebruik altijd goed om te schudden. Een *emulsie* is een mengsel van kleine oliedruppeltjes in water. We kennen deze verdeling uit de natuur, bijvoorbeeld in melk. Om te voorkomen dat olie en waterlaag scheiden, is aan de emulsie een stabilisator toegevoegd: de emulgator. Emulsies worden in de farmacie niet vaak toegepast. Voorbeelden zijn vitamine A-, D- en K-druppels.

Vroeger werd de dosering van een drank vaak in lepels aangegeven. Aangezien er grote verschillen kunnen bestaan tussen de verschillende vormen bestek, is tegenwoordig dosering met meegeleverde gestandaardiseerde maatlepels en maatbekers gebruikelijk.

2.1.5 Druppels

Druppels zijn oplossingen waarbij het geneesmiddel in sterk geconcentreerde vorm is gebracht. Het geneesmiddel in de vorm van een druppelvloeistof kan op verschillende wijzen worden toegepast. Allereerst denkt men bij deze vorm aan druppeltjes die worden gegeven aan baby's en kleine kinderen, die moeite hebben met het slikken van een poeder en een capsule. Bekend zijn de plaatselijke (lokale) toediening van een geneesmiddel, bijvoorbeeld in oren, neus en ogen, respectievelijk oor-, neus- en oogdruppels. Tegenwoordig zijn er ook vloeibare vormen in sprays verkrijgbaar. Een spray bestaat in feite uit een zeer groot aantal microscopisch kleine druppeltjes die via inhalatie in de neus, longen of op de huid worden gebracht.

2.1.6 Infuus en injectievloeistof

Een andere (vloeibare) vorm van een geneesmiddel is de infusie- of injectievloeistof. Aan deze vloeistoffen worden veel hogere eisen gesteld dan aan gewone vloeibare geneesmiddelvormen.

Injecties kunnen wat betreft hun volume variëren van 0,1 ml tot enkele milliliters. De grotere volumes (50-100 ml) noemt men infusen

Een *infuus* is een grotere hoeveelheid vloeistof die via een toedieningsysteem in de ader van een patiënt wordt gebracht. Het zal duidelijk zijn dat deze vloeistof geen bacteriën mag bevatten. De infusievloeistof kan men bacterievrij maken door deze gedurende enige tijd bij een temperatuur van 121 °C te steriliseren. Indien men dit lang genoeg (15 minuten) doet, zullen bacteriën en sporen gedood worden. Voorwaarde hierbij is wel dat het geneesmiddel voorafgaand aan het steriliseren niet te veel bacteriën bevat, omdat door het verhitten maar een beperkt aantal bacteriën kan worden gedood.

Er zijn echter ook geneesmiddelen die niet tegen zo'n hoge verhitting kunnen. Om deze geneesmiddelen toch parenteraal te kunnen toepassen, worden voorzorgsmaatregelen getroffen om het aantal bacteriën in het eindproduct zo laag mogelijk te houden. Een dergelijke bereiding is dan niet steriel, maar wordt *aseptisch* genoemd. De bereiding vindt doorgaans plaats in een laminaire airflowkast (LAF-kast), waarbij de lucht in de kast wordt gezuiverd. Aan het einde van de bereiding wordt de vloeistof door een filter met zeer kleine poriën (bijvoorbeeld 0,4 μm) geperst; de nog overgebleven bacteriën blijven op het filter achter.

Een tweede eis waaraan een infusievloeistof moet voldoen is dat ze pyrogeenvrij is. Pyrogenen zijn toxinen, afval- of ontledingsproducten van bacteriën, die koortsreacties kunnen veroorzaken bij de mens. Pyrogenen kunnen uit de vloeistof verwijderd worden met behulp van bepaalde filters.

Het zal ook duidelijk zijn dat een infusievloeistof vrij moet zijn van vreemde deeltjes. Er mogen bijvoorbeeld geen haren of stukjes aluminium, glas of rubber van de doppen van de fles in de vloeistof ronddrijven. Deze kleine deeltjes kunnen in de capillairen van ons bloedvatenstelsel gevangen raken en daar een verstopping veroorzaken.

Een vierde eis bij de bereiding van infusen is dat een vloeistof die bij de mens wordt ingespoten zo veel mogelijk isotonisch is en een pH-waarde heeft die overeenkomt met die van het bloed.

Een vloeistof is isotonisch wanneer er per milliliter evenveel moleculen in zijn opgelost als in het bloed. Indien men erytrocyten in water suspendeert, zullen deze bloedlichaampjes zwellen en barsten; dit komt doordat ze in een milieu terechtkomen dat niet overeenkomt met dat van het bloed. Een infuus van zuiver water zal dus de bloedlichaampjes ernstig beschadigen en kan zelfs dodelijk zijn voor de ontvanger.

Voor injecties met een volume minder dan 15 ml gelden sommige van de eisen (pyrogeenvrij, isotonisch, pH-waarde) niet. Deze kleinere hoeveelheden worden meestal in opgeloste vorm in een glazen ampul bereid. Men dient er bij het openbreken van de ampul op te letten dat er geen glasdeeltjes in de vloeistof terechtkomen.

Het is bekend dat een aantal geneesmiddelen in opgeloste vorm snel ontleedt, dat wil zeggen in werkzaamheid achteruitgaat. Bovendien kunnen ontledingsproducten ontstaan, waarvan de patiënt bijwerkingen kan ondervinden. Daarom worden door farmaceutische firma's vaak gevriesdroogde ampullen op de markt gebracht. In de fabriek wordt dan een steriele *injectievloeistof* bereid en via een bepaalde vriesdroogprocedure wordt het water eruit verwijderd, zodat het geneesmiddel als steriel poeder in het flesje achterblijft. Door toevoeging van een steriel oplosmiddel kan het geneesmiddel gereedgemaakt worden voor injectie. Het is duidelijk, na hetgeen hiervoor is beschreven, dat een geneesmiddel niet te lang van tevoren in het oplosmiddel mag worden opgelost, aangezien bij bewaring in opgeloste toestand de kans op ontleding groot is. Zo weten we dat een oplossing van amoxicilline opgelost in een glucose 5%-infuus in twee uur tijd ongeveer 10% kan ontleden, waarbij tevens ontledingsproducten kunnen ontstaan die de patiënt overgevoelig kunnen maken.

2.1.7 Zalf en crème

Poeder heeft nog andere verwerkingsmogelijkheden dan in tablet of capsule. We kunnen een geneesmiddel ook wel eens nodig hebben *op* de huid. Een poeder dat los op de huid gestrooid wordt, zal echter niet goed op de huid blijven zitten. Vandaar dat zalven ontwikkeld zijn. Een zalf is eigenlijk niets anders dan vet of olie waarmee een geneesmiddel is gemengd of waarin het is opgelost. Als vet wordt bijvoorbeeld vaseline gebruikt. Indien de hoeveelheid poeder 50% of meer van het totale gewicht van de zalf uitmaakt, krijgen we een dikke, stijve zalf. Een dergelijke zalf wordt pasta genoemd. Een ander toedieningsvorm voor op de huid is de *crème*. Een crème is een mengsel van olie en water. Oliedruppeltjes zijn fijn verdeeld in het water en ter stabilisatie is een emulgator toegevoegd. In de crème kan geneesmiddelpoeder gemengd of opgelost worden. Bij aanbrengen op de huid zal het watergedeelte van de crème verdampen. De olie en het geneesmiddel blijven op de huid achter. Het gevolg is dat de crème onzichtbaar wordt op de huid: een crème is dus cosmetisch aantrekkelijk.

Afhankelijk van het soort huidaandoening, droog of nattend, zal gekozen worden voor zalf of crème.

2.1.8 Pleister

Pleisters op de huid worden tegenwoordig ook wel gebruikt om het geneesmiddel in het lichaam te laten doordringen. De pleister bevat dan kleine hoeveelheden van een sterk werkend geneesmiddel (bijvoorbeeld nitroglycerine ter voorkoming van een aanval van angina pectoris of fentanyl bij pijnbestrijding). Wanneer de pleister op de huid wordt aangebracht, bij voorkeur op een plaats waar de huid niet al te dik is, wordt het geneesmiddel gelijkmatig gedurende langere tijd (24 uur) door de huid in de bloedbaan gebracht. Dit systeem werkt alleen bij een beperkt aantal sterk werkzame geneesmiddelen die goed door de huid dringen. Voordeel voor de patiënt is de gemakkelijke manier van toedienen en de langdurige werking. Een nadeel is de kans op overgevoeligheidsreacties.

2.1.9 Zetpil en klysma

Ook de *zetpil* is een aparte farmaceutische vorm van een geneesmiddel. De zetpil bestaat uit een torpedovormig stukje vet van 1-3 gram. Bij bereiden wordt het geneesmiddelpoeder met het gesmolten vet gemengd of erin opgelost. De zetpil is bij kamertemperatuur vast en smelt bij lichaamstemperatuur, zodat het geneesmiddel vrijkomt. Voor rectale toediening wordt niet alleen de zetpilvorm gebruikt. Ook vloeibare vormen zoals *microklysma's* (of rectiole; enkele ml) en *klysma's* (tot 150 ml) worden toegepast. In het geval van microklysma's is het de bedoeling het geneesmiddel in het lichaam te brengen (systemische werking), terwijl bij klysma's een plaatselijke werking beoogd wordt. Zetpillen kunnen zowel plaatselijk als systemisch worden toegepast. Rectale toediening kan een voordeel zijn wanneer toediening per os niet mogelijk of niet gewenst is. Wel moet er rekening mee worden gehouden dat sommige geneesmiddelen bij rectale toediening minder snel en onvolledig worden opgenomen in het lichaam.

Zetpillen worden ook wel, maar dan in een iets andere vorm, als ovule toegepast, bijvoorbeeld bij een schimmelinfectie in de vagina.

2.2 Geneesmiddelentoediening

Hierna wordt beschreven op welke wijze geneesmiddelen in het algemeen kunnen worden toegediend. We gaan daarbij uit van het lichaam. We bekijken dat van alle kanten en benoemen vervolgens waar, waarin of waardoor het geneesmiddel in ons lichaam terecht kan komen.

2.2.1 Lokale toediening

Lokale toediening heeft voordelen boven systemische toediening. Het geneesmiddel kan in hoge concentratie worden toegediend op de plaats waar het moet werken en omdat het niet op andere plaatsen komt, is er minder kans op bijwerkingen. Helaas is het niet altijd mogelijk het geneesmiddel lokaal toe te dienen.

Bij lokale toediening denken we in de eerste plaats aan de huid. Zalven, pasta's of crèmes zijn de meest gebruikte toedieningsvormen. Er is echter een nadeel aan lokale toediening op de huid: de huid is het *sensibilisatieorgaan* bij uitstek. Dat wil zeggen dat gebruik van geneesmiddelen op de huid ook kan leiden tot overgevoeligheidsreacties.

Bekend is het verhaal uit de jaren zestig van de vorige eeuw over een aantal doden in de stad New York ten gevolge van penicilline in een zalf. Door het gebruik van deze zalf zijn indertijd verscheidene mensen overgevoelig geworden voor penicilline. Toen zij met een oraal penicillinepreparaat werden behandeld, is een aantal van hen overleden ten gevolge van een anafylactische shock.

Voor de verpleging is het bij het toedienen van geneesmiddelen aan patiënten van belang te voorkomen dat hun eigen huid in contact komt met de geneesmiddelen, in verband met sensibilisering (denk hierbij ook aan het bereiden van injecties met penicilline).

Ook de *zuigtablet* behoort tot de lokale toedieningsvormen, bijvoorbeeld bij keelpijn of schimmel in de mond. Het is een harde tablet, die zeer langzaam oplost. Door de langzame afgifte van het geneesmiddel wordt gedurende enige tijd een bepaalde concentratie daarvan in de mond verkregen, waardoor de pijn gestild of de schimmelinfectie bestreden wordt.

Andere lokale toedieningsvormen zijn: *vaginale tabletten, neus-, oor- en oogdruppels, zetpillen* en *klysma's.* Aan oor- en oogdruppels worden speciale eisen gesteld: ze moeten steriel zijn en de pH (zuurgraad) mag niet te veel afwijken van de normale pH van het lichaam. Klysma's kunnen worden gebruikt om een farmacologische werking in het laatste gedeelte van de darm uit te oefenen, bijvoorbeeld om te laxeren door prikkeling van de darm of om bij colitis ulcerosa hogerop in het colon zweertjes te bestrijden.

2.2.2 Toediening via de slijmvliezen

Een zeer belangrijke vorm van toediening is die via de slijmvliezen van ons lichaam. De belangrijkste slijmvliezen zijn die van het maag-darmkanaal.

Orale toediening

Indien een geneesmiddel via de mond wordt toegediend, vindt de opname (ook wel absorptie of resorptie genoemd) plaats via de slijmvliezen van het maag-darmkanaal. Het voordeel van orale toediening is dat die eenvoudig en pijnloos is en dat de patiënt zelf het geneesmiddel op ieder moment van de dag kan innemen. Het komt echter vaak voor dat een patiënt bij de huisarts met grote klem beweert het geneesmiddel te hebben ingenomen, terwijl er in de urine geen spoor van het geneesmiddel te bekennen is, wat wil zeggen dat de patiënt het niet heeft ingenomen.

Een ander nadeel van orale toediening is de smaak, vooral bij kinderen. In paragraaf 2.1.1 is uitgelegd dat een geneesmiddel in poedervorm soms veel sterker smaakt dan wanneer het tot een tablet verwerkt is. Het eerste slijmvlies dat de tablet tegenkomt op zijn weg na een orale inname is het mondslijmvlies. Met name het slijmvlies in de mond is zeer geschikt om geneesmiddelen snel te absorberen. Voor inname is het het handigst de tablet onder de tong te houden: sublinguale (onder de tong) tabletten. Indien men een tablet onder de tong toedient, beoogt men een snelle werking en/of omzeiling van maag en lever. Een voorbeeld is de nitroglycerinespray die gebruikt wordt bij een aanval van angina pectoris. Alleen geneesmiddelen die in zeer kleine hoeveelheden werkzaam zijn en die goed door de slijmvliezen heen dringen, zijn sublinguaal toe te dienen. Dit heeft ook te maken met het relatief geringe oppervlak van het mondslijmvlies.

Datzelfde geldt voor de maag. In de maag vindt slechts in geringe mate resorptie plaats. Wel zijn de vullingstoestand van de maag en de aard van het ingenomen voedsel van invloed op de resorptie in de darm. Het zal iedereen bekend zijn dat je sneller dronken wordt indien je alcohol op je nuchtere maag inneemt. Dit geldt ook in het algemeen: geneesmiddelen op de nuchtere maag worden sneller en vollediger geresorbeerd dan wanneer ze worden ingenomen met een volle maag. Maar wanneer een geneesmiddel op de nuchtere maag wordt ingenomen, is de kans op bijwerkingen op de maag groter.

Veel beter is de resorptie in de dunne darm, die meters lang is. De resorptie van geneesmiddelen vindt in hoofdzaak hier plaats. De mate van resorptie van het geneesmiddel wordt door een aantal factoren beïnvloed. Om geresorbeerd te kunnen worden, moet het een geneesmiddel in opgeloste vorm zijn. Het geneesmiddel moet dus allereerst uit de tablet of dragee in de darmsappen oplossen. Vervolgens hangt het van de aard van het geneesmiddel af hoe snel het via de darmwand in het bloed terechtkomt. De toestand van de darm (al of niet ontstoken) en de passagesnelheid (laxantiagebruik) spelen ook een rol. De meeste geneesmiddelen zijn al geresorbeerd voordat ze de dikke darm bereiken. Omdat tegenwoordig vaak gebruikgemaakt wordt van zogenaamde *controlled release*-preparaten, waaruit het geneesmiddel langzaam vrijkomt, speelt resorptie in de dikke darm voor deze preparaten een steeds belangrijkere rol.

Het laatste slijmvlies dat het geneesmiddel op zijn weg door het maag-darmkanaal tegenkomt, is dat van het rectum. Dat kan ook van de andere kant worden bereikt met een zetpil, rectiole of klysma. In het rectum kunnen diverse geneesmiddelen worden geresorbeerd, bijvoorbeeld paracetamol. De resorptie is vaak trager en minder volledig dan resorptie in de dunne darm. Geneesmiddelen die in de dunne darm geresorbeerd worden, komen via de poortader in de lever. Sommige geneesmiddelen kunnen bij deze eerste leverpassage al gedeeltelijk of geheel onwerkzaam worden gemaakt. Dit wordt het *first-passeffect* genoemd. Bij rectale of sublinguale toediening kan dit effect gedeeltelijk omzeild worden, waardoor met een lagere dosering kan worden volstaan. De dosering van een geneesmiddel met een groot first-passeffect zal bij parenterale toediening veel lager moeten zijn dan bij toediening per os. Een voorbeeld van zo'n geneesmiddel is propranolol.

Toediening via inhalatie

Bij patiënten met aandoeningen aan de luchtwegen, zoals astma en chronisch obstructieve longziekten, is het mogelijk geneesmiddelen direct lokaal in de longen toe te dienen. Voordelen zijn dat het geneesmiddel direct op de plaats komt waar het moet werken, dat er minder geneesmiddel nodig is en dat het effect van het geneesmiddel op andere organen kan worden voorkomen. De techniek van het inhaleren vereist bijzondere aandacht en instructie. Het probleem bij het inhaleren van een aerosol of een inhalatiepoeder is dat slechts een klein gedeelte de plaats bereikt waar het moet werken: ongeveer 10%.

Drie belangrijke punten waarop men moet letten bij het inhaleren van een aerosol zijn:
1. Men moet doseren (op de spuitbus drukken) op het moment dat men gaat inhaleren (coördinatie).
2. De inhalatie moet langzaam worden uitgevoerd.
3. Men moet vervolgens de adem lang inhouden.

Aangezien de mondkeelholte een bocht maakt in de richting van de luchtpijp, is het aan te bevelen het hoofd hierbij iets achterover te houden en de tong naar beneden te drukken; vervolgens kan men rustig uitademen. Het is zaak er bij de aerosol op te letten dat deze bij iedere dosering geschud wordt vóór gebruik.

Om de inhalatie effectiever te doen geschieden, zijn er voor het inhaleren van een aerosol hulpstukken ontwikkeld, bijvoorbeeld de voorzetkamer. Dat is een verlengstuk dat op de verstuiver kan worden geplaatst, waardoor de afstand tussen de opening van de aerosol en de mondkeelholte wordt verlengd. Door gebruik van dit verlengstuk wordt de snelheid (110-200 km/u op het moment van verlaten van de spuitbus) van de geneesmiddelenstroom verlaagd.

Het voordeel van verlengen van de afstand is dat grotere – en dus zwaardere – deeltjes in de voorzetkamer achterblijven en niet neerslaan in de mondkeelholte. Tevens scheidt een voorzetkamer het moment van drukken en inhaleren, waardoor de toediening wordt vergemakkelijkt.

Voor het inhaleren van droogpoeder zijn diverse apparaatjes op de markt. Er zijn apparaatjes die gebruikmaken van een capsule of patroon met geneesmiddel dat wordt geperforeerd. Ook bestaan er apparaatjes waarbij het geneesmiddel vastzit in het apparaat. Deze apparaatjes kunnen als ze leeg zijn niet worden hergebruikt. Meestal bevatten zulke apparaten een hoeveelheid geneesmiddel die in ieder geval voldoende is voor een maand gebruik. Ook bij inhalatie van droogpoeder geldt dat hierbij het hoofd iets achterover moet worden gehouden en de tong naar beneden gedrukt. Men dient vervolgens krachtig en diep te inhaleren en wel zodanig dat de capsule/patroon/apparaat wordt leeggezogen door de luchtstroom.

Dit laatste is moeilijk indien de patiënt een acute benauwdheidsaanval heeft. Het belangrijkste voordeel van poederinhalatie is dat de voorzetkamer niet nodig is. Coördinatieproblemen als bij de aerosol treden hier niet op, omdat het poeder pas vrijkomt op het moment dat door de patiënt wordt geïnhaleerd. Nadeel is dat hiervoor een relatief grote inhalatiekracht nodig is.

2.2.3 Parenterale toediening

Parenterale toedieningsvormen (buiten het maag-darmkanaal om) hebben als voordeel dat de geneesmiddelen een directe snelle werking hebben, zodat ze nauwkeurig te doseren zijn en plaatselijk kunnen worden ingespoten. Een nadeel is dat men de techniek van het inspuiten onder de knie moet hebben; niet iedereen kan met de injectiespuit omgaan. Een ander nadeel is dat een eenmaal ingespoten geneesmiddel moeilijk uit het lichaam is te verwijderen. Terwijl men bij een orale toediening in geval van een vergissing nog snel de maag kan spoelen, heeft men bij een vergissing met een injectie als enige mogelijkheid het toedienen van een antidotum (tegengif), dat evenwel voor veel stoffen niet beschikbaar is.

Bij de verschillende manieren van injecteren onderscheiden we allereerst de *subcutane* en de *intramusculaire injectie*. Het geneesmiddel wordt in opgeloste vorm of als suspensie (bij een gewenste depotwerking) respectievelijk onder de huid of in een skeletspier gespoten. Vanuit die injectieplaats vindt resorptie plaats van het geneesmiddel, dat wil zeggen het geneesmiddel wordt via capillairen afgevoerd naar de bloedbaan, waarna het verder getransporteerd kan worden naar de plaats waar het zijn werking moet doen. Men kan hierbij allerlei 'trucjes' uithalen. Indien men een lokaal anestheticum, zoals lidocaïne, subcutaan of intramusculair inspuit zal deze stof door de resorptie snel worden afgevoerd en daardoor slechts kortdurend werken. Als men er adrenaline aan toevoegt, gebeurt dit veel minder snel, omdat de adrenaline een samentrekken van de capillairen van de bloedbaan veroorzaakt, waardoor per minuut minder bloed door het weefsel stroomt en dus minder lidocaïne kan worden afgevoerd. Indien men een geneesmiddel in olie oplost en dit inspuit in een spier, zal het als een grote oliedruppel in een waterige omgeving een depotwerking uitoefenen. Het geneesmiddel wordt langzaam uit de olie afgegeven en er vindt dus een geleidelijke en langdurige werking plaats van dat geneesmiddel. Dit geldt ook voor het injecteren van een suspensie. Als men een geneesmiddel echter intraveneus of intra-arterieel spuit, dat wil zeggen in een ader respectievelijk in een slagader, komt het rechtstreeks in de bloedbaan. Er is dan sprake van een onmiddellijke werking.

Wanneer een geneesmiddel in het bloed circuleert, wil dat nog niet zeggen dat het ook in de hersenen kan doordringen. Dat komt door de aanwezigheid van de bloed-hersen-barrière, die voor het ene geneesmiddel wel en voor het andere niet doorgankelijk is. Bij een patiënt met meningitis, een ontsteking in de hersenen, is het dus moeilijk via de bloedbaan een antibioticum naar de ontstoken hersenen te sturen. Daarom moeten we rechtstreeks in de hersenen of in het ruggenmergskanaal spuiten. Dat heet een *intrathecale* of *intralumbale injectie*. Deze injecties moeten zeer zuiver worden bereid. Er mag geen enkel vreemd deeltje in de vloeistof ronddrijven, aangezien zo'n deeltje eenmaal ingespoten in de hersenen, een ernstige irritatie teweeg kan brengen.

2.3 Dosering

Voor iedere toedieningsvorm geldt een eigen dosering. Als we als voorbeeld isoprenaline bekijken, is er bij een sublinguale inname sprake van een dosering van 10 à 20 mg, terwijl dat bij inhalatie in een spray 0,1 à 0,3 ml van een 1%-oplossing is, dat wil zeggen dat de patiënt 1 à 3 mg binnenkrijgt. Bij een intraveneuze toediening behoeft men slechts 2,5 à 5 µg/min te infunderen, een zeer geringe hoeveelheid. Dat hangt samen met een aantal factoren. Het is duidelijk dat bij een lokale toediening de dosis relatief laag kan zijn, omdat het geneesmiddel direct op de plaats van werking terechtkomt. Een geneesmiddel dat via maag-darmkanaal en de lever uiteindelijk de grote bloedsomloop bereikt, kan op weg naar de plaats van werking reeds in grote mate geïnactiveerd worden. Dit betekent dat er een grotere dosis moet worden gegeven. Hierop wordt in het volgende hoofdstuk verder ingegaan.

3 Een juridische blik op geneesmiddelen

Leerdoel: Kennisnemen van het farmaceutisch gedeelte van het juridische raamwerk waarbinnen de gezondheidszorg wordt uitgeoefend.
Benodigde tijd: 30 minuten.

Het toepassen van geneesmiddelen wordt vanuit de gezondheidszorg meestal gezien als een van de mogelijkheden om patiënten te helpen bij het bestrijden van een ziekte of om een bepaalde aandoening medicamenteus onder controle te krijgen, met als belangrijkste doel de kwaliteit van leven voor een patiënt te laten toenemen. Beroepsbeoefenaren die werkzaam zijn in de gezondheidszorg, staan vaak niet stil bij het feit dat geneesmiddelen ook aan alle kanten zijn omgeven door uitgebreide wet- en regelgeving. Toch is het wel degelijk relevant hiervan op de hoogte te zijn. Daarom komt in dit hoofdstuk een aantal belangrijke wetten rondom geneesmiddelen aan de orde, waar zorgverleners bij de uitoefening van hun beroep direct of indirect vroeg of laat mee te maken krijgen. Hier komen met name de Geneesmiddelenwet en de Opiumwet aan bod, maar ook de Wet op de beroepen in de individuele gezondheidszorg (Wet BIG) passeert de revue. Ten slotte wordt stilgestaan bij de uitbreiding van de voorschrijfbevoegdheid.

3.1 Geneesmiddelenwet

De Geneesmiddelenwet is in werking getreden op 1 juli 2007 en heeft daarmee de Wet op de geneesmiddelenvoorziening (WOG) opgevolgd. Deze oude wet stamde uit 1963 en was het directe gevolg van het Softenondrama (zie paragraaf 6.1). Wereldwijd leidde dit tot aanscherping van de wet- en regelgeving rondom de toelating van geneesmiddelen op de markt. De wet moest erop toezien dat de patiëntveiligheid beter kon worden gewaarborgd.

De Geneesmiddelenwet (grotendeels een Nederlandse 'vertaling' van de Europese Richtlijn 2001/83/EG) heeft in vergelijking tot de WOG een meer productgericht karakter en volgt het geneesmiddel als het ware vanaf de productie, het op de markt brengen en de distributie van het geneesmiddel tot aan de patiënt. Daarnaast regelt de wet de bevoegdheden van het College ter Beoordeling van Geneesmiddelen en de handhavingsinstrumenten voor de toezichthouder, de Inspectie voor de Gezondheidszorg (IGZ). Hieronder wordt kort op een aantal van de verschillende onderwerpen ingegaan.

College ter Beoordeling van Geneesmiddelen

Om de patiëntveiligheid te vergroten, werd bij de invoering van de WOG in 1963 het College ter Beoordeling van geneesmiddelen (CBG) in het leven geroepen. Dit College is in de Geneesmiddelenwet blijven voortbestaan. Het CBG is een zogenaamd zelfstandig bestuursorgaan. Dit houdt in dat het College niet onder de verantwoordelijkheid van de minister valt. Zodoende is de onafhankelijkheid van het College gewaarborgd.[1]

Het CBG heeft als taak de werkzaamheid, veiligheid en kwaliteit van geneesmiddelen te beoordelen. Daarnaast neemt het College bij het verstrekken van een handelsvergunning een besluit aangaande de categorie waar het betreffende middel in valt. De Geneesmiddelenwet onderscheidt de volgende groepen:

- UR-geneesmiddelen (uitsluitend op recept verkrijgbaar);
- UA-geneesmiddelen (uitsluitend in de apotheek verkrijgbaar; bij deze middelen acht het CBG tussenkomst van een apotheker noodzakelijk vanwege medicatiebewaking, voorlichting en/of begeleiding);
- UAD-geneesmiddelen (uitsluitend in apotheek of drogist verkrijgbaar);
- AV-geneesmiddelen (algemene verkoop).

Deze indeling is nieuw in de Geneesmiddelenwet. Het CBG zal in de loop van 2008 nadere criteria ontwikkelen op basis waarvan de indeling zal plaatsvinden. Deze zullen in een ministeriële regeling worden vastgelegd.

Ten slotte is het CBG belast met de taak zorg te dragen voor adequate geneesmiddelenbewaking na het op de markt komen van een geneesmiddel. Houders van een handelsvergunning zijn verplicht iedere bijwerking te registreren en door te geven aan het CBG. Dit geldt tevens voor alle beroepsbeoefenaren in de gezondheidszorg. Zij kunnen bijwerkingen melden bij het Nederlands Bijwerkingen Centrum Lareb. Op die manier kan het CBG bij het optreden van ernstige bijwerkingen zo nodig besluiten de handelsvergunning weer in te trekken of te wijzigen.

3.2 Fabrikantenvergunning

Het is niet toegestaan geneesmiddelen te produceren zonder een fabrikantenvergunning. Deze vergunning wordt verleend door de minister van Volksgezondheid, Welzijn en Sport (VWS). Dit geldt niet voor kleinschalige bereidingen ten behoeve van terhandstelling aan eigen patiënten in een apotheek.

Bij het verlenen van een fabrikantenvergunning dient de fabrikant aan te tonen dat hij voldoet aan de door de minister gestelde eisen. Zo moet bij grootschalige bereiding van geneesmiddelen onder andere worden voldaan aan de zogenaamde Good

Manufacturing Practice (GMP)-richtlijnen. Hierin worden nadere eisen gesteld met betrekking tot bijvoorbeeld de fabrieksgebouwen, de bereidingsruimten, de manier van produceren en het personeel. Op deze manier kan een kwalitatief hoogwaardig eindproduct worden gegarandeerd. In ziekenhuizen dient te worden gewerkt volgens de zogenaamde GMP Ziekenhuisfarmacie (GMP-z): richtlijnen specifiek voor de ziekenhuisapotheek, maar wel met de industriële GMP als uitgangspunt. De Inspectie voor de Gezondheidszorg (IGZ) toetst regelmatig of de vergunninghouder aan deze strenge eisen voldoet en kan bij overtreding de minister adviseren de vergunning in te trekken of te wijzigen.

3.3   Handelsvergunning

Het is verboden een geneesmiddel in de handel te brengen zonder vergunning van een tot verstrekking bevoegde registratieautoriteit. Op basis van de Geneesmiddelenwet is alleen het CBG bevoegd om op nationaal niveau een handelsvergunning af te geven. Bij de beoordeling kijkt het CBG onder andere naar de veiligheid en kwaliteit van het betreffende middel. Ook wordt gecontroleerd of de bijsluitertekst juist en volledig is. Naast een nationale registratie kan een fabrikant geneesmiddelen ook op Europees niveau laten registreren bij de European Medicines Agency (EMEA). Wanneer een geneesmiddel door de EMEA wordt goedgekeurd, is deze registratie in alle EU-landen geldig. Helemaal vrij is een fabrikant niet in zijn keuze. Op Europees niveau zijn hierover inmiddels afspraken gemaakt. Zo moeten biotechnologische geneesmiddelen en nieuwe geneesmiddelen met de indicatie aids, kanker, neurodegeneratieve aandoeningen of diabetes worden geregistreerd via de EMEA. Voor alle andere geneesmiddelen dient een nationale aanvraag te worden ingediend. Bij een dergelijke aanvraag dient de betreffende registratieautoriteit altijd te overleggen met de autoriteiten van de andere lidstaten, voordat kan worden overgegaan tot vergunningverlening.[2]

Wanneer een arts een geneesmiddel wenst voor te schrijven waarvoor in Nederland geen handelsvergunning is afgegeven, maar in het buitenland wel, dan mag een apotheker dit middel bij uitzondering importeren. Hiervoor is een artsverklaring vereist waarin de arts verklaart dat de patiënt onder zijn toezicht staat en dat de geregistreerde therapie geen uitkomst biedt.

Distributie

Zonder vergunning van de minister van VWS is het niet toegestaan geneesmiddelen aan te schaffen, op voorraad te hebben, af te leveren of uit te voeren. Net zoals bij de fabrikantenvergunning gelden bij het distribueren speciale richtsnoeren. In deze Good Distribution Practice-richtlijnen worden nadere eisen gesteld aan de opslag van geneesmiddelen en de verantwoordelijke personen. Ook hierbij wordt door de IGZ toezicht gehouden op de naleving van de wettelijke voorschriften en kan de minister de groothandelsvergunning schorsen of intrekken wanneer blijkt dat niet (meer) aan de gestelde eisen wordt voldaan.

Terhandstelling

Onder terhandstelling wordt verstaan het rechtstreeks verstrekken of doen bezorgen van een geneesmiddel aan de patiënt voor wie het geneesmiddel is bestemd, dan wel aan beroepsbeoefenaren, die op basis van de Wet BIG voorschrijfbevoegdheid hebben, mondhygiënisten of optometristen die geneesmiddelen onder zich hebben ten behoeve van toediening aan hun patiënten.

Alleen apothekers, apotheekhoudende huisartsen of door de minister aangewezen personen of instanties zijn bevoegd om geneesmiddelen ter hand te stellen.

3.4   Opiumwet

De Opiumwet dateert van 12 mei 1928 en is sindsdien regelmatig gewijzigd. De Opiumwet valt onder het strafrecht en geldt zowel voor de intramurale als extramurale situatie. De wet heeft tot doel ongeoorloofde vervaardiging, sluikhandel en misbruik van in de wet genoemde bewustzijnsbeïnvloedende middelen, tegen te gaan. Daarnaast worden middels de wet het vervaardigen, verspreiden en gebruiken van de in de wet genoemde middelen, aan banden gelegd.[3]

Het gaat hierbij niet alleen om morfinepreparaten en van morfine afgeleide producten, maar ook om middelen zoals LSD, Rohypnol®, medicinale cannabis en cocaïne. Dergelijke middelen zijn in ziekenhuizen verhoudingsgewijs gemakkelijk voorhanden. Om misbruik te voorkomen, heeft de wet daarom in de praktijk vooral tot gevolg dat deze middelen in aparte afsluitbare kasten moeten worden bewaard, waarbij slechts een beperkt aantal personeelsleden in het ziekenhuis toegang heeft tot die kast. Het toezicht hierop valt onder de verantwoordelijkheid van de ziekenhuisapotheek. Naast een streng sleutelbeleid dient tevens een doorlopende administratie te worden gevoerd, zodat de aanwezige voorraad te allen tijde kan worden verantwoord.

3.5   Voorschrijfbevoegdheid

Met de komst van de nieuwe Geneesmiddelenwet heeft de wetgever de voorschrijfbevoegdheid uitgebreid. In het verleden waren op basis van de Wet BIG slechts artsen, tandartsen en verloskundigen bevoegd om recepten uit te schrijven. In de praktijk komt het echter reeds een aantal jaren voor dat bijvoorbeeld ook verpleegkundigen, nurse practitioners, praktijkondersteuners medicatie voorschrijven.[4] Dit gebeurt dan veelal onder toezicht van een arts. De oude wet stond hierbij niet toe dat de arts zijn bevoegdheid tot het uitoefenen van deze voorbehouden handeling overdroeg aan een verpleegkundige. De arts bleef eindverantwoordelijke.

Op basis van de Geneesmiddelenwet en artikel 36 lid 14 Wet BIG mogen bij ministeriële regeling aangewezen categorieën verpleegkundigen UR-geneesmiddelen voorschrijven, mits de diagnose is gesteld door een arts en de geldende medische protocollen en richtlijnen worden gevolgd. De minister heeft echter nog geen categorieën aangewezen. Dit zal naar verwachting eind 2008 gebeuren.

De IGZ had in beginsel sterke twijfels bij de wenselijkheid van deze zogeheten taak-herschikking (structurele taakverschuiving van een arts naar een niet-arts). Inmiddels heeft de IGZ een uitgebreid onderzoek afgerond en is een rapport verschenen, waaruit blijkt dat taakherschikking de kwaliteit van zorg juist ten goede komt.[5] Dit wordt mede bevestigd door een onderzoeksrapport van het Nederlands instituut voor onderzoek van de gezondheidszorg (Nivel).[6] Toch zijn er ook kritische geluiden. Vooral op juridisch gebied zijn er nog een aantal belangrijke vraagstukken die beantwoord moeten worden. Zo is nog onduidelijk hoe de zelfstandige bevoegdheid voor verpleeg-kundigen zal worden vormgegeven en rijst tevens de vraag bij wie de eindverantwoor-delijkheid ligt.[7] In ieder geval staat wel vast dat de bevoegdheden voor verpleegkundi-gen zullen worden uitgebreid en dat ze daarmee meer verantwoordelijkheden zullen krijgen. Het is daarom des te meer van belang goed op de hoogte te zijn van de huidige wet- en regelgeving.

1 Claessens R.M.V. *Geneesmiddelenwet; tekst en toelichting.* Editie 2007-2008. Den Haag: Sdu, 2007.

2 Lisman J.A., Schoonderbeek J.R.A. *Internationaal farmarecht.* Den Haag: Sdu, 2004.

3 Rendering J.A. *Farmawetgeving Compact 2005/2006; inzicht in de praktijk en regelgeving voor apothekers en -assistenten.* Den Haag: Sdu, 2005.

4 Legemaate J., Gevers J.K.M., Kastelein W.R. et al. *Beroepenwetgeving Gezondheidszorg 2008/2009.* Houten: Bohn Stafleu van Loghum, 2008.

5 IGZ. SGZ 2007. *Taakherschikking blijkt positief voor de kwaliteit van zorg.* Den Haag: Inspectie voor de Gezondheidszorg, 2007.

6 Van Ruth L.M., Mistiaen P., Francke A.L. Effects Of Nurse Prescribing Of Medication: A Systematic Review. *The Internet Journal of Healthcare Administration* 2008; 5(2).

7 Legemaate J. *Het voorschrijven van geneesmiddelen door verpleegkundigen.* TvGR 2006; 30: 576-580.

4 Farmacokinetiek

Leerdoelen: Basiskennis verwerven van enkele farmacokinetische begrippen en inzicht krijgen in het verband tussen doseren en de farmacokinetiek.
Benodigde tijd: 1 uur.

De dosis, de doseringsfrequentie en de toedieningsweg van een geneesmiddel bepalen de sterkte van het uiteindelijke effect en de werkingsduur. Tegelijk spelen de eigenschappen van het geneesmiddel zelf en de vorm waarin het wordt toegediend een belangrijke rol. Ten slotte beïnvloedt de toestand van de patiënt de werking en de werkingsduur van het geneesmiddel.

Van toediening tot en met uitscheiding van een geneesmiddel kunnen drie fasen worden onderscheiden.

- De *biofarmaceutische fase* omvat de processen die een rol spelen bij het vrijkomen van het geneesmiddel uit de toedieningsvorm.
- De *farmacokinetische fase* omvat de resorptie, de distributie over het lichaam, het metabolisme en de excretie (uitscheiding) van het geneesmiddel.
- De *farmacodynamische fase* omvat de effecten van het geneesmiddel op het organisme.

In dit hoofdstuk gaan we nader in op de farmacokinetische fase.

4.1 Compartimenten

Om de lotgevallen van geneesmiddelen in het lichaam gedurende de tijd te beschrijven, maakt men in de farmacokinetiek gebruik van wiskundige modellen. Aan de hand van deze modellen kan men het gedrag van geneesmiddelen in wiskundige formules vertalen en de belangrijkste eigenschappen van het geneesmiddel in enkele wiskundige parameters vastleggen. Uiteindelijk kan met deze gegevens in afwijkende situaties het gedrag van een geneesmiddel worden voorspeld. Met behulp van de kennis van farmacokinetische parameters ontwerpt men de beste doseringschema's en past ze aan aan veranderende omstandigheden. Het meest toegepaste model is het *compartimentenmodel*.

Hierbij wordt het lichaam gezien als een of meer compartimenten. Een compartiment kan vergeleken worden met een vat. Compartimenten worden van elkaar gescheiden door min of meer denkbeeldige wanden. Een geneesmiddel kan, afhankelijk van zijn fysisch-chemische eigenschappen en van het soort wand, meer of minder snel deze wanden passeren. Dat kan in principe in beide richtingen. De snelheid waarmee dit gebeurt en de mate waarin, worden verder nog bepaald door de eigenschappen van de compartimenten aan weerszijden van zo'n wand en door het concentratieverschil van het geneesmiddel aan beide zijden. De belangrijkste compartimenten waarmee gerekend wordt, zijn:

- organen die kunnen dienen voor de resorptie van het geneesmiddel, zoals maag en darm (orale toediening), rectum (zetpil, klysma), spier en onderhuids bindweefsel (intramusculaire respectievelijk subcutane injectie), longen (inhalatie);
- het bloedvatstelsel, inclusief de haarvaten: dit wordt wel het centrale compartiment genoemd;
- het orgaan, het weefsel of de receptoren waar het geneesmiddel zijn werking uitoefent;
- depots: organen of weefsels waarin het geneesmiddel zich ophoopt en van waaruit het, meestal langzaam, weer wordt uitgescheiden, bijvoorbeeld vetweefsel.

Soms worden ook de metabole organen (waarin het geneesmiddel wordt omgezet) als compartiment beschouwd, bijvoorbeeld de lever en de uitscheidende organen, zoals de nieren, de longen, de dikke darm en zelfs de huid. In figuur 4.1 is dit schematisch weergegeven.

Uit figuur 4.1 blijkt duidelijk de centrale rol die de bloedbaan vervult. In het algemeen moet het geneesmiddel eerst worden opgenomen in het bloed. Het verdeelt zich over het centrale compartiment en komt via het bloed op de plaats van werking. Maar ook wordt het geneesmiddel vervoerd naar de metabole en uitscheidende organen. Enerzijds zullen dus ten gevolge van een toediening de hoeveelheid en de concentratie van het geneesmiddel stijgen. Anderzijds zal door verdwijnen naar de plaats van werking en eventueel naar een depotcompartiment én door metabolisme en/of uitscheiding deze concentratie dalen. Deze processen spelen zich tegelijkertijd af.

Figuur 4.1 De verschillende compartimenten in het lichaam. De pijlen geven aan in welke richting het geneesmiddel zich begeeft.

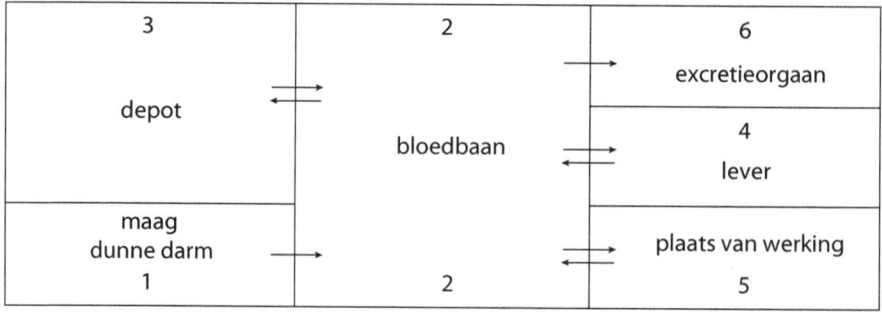

4.2 Resorptie

Resorptie is het opnemen van een stof in het lichaam via huid of slijmvliezen. Dat is noodzakelijk om bij de plek van werking te komen. Bij oraal gebruik vindt dit voornamelijk plaats in de dunne darm, bij injecties rechtstreeks in de bloedbaan. Bij lokale toepassing is resorptie niet vereist.

Soms is het niet de bedoeling dat een geneesmiddel wordt geresorbeerd, omdat de werking juist in de darm moet plaatsvinden. Dit geldt voor de meeste laxeermiddelen, zoals lactulose, vezels en psylliumzaadpreparaten. Een ander voorbeeld is oraal toegediend neomycine, een antibioticum dat niet geresorbeerd wordt en dat gebruikt wordt bij preoperatieve darmsterilisatie. De absorptie hiervan is ongewenst omdat neomycine dan snel een sterk toxische werking zou uitoefenen.

Een stof die via de darm wordt opgenomen in het bloed, passeert eerst de lever en komt pas daarna beschikbaar voor verder transport via de algemene bloedcirculatie naar andere weefsels en organen. Een geneesmiddel dat in de lever wordt afgebroken, komt op deze manier niet voor de volle 100% in de algemene circulatie terecht, maar wordt door het first-passeffect al voor een deel afgebroken.

Gekoppeld hieraan is het begrip *biologische beschikbaarheid*: het gedeelte van de dosis dat, over langere tijd gemeten, onveranderd in de algemene circulatie terechtkomt. Merk op, dat de biologische beschikbaarheid van een geneesmiddel niet alleen wordt bepaald door het first-passeffect, maar ook door eventueel onvolledige resorptie uit de darm. De biologische beschikbaarheid wordt aangegeven door een getal dat ligt tussen 0 en 1 of door een percentage. Een intra-arteriële of intraveneuze injectie of infuus geeft per definitie een biologische beschikbaarheid van 100% (1,0). Alle andere toedieningswijzen geven een waarde kleiner dan 100% of kleiner dan 1,0. Voor de duidelijkheid volgen hiervan enkele voorbeelden.

- Propranolol per intraveneuze injectie heeft een biologische beschikbaarheid van 1,0; oraal toegediend is dat circa 0,3 (30%) ten gevolge van een sterk first-passeffect.
- De resorptie van intramusculair toegediend diazepam vanuit de spier in het bloed is zeer slecht als gebruikgemaakt wordt van de 'gewone' diazepaminjectie. De biologische beschikbaarheid is dan heel klein (soms minder dan 0,1), terwijl deze zeer hoog is (meer dan 0,8) als de diazepam opgelost in een vetemulsie wordt gebruikt.

4.3 Distributie

4.3.1 Stapeling en verdelingsvolume

Na de resorptie en de eerste leverpassage wordt het geneesmiddel via de bloedbaan over het lichaam verdeeld (gedistribueerd) en vindt het, afhankelijk van zijn chemische en fysische vorm, zijn weg naar diverse weefsels en organen (perifere compartimenten). Voor ieder geneesmiddel bestaat zo een eigen distributiepatroon. Sommige geneesmiddelen hebben een uitgesproken voorkeur voor een bepaald weefsel of orgaan en hopen zich daarin op. Dit fenomeen wordt *stapeling* genoemd. Zo stapelt bijvoorbeeld jodium in de schildklier en digoxine in de hartspier.

Uit het voorgaande bleek al de centrale rol die de bloedbaan speelt bij de verdeling van geneesmiddelen over het lichaam. Ook is gebleken dat er een zekere relatie bestaat tussen de dosering en de hoeveelheid geneesmiddel die in de bloedbaan terechtgekomen is. Vanuit het bloed dringt het geneesmiddel vervolgens de andere compartimenten binnen. Het is ook het bloed dat het geneesmiddel vanuit de compartimenten weer opneemt en transporteert naar de metabole en uitscheidende organen. Er bestaat dus een relatie tussen dosering geneesmiddel, hoeveelheid geneesmiddel in het centrale compartiment en hoeveelheid geneesmiddel in de andere compartimenten. Bloed is zeer gemakkelijk van dieren en mensen af te nemen, om daarin de concentratie van geneesmiddelen te meten: de bloedspiegel. Als van een geneesmiddel de dosis, de biologische beschikbaarheid en de concentratie in bloed bekend zijn, kan uit deze gegevens en het totale bloedvolume berekend worden hoeveel er in de perifere compartimenten terecht is gekomen. Er is echter een groot probleem. Het perifere compartiment bestaat uit veel organen en weefsels waar het geneesmiddel verschillende concentraties kan hebben. Daarom wordt in de farmacokinetiek gedaan alsof er sprake is van één groot compartiment. Dit denkbeeldige compartiment wordt dusdanig groot gemaakt dat de concentratie van geneesmiddel gelijk is aan de concentratie in het bloed. Het volume hiervan heet dan ook *schijnbaar verdelingsvolume*. In ons model kijken we dus naar de concentratie in het bloed en de dosis van het geneesmiddel. Hieruit berekenen we wat het volume van het denkbeeldige compartiment zou moeten zijn als het geneesmiddel zich verdeeld heeft. Zo kan het gebeuren dat een geneesmiddel dat sterk stapelt in een orgaan of weefsel en daardoor dus een zeer lage bloedspiegel heeft, een schijnbaar verdelingsvolume heeft dat groter is dan het totale lichaamsvolume.

Enkele voorbeelden:

- Heparine heeft een schijnbaar verdelingsvolume van circa 5 liter. Dat betekent dat heparine zich alleen over de bloedbaan verdeelt en niet daarbuiten komt.
- Alcohol heeft een schijnbaar verdelingsvolume van circa 35 liter. Dat komt overeen met het volume van het extracellulaire vocht in het lichaam van een gemiddelde volwassene. Alcohol verdeelt zich over het lichaam op dezelfde manier als water.
- Digoxine heeft een schijnbaar verdelingsvolume van circa 450 liter. Dat betekent dat er zich ongeveer honderd maal zoveel buiten de bloedbaan bevindt als daarbinnen.

Een stof met een groot schijnbaar verdelingsvolume zit dus voornamelijk in de weefsels. Dit is van belang te weten bij de intraveneuze toediening van geneesmiddelen. Hoe groter het verdelingsvolume, hoe langer het zal duren voordat het geneesmiddel zich over het totale lichaam heeft verspreid. In de eerste momenten van toediening kan dan een te grote hoeveelheid geneesmiddel in de bloedbaan aanwezig zijn, met mogelijk toxische gevolgen. Een geneesmiddel met een groot schijnbaar verdelingsvolume moet intraveneus dan ook altijd langzaam worden toegediend, liefst met een infuus.

Als gevolg hiervan zal het lang duren voordat deze geneesmiddelen de juiste spiegel bereiken op de plaats van werking. Daarom worden deze stoffen vaak 'opgeladen'. Bij heparine geeft men geen oplaaddosis, bij digoxine wel.

4.3.2 Depots en eiwitbinding

Van een depot is sprake wanneer een bepaald geneesmiddel zich ophoopt in een orgaan of weefsel waarin het in principe zijn werking uitoefent. Strikt genomen is stapeling ook een vorm van depotvorming. Zo zullen lipofiele geneesmiddelen zoals benzodiazepinen zich in vetweefsel kunnen ophopen. De werking vindt plaats in de hersenen. Daalt de bloedspiegel van zo'n geneesmiddel, dan vindt weer langzaam uitscheiding vanuit het vetdepot in de bloedbaan plaats en transport naar de hersenen. Een speciale depotvorm voor een groot aantal geneesmiddelen treffen we in het bloed aan. Veel geneesmiddelen worden voor een deel aan bloedeiwit, albumine, gebonden. Alleen het niet-gebonden deel van zo'n geneesmiddel in bloed, de *vrije fractie*, kan gedistribueerd worden naar andere compartimenten of worden omgezet in metabolieten en/of uitgescheiden, want albumine kan normaal gesproken de bloedbaan niet verlaten. De vrije fractie is dus betrokken bij de therapeutische werking. Er bestaat voor ieder geneesmiddel een eigen evenwicht tussen gebonden en vrije fractie. Verdwijnt een deel van de vrije vorm naar een ander compartiment, dan zal het evenwicht verstoord zijn. Om dat te herstellen, zal een deel van de gebonden fractie losgekoppeld worden van het albumine.

4.4 Eliminatie

Het begrip 'eliminatie' heeft betrekking op het verwijderen van het geneesmiddel. Een geneesmiddel kan op twee manieren uit het lichaam worden verwijderd: door metabolisme (stofwisseling/afbraak) of door excretie (uitscheiding). Bij metabolisme wordt het oorspronkelijke geneesmiddel omgezet in een of meer metabolieten. Het geneesmiddel verdwijnt, maar er komen omzettingsproducten, metabolieten, voor in de plaats. Deze moeten op hun beurt weer geëlimineerd worden door verder metabolisme of excretie. De laatste eliminatiestap is altijd excretie (uitscheiding uit het lichaam).

Bijna altijd wordt een geneesmiddel zowel omgezet in metabolieten als onveranderd uitgescheiden. De verhouding waarin dat gebeurt, varieert van geneesmiddel tot geneesmiddel. Van nagenoeg alle geneesmiddelen vindt eliminatie plaats volgens een zogenaamd 'eerste-ordeproces'. Als men na toediening van een geneesmiddel regelmatig de bloedspiegel meet en de gevonden concentraties in een grafiek uitzet tegen de tijd, valt op dat halvering van de bloedspiegel steeds in dezelfde tijd gebeurt. Dat noemen we de (eliminatie) *halfwaardetijd*, kortweg $T_{1/2}$. Deze waarde is karakteristiek bij een geneesmiddel.

Nauw verbonden hiermee is het begrip 'klaring'. Hiermee wordt aangegeven hoe snel het verdelingsvolume wordt gezuiverd van het geneesmiddel. Ter verduidelijking het volgende voorbeeld.

Aan een aquarium met 100 liter water wordt een verontreiniging toegevoegd. De inhoud van het aquarium wordt continu door een klein filtertje gepompt. Op deze manier wordt per uur 1/10 deel van het water ontdaan van de verontreiniging. De klaring is nu 10 liter per uur. Als de eerste liter water gezuiverd is van de verontreiniging, worden de andere 99 liter verontreinigd water een klein beetje verdund met die ene liter schoon water. Daardoor daalt de verontreiniging in de totale hoeveelheid water. Dat betekent dat er uit de tweede liter water die gezuiverd wordt, ietsje minder verontreiniging verwijderd wordt dan uit de eerste liter; enzovoort.

Hieruit blijkt dat de concentratie in absolute zin in het begin snel daalt en daarna steeds langzamer afneemt. De tijd waarin de concentratie halveert, blijft echter constant.

4.4.1   Metabolisme

Doel van metabolisme van een geneesmiddel is in het algemeen de omzetting van een betrekkelijk lipofiel (vetoplosbaar) molecuul in een meer hydrofiele (wateroplosbare) verbinding. Een hydrofiele stof kan namelijk makkelijker door de nieren worden uitgescheiden dan een lipofiele.

Het metabolisme van geneesmiddelen vindt voornamelijk in de lever plaats. Sommige geneesmiddelen worden onveranderd uitgescheiden, andere worden al dan niet gedeeltelijk omgezet in metabolieten. De gevormde metabolieten zijn meestal onwerkzaam. In sommige gevallen hebben ze echter dezelfde werkzaamheid als het oorspronkelijke geneesmiddel, zoals het geval is bij een aantal metabolieten van diazepam. Er zijn ook geneesmiddelen die zelf onwerkzaam zijn en die eerst omgezet moeten worden in werkzame metabolieten. Zij worden 'prodrugs' genoemd. Voorbeelden hiervan zijn enalaprilmaleaat en prednison.

De vorming van metabolieten gebeurt voornamelijk in de lever door een grote groep enzymen, de cytochroom P450-enzymen, aangeduid als CYP. Sommige geneesmiddelen zijn in staat de vorming van deze enzymen te stimuleren. Dit heet *enzyminductie*. Een geneesmiddel dat door zo'n enzym wordt omgezet in metabolieten zal, als de enzymproductie toeneemt, sneller worden omgezet. Hierdoor daalt de bloedspiegel en zal de therapeutische werkzaamheid afnemen. Om hetzelfde effect als in het begin te bereiken, moet dus hoger gedoseerd worden. Dit verschijnsel is bekend van onder andere de anti-epileptica fenobarbital, fenytoïne en carbamazepine.

Daarnaast wordt het eigen metabolisme versneld. Ook dit fenomeen speelt bij de hierboven genoemde anti-epileptica. Het maximale effect van enzyminductie wordt meestal in twee weken bereikt.

Andere geneesmiddelen zijn juist in staat bovengenoemde enzymen te remmen, waardoor afbraak van geneesmiddelen wordt vertraagd. Dit heet enzyminhibitie. Hierdoor kan het dus voorkomen dat bij normale doseringen een spiegelstijging optreedt die kan leiden tot toxiciteit. Macrolide antibiotica, zoals claritromycine, remmen de afbraak van simvastatine.

4.4.2 Excretie

De meest definitieve vorm van eliminatie van een geneesmiddel en/of zijn metabolieten is excretie: uitscheiding buiten het lichaam. Afhankelijk van het geneesmiddel gebeurt dit via de nieren (het voornaamste excretieorgaan), het maag-darmkanaal (met de gal), de longen en de overige lichaamsvochten (zweet, speeksel, tranen).

Speciale aandacht verdient de excretie vanuit de lever via de gal in de darm. Een geneesmiddel dat op deze manier in de darm wordt gebracht, kan immers vanuit de darm verderop (opnieuw) worden opgenomen in het bloed. Dit verschijnsel heet *enterohepatische kringloop* en speelt een rol bij onder andere benzodiazepinen en tricyclische antidepressiva. Bij vergiftiging met deze middelen moet hiermee terdege rekening worden gehouden.

4.5 Therapeutische bloedspiegel

Als we het geheel van de processen die zich in het lichaam afspelen overzien, kunnen we stellen dat zowel de bloedspiegel als de concentratie in de organen toeneemt naarmate meer van een geneesmiddel wordt ingenomen. Anderzijds zal door de eliminatie niet alleen de bloedspiegel dalen, maar ook de concentratie van het geneesmiddel in de organen. Ieder geneesmiddel heeft zijn eigen *therapeutische venster*: twee bloedspiegelwaarden waartussen het geneesmiddel optimaal werkt. Beneden de laagste waarde van het venster zal het geneesmiddel een onvoldoende therapeutische werking hebben. Een bloedspiegel boven de hoogste waarde heeft geen zin en vergroot de kans op toxiciteit. De grootte van dit venster noemen we de *therapeutische breedte* van het geneesmiddel. Onder therapeutische breedte wordt verstaan: het quotiënt van de spiegel of dosis die toxische verschijnselen ten gevolge heeft en de spiegel of dosis die nog juist een effect heeft. Hoe groter de therapeutische breedte van een geneesmiddel, des te veiliger het geneesmiddel is. Hoe kleiner de therapeutische breedte is, des te voorzichtiger we moeten zijn met doseren.

Een voorbeeld van een geneesmiddel met een grote therapeutische breedte is penicilline. Digoxine daarentegen is een geneesmiddel met een kleine therapeutische breedte. Door een verminderde nierfunctie of door interactie met andere geneesmiddelen kan de spiegel daarvan snel boven de maximale spiegel komen. Regelmatig worden patiënten met een digoxine-intoxicatie opgenomen (zie ook paragraaf 31.4.1). Het is belangrijk om bij dit geneesmiddel regelmatig de bloedspiegel te bepalen.

Zoals naar voren is gekomen, is het voor een therapeutische werkzaamheid van het geneesmiddel nodig dat op de plaats van de *receptor* – de plaats waar het geneesmiddel ingrijpt – een effectieve concentratie van het geneesmiddel aanwezig is. Anders gezegd: de dosering van het geneesmiddel zal zodanig gekozen moeten worden dat een therapeutische bloed- of – beter nog – receptorconcentratie wordt bereikt.

Figuur 4.2 laat zien hoe van een bepaald geneesmiddel de spiegel na inname toeneemt en vervolgens onder invloed van de eliminatie weer daalt. Op de tijdstippen 0, 8, 16 uur wordt achtereenvolgens een bepaald geneesmiddel toegediend. De periode

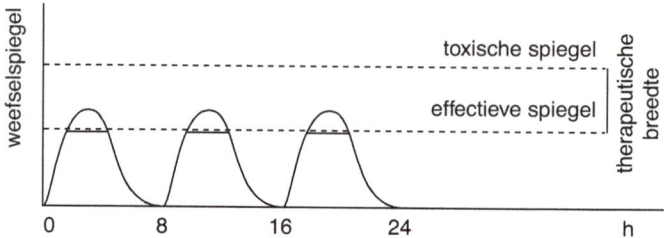

Figuur 4.2 De weefselspiegel na inname van een bepaald geneesmiddel na 0, 8 en 16 uur

waarin de optimale therapeutische spiegel aanwezig is, wordt aangegeven door dubbele lijnen.

4.5.1 Cumulatie

Wordt meer van een geneesmiddel toegediend dan er wordt geëlimineerd, dan zal het geneesmiddel zich in het lichaam ophopen. We spreken dan van *cumulatie*. Cumulatie is dus het verschijnsel dat kan optreden als een geneesmiddel wordt toegediend wanneer de vorige dosering nog niet volledig is geëlimineerd. Past men de dosering niet aan, dan zal men in het toxische gebied terechtkomen (zie figuur 4.3). De periode waarin een toxische spiegel aanwezig is wordt aangegeven door een dubbele lijn.

Sommige geneesmiddelen cumuleren in één compartiment van het lichaam. Zo cumuleren digoxine en digitoxine in de hartspier. Bij het instellen van de patiënt op deze therapie spreekt men van digitalisering. Juist bij de aanvang van de therapie zal men bewust het geneesmiddel laten cumuleren, en wel tot de optimale effectieve spiegel in het desbetreffende orgaan is verkregen. Vervolgens wordt de dosis zoveel verlaagd dat evenveel geneesmiddel per tijdseenheid wordt aangeboden als geëlimineerd. Men spreekt dan van een *oplaaddosis* of *aanvangsdosis* en van een *onderhoudsdosis*. Sommige psychofarmaca vertonen pas twee à drie weken na het begin van de therapie hun werkzaamheid. Deze periode is nodig om door middel van cumulatie in de hersenen een effectieve spiegel te verkrijgen. Er bestaat namelijk een scheiding tussen bloed en de liquor cerebrospinalis, de zogenoemde bloed-hersenbarrière.

Figuur 4.3 Cumulatie

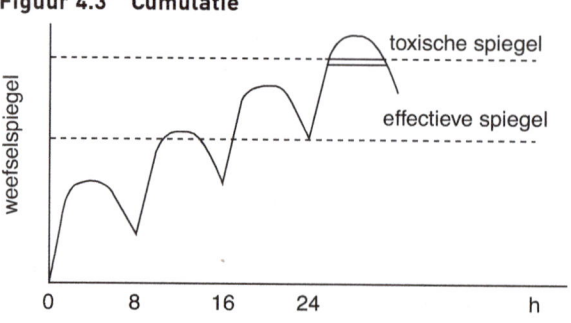

4.5.2   Gestoorde lever- en nierfunctie

De lever is een orgaan waar veel verschillende processen naast elkaar plaatsvinden. Als de lever niet goed meer functioneert, kan het zijn dat ook de eliminatie van geneesmiddelen trager verloopt dan normaal. Dit geldt voor die geneesmiddelen die voor een belangrijk gedeelte door de lever worden omgezet. In het algemeen speelt dit pas een rol bij een ernstig gestoorde leverfunctie. Aangezien er zoveel verschillende processen zijn, kan het zijn dat een bepaalde afbraakfunctie niet meer functioneert, terwijl de bloedwaarden voor een leverfunctietest geen stoornissen laten zien. Anderzijds kan het ook zijn dat bepaalde waarden die duiden op leverfunctiestoornissen sterk verhoogd zijn, maar dat de afbraak van bepaalde geneesmiddelen onveranderd is.

De invloed van nierfunctiestoornissen op de excretie van geneesmiddelen die voor een belangrijk gedeelte door de nieren worden uitgescheiden, is veel sneller merkbaar. Meestal is er een vrij duidelijk lineair verband tussen nierfunctie (uitgedrukt in creatinineklaring) en excretie.

Gevolg van een vertraagde eliminatie is dat de bloedspiegel onbedoeld te hoog oploopt (cumulatie) en mogelijk in het toxische gebied terechtkomt. In een dergelijk geval is het noodzakelijk de dosis te verlagen of het interval tussen de doseringen te verlengen. Het verlengen van het interval heeft vaak de voorkeur, omdat men bij het verlagen van de dosis niet altijd weet of de therapeutische spiegel wel wordt bereikt.

4.5.3   Intensivecarepatiënten

Bij patiënten op de intensivecareafdeling treden vaak veel processen op die een grote invloed hebben op de farmacokinetiek van het geneesmiddel. De patiënten hebben vaak een tekort aan albumine waardoor de vrije fractie (en dus de werking) toeneemt. Het verdelingsvolume is dikwijls verstoord door de oedemen, de circulatie is verminderd en de nierfunctie kan sterk verminderd zijn. Ook de maag-darmmotiliteit is geminimaliseerd, doordat de patiënten bedlegerig zijn.

4.6   Dosering bij kinderen

Voor de berekening van de dosering bij kinderen is het lichaamsoppervlak de meest nauwkeurige parameter. Het lichaamsoppervlak is afhankelijk van lengte en lichaamsgewicht. Zou men alleen aan de hand van lichaamsgewicht doseren, dan doseert men soms te laag. Voor het bepalen van de juiste dosering bestaat een goed bruikbare tabel, namelijk die van Denekamp (figuur 4.4). In verband met de leverfunctie moet gedurende de eerste levensmaanden zeer voorzichtig gedoseerd worden en kan deze tabel niet worden toegepast. Overigens zijn in de handboeken bij geneesmiddelen in het algemeen de doseringen voor kinderen aangegeven en is berekening met behulp van de tabel niet nodig.

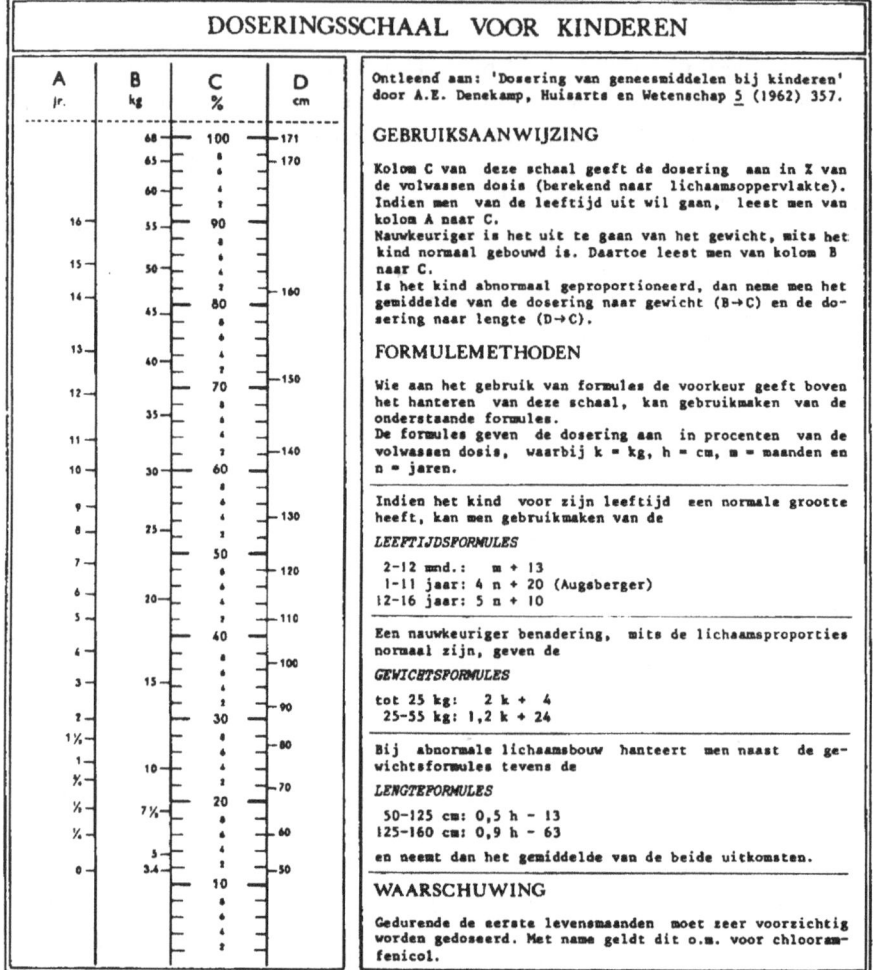

DOSERINGSSCHAAL VOOR KINDEREN

Ontleend aan: 'Dosering van geneesmiddelen bij kinderen' door A.E. Denekamp, Huisarts en Wetenschap 5 (1962) 357.

GEBRUIKSAANWIJZING

Kolom C van deze schaal geeft de dosering aan in % van de volwassen dosis (berekend naar lichaamsoppervlakte). Indien men van de leeftijd uit wil gaan, leest men van kolom A naar C.
Nauwkeuriger is het uit te gaan van het gewicht, mits het kind normaal gebouwd is. Daartoe leest men van kolom B naar C.
Is het kind abnormaal geproportioneerd, dan neme men het gemiddelde van de dosering naar gewicht (B→C) en de dosering naar lengte (D→C).

FORMULEMETHODEN

Wie aan het gebruik van formules de voorkeur geeft boven het hanteren van deze schaal, kan gebruikmaken van de onderstaande formules.
De formules geven de dosering aan in procenten van de volwassen dosis, waarbij k = kg, h = cm, m = maanden en n = jaren.

Indien het kind voor zijn leeftijd een normale grootte heeft, kan men gebruikmaken van de

LEEFTIJDSFORMULES

2-12 mnd.: m + 13
1-11 jaar: 4 n + 20 (Augsberger)
12-16 jaar: 5 n + 10

Een nauwkeuriger benadering, mits de lichaamsproporties normaal zijn, geven de

GEWICHTSFORMULES

tot 25 kg: 2 k + 4
25-55 kg: 1,2 k + 24

Bij abnormale lichaamsbouw hanteert men naast de gewichtsformules tevens de

LENGTEFORMULES

50-125 cm: 0,5 h - 13
125-160 cm: 0,9 h - 63

en neemt dan het gemiddelde van de beide uitkomsten.

WAARSCHUWING

Gedurende de eerste levensmaanden moet zeer voorzichtig worden gedoseerd. Met name geldt dit o.m. voor chlooramfenicol.

Figuur 4.4   Dosering van geneesmiddelen bij kinderen

5 Interacties tussen geneesmiddelen

Leerdoelen:
- Inzicht krijgen in de fasen van het farmacotherapieproces waarin interacties kunnen optreden.
- Kennismaken met de verschillende soorten interacties.
- Inzicht krijgen in het belang van interacties.
- Kennis verwerven omtrent een aantal concrete interacties.

Benodigde tijd: 2 uur.

5.1 Algemeen

Combinaties van geneesmiddelen komen zeer vaak voor. Vaak zal de arts bewust een nieuw geneesmiddel aan een reeds bestaande therapie toevoegen. Hij zal dat doen omdat de bestaande therapie (nog) niet het gewenste effect heeft of om bijwerkingen te verzachten of helemaal op te heffen. Daarnaast kan een patiënt van meer dan één voorschrijver geneesmiddelen voorgeschreven krijgen.

In een aantal gevallen is het effect van de combinatie van twee geneesmiddelen sterker dan de som van de effecten van de twee geneesmiddelen afzonderlijk. Deze vorm van potentiëring noemt men *synergisme*. Deze vaak *gewenste* interactie maakt het mogelijk om de dosering van de individuele geneesmiddelen laag te houden en daarmee de kans op bijwerkingen te verkleinen.

Zolang die ene arts zelf de totale therapie vaststelt zal er weinig gevaar in schuilen. Het wordt anders wanneer meer artsen onafhankelijk van elkaar geneesmiddelen voorschrijven aan dezelfde patiënt, en wel zonder dat zij precies de co-medicatie kennen. Dit kan leiden tot duplicaties in de therapie, waardoor in feite te hoge doses van een bepaalde farmacologische stof worden gegeven, met alle kans op bijwerkingen van dien. Men spreekt in dit geval van dubbelmedicatie (bijvoorbeeld een combinatie van diazepam en Valium®) of pseudodubbelmedicatie (bijvoorbeeld een combinatie van de benzodiazepinen diazepam en oxazepam). Dit kan uiteraard ook leiden tot *ongewenste* interacties. Ongewenste interacties zijn dus combinaties van geneesmiddelen waarbij het effect van de therapie, zoals door de arts wordt gewenst, niet wordt bereikt. Integendeel, zo kunnen geneesmiddelen elkaar tegenwerken of elkaars bijwerkingen versterken.

Onvoldoende communicatie tussen specialisten en huisartsen, ook onderling, is een van de oorzaken van ongewenste interacties. Maar ook zelfmedicatie van de patiënt kan aanleiding geven tot interacties met voorgeschreven geneesmiddelen. Een goed systeem van medicatiebewaking in (eigen) stads- en ziekenhuisapotheek kan in dit verband veel problemen voorkomen. Hoewel elk computerprogramma 'aangeleerd' kan worden om ongewenste combinaties te signaleren, is de interpretatie van deze meldingen door de apotheker van wezenlijk belang. Afhandeling van medicatiebewakingssignalen is namelijk niet alleen terug te voeren op de conflicterende geneesmiddelen, maar is van tal van andere factoren afhankelijk.

Tijdens het hele traject, vanaf het toedienen van het geneesmiddel tot aan het moment waarop het geneesmiddel het lichaam verlaat, kan men een aantal fasen onderscheiden (figuur 5.1):

1. resorptiefase;
2. distributiefase;
3. farmacodynamische fase;
4. excretiefase.

Fase 1, 2 en 4 worden samen ook wel de farmacokinetische fase genoemd. Alvorens op de route van een geneesmiddel in het lichaam in te gaan, moet gewezen worden op het feit dat ook in de 'voorbereidende' fase, ook wel farmaceutische fase genoemd, interacties tussen geneesmiddelen kunnen optreden. Zo kunnen chemische of fysische onverenigbaarheden tussen geneesmiddelen voorkomen, bijvoorbeeld indien men een ampul met een zure oplossing mengt met een alkalische oplossing: men heeft dan een grote kans dat de opgeloste geneesmiddelen uitkristalliseren of elkaar (chemisch) onwerkzaam maken voordat ze in de patiënt komen. Ook de uiteenvaltijd van het geneesmiddel (bereidingsaspect) en de oplossnelheid van de geneesmiddelkristallen kunnen zodanig door allerlei oorzaken worden beïnvloed dat de resorptie daarvan nadeel ondervindt. Zo zullen nagenoeg alle preparaten met vertraagde of gecontroleerde afgifte deze eigenschap verliezen wanneer ze tot poeder worden vermalen. De 'echte' interacties treden echter voornamelijk op in de bovengenoemde vier fasen.

5.2 Fase 1: Interacties in de resorptiefase

Wanneer een geneesmiddel oraal, sublinguaal, subcutaan, intramusculair, lokaal of rectaal wordt toegediend, komt het via respectievelijk resorptie uit het maag-darmkanaal, de slijmvliezen onder de tong, de bloedvaten in de huid of spier, de huid of de slijmvliezen van het rectum in de bloedsomloop terecht.

De fysisch-chemische omstandigheden in deze organen en weefsels kunnen zeer sterk van elkaar verschillen, maar ook binnen hetzelfde orgaan kan dat het geval zijn, bijvoorbeeld het maag-darmkanaal met zijn zure maag en alkalische darm. Door de pH kan de oplossnelheid of oplosbaarheid van het geneesmiddel veranderen, waardoor

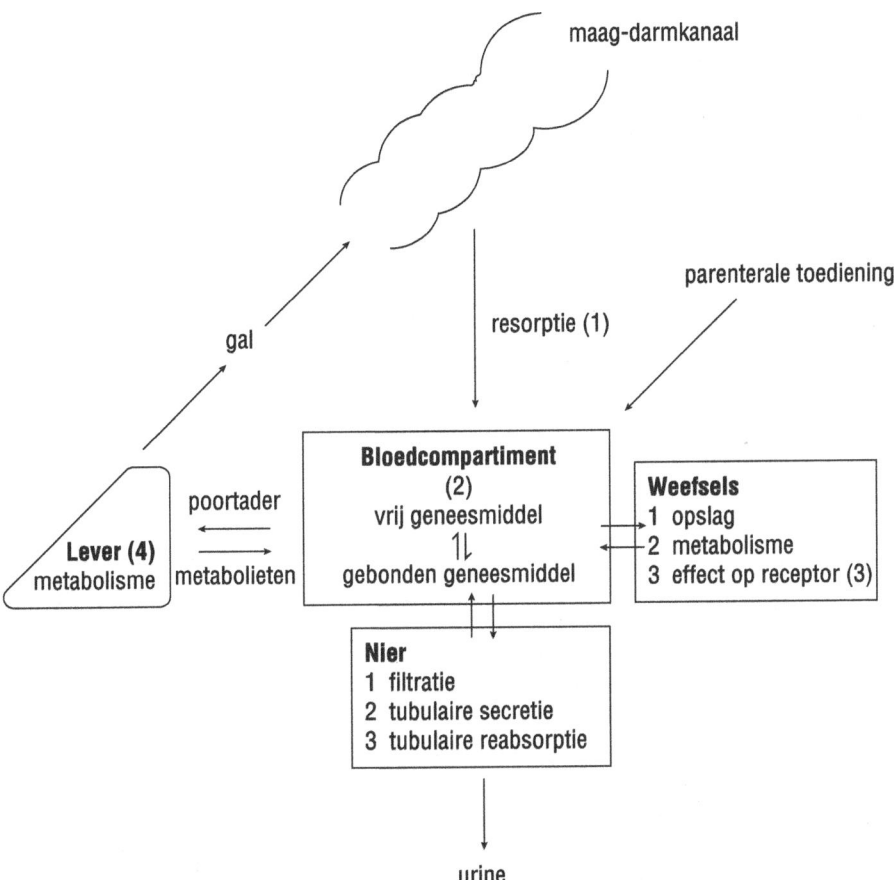

maag-darmkanaal

parenterale toediening

gal

resorptie (1)

Bloedcompartiment
(2)
vrij geneesmiddel
⇅
gebonden geneesmiddel

poortader

metabolieten

Lever (4)
metabolisme

Weefsels
1 opslag
2 metabolisme
3 effect op receptor (3)

Nier
1 filtratie
2 tubulaire secretie
3 tubulaire reabsorptie

urine

Figuur 5.1 **Het traject dat een geneesmiddel in het lichaam aflegt**

de stof beter of minder goed wordt geresorbeerd. Zo verhogen antacida, H_2-antagonisten en PPI's de pH van de maag, waardoor zwakke zuren als acetylsalicylzuur, itraconazol en fenytoïne minder goed geresorbeerd kunnen worden.

Beïnvloeding van de pH van de darm speelt alleen een bescheiden rol bij neomycine en lactulose, indien gegeven in hoge doseringen zoals bij (pre)hepatisch coma. Ook de actieve opname vanuit het maag-darmkanaal naar het bloed kan door andere geneesmiddelen verstoord worden. Een voorbeeld van interactie via het actieve transportmechanisme is die van methyldopa met aminozuren uit het voedsel.

Twee geneesmiddelen kunnen in het maag-darmkanaal met elkaar chemisch of fysisch reageren tot geneesmiddelencomplexen die niet of nauwelijks worden geresorbeerd (bijvoorbeeld tetracyclines, fenytoïne, chinolonen met 2- en 3-waardige kationen als calcium, magnesium, ijzer, aluminium die bijvoorbeeld in verschillende antacida zitten). Deze interacties zijn eenvoudig te voorkomen door ervoor te zorgen dat de intervallen tussen de toedieningstijden van deze geneesmiddelen voldoende groot zijn (minimaal 2 uur, soms zelfs 4 uur). Ook kunnen enzymen in het maag-darmkanaal

Tabel 5.1   Geneesmiddelen die de absorptie van andere geneesmiddelen kunnen beïnvloeden

acetazolamide
alkalische stoffen
aluminiumzouten
antacida
bismutzouten
calciumzouten
citroenzuur
colestyramine
complexvormers
H_2-antagonisten
ijzerzouten
laxantia
magnesiumzouten
melk
minerale olie
natriumbicarbonaat
neomycine
protonpompremmers
voedsel
zuurreagerende stoffen

geneesmiddelen inactiveren of zodanig veranderen dat zij niet geresorbeerd worden. Zo kan de gelijktijdige toediening van acetylcysteïne en orale penicillines leiden tot inactivering van het antibioticum.

Bovendien is de invloed van de darmperistaltiek van erg groot belang. Een versnelde peristaltiek geeft het geneesmiddel minder kans om geresorbeerd te worden; vertraging daarentegen zal altijd de resorptie verbeteren. Zo versnellen parasympathicomimetica en vertragen parasympathicolytica (waaronder de spasmolytica) de maag-darmperistaltiek en ze verlagen respectievelijk verhogen daardoor de mate en snelheid van resorptie van geneesmiddelen die normaliter niet goed of onvolledig worden geresorbeerd.

Stoffen als metoclopramide en domperidon normaliseren de vertraagde peristaltiek, zodat, afhankelijk van de uitgangssituatie, versnelling of vertraging plaatsvindt met gevolgen voor de resorptie van andere geneesmiddelen. Het resultaat van dit soort interacties is dat bij een verslechtering van de resorptie niet 100% van de aangeboden hoeveelheid geneesmiddelenmoleculen in het bloed terechtkomt, of (en dat geldt alleen voor geneesmiddelen die moeilijk oplosbaar zijn) dat ze nog minder volledig worden geresorbeerd, of (en dat kan tot verrassende toxische resultaten leiden) dat ze veel beter worden geresorbeerd dan normaal. Dit laatste is bijvoorbeeld het geval wanneer de darmmotiliteit wordt vertraagd.

5.3   Fase 2: Interacties in de distributiefase

Is het geneesmiddel eenmaal in het bloed terechtgekomen, dan zal het met de bloedstroom naar diverse bestemmingen worden meegevoerd. Geneesmiddelen die via het maag-darmkanaal zijn geresorbeerd, komen in eerste instantie niet ver: via de poortader bereiken zij de lever, waar omzetting tot inactieve of minder actieve metabolieten kan plaatsvinden. Geneesmiddelen die rectaal, sublinguaal of parenteraal zijn toegediend hebben daar minder of geen last van.

Geneesmiddelen in de bloedbaan kunnen vrij circuleren ofwel *gebonden* zijn aan bloedbestanddelen, met name aan:

- albumine;
- a_1-zure glycoproteïne (een zogenaamd 'acutefase'-eiwit, waarvan de hoeveelheid in bloed sterk kan toenemen bij onder andere infecties; normaliter speelt dit eiwit geen merkbare rol bij de binding van geneesmiddelen);
- globuline;
- erytrocyten.

We spreken dan ook van een 'vrije' en een 'gebonden' fractie. Geneesmiddelen die gebonden zijn, blijven in de bloedbaan en kunnen verder niet doordringen in de weefsels, zodat ze in feite op dat moment niet werkzaam zijn. Alleen vrije moleculen kunnen de bloedbaan verlaten in de richting van de weefsels en daar de receptoren bezetten, zodat er een farmacologisch effect op volgt. Natuurlijk is er continu een evenwicht tussen de moleculen die vrij en gebonden zijn. Indien veel vrije moleculen de bloedbaan hebben verlaten, koppelen steeds gebonden moleculen los, zodat ze uiteindelijk op de langere duur toch nog een werking kunnen hebben. Indien men nu twee geneesmiddelen heeft die bijvoorbeeld sterk aan albumine gebonden zijn, dan ziet men als het ware een strijd om de plaatsen op het albuminemolecuul.

Is een van de geneesmiddelen in overmaat aanwezig, dan bestaat de kans dat een aantal moleculen van geneesmiddel A die in eerste instantie op het eiwitmolecuul een aantal bindingsplaatsen bezet hadden, verdrongen wordt door geneesmiddel B (figuur 5.2). Daardoor stijgt de vrije concentratie van geneesmiddel A, waardoor de werking van dit geneesmiddel zeer sterk kan toenemen. Stel dat een geneesmiddel voor 99% als gebonden en slechts voor 1% als vrije fractie in het bloed circuleert. Wanneer slechts 1% van de totale hoeveelheid zich extra vrijmaakt leidt dit al tot een vrije fractie van 2%: een verdubbeling, ook wat de werking betreft! Voorbeelden hiervan zijn indometacine en coumarinederivaten zoals acenocoumarol, fenprocoumon en

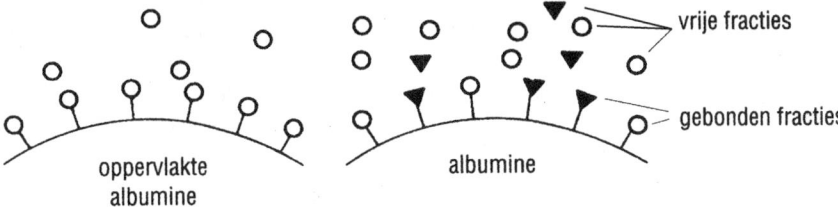

○ = geneesmiddel A
▼ = geneesmiddel B

Figuur 5.2 Indien geneesmiddel B een grotere affiniteit heeft voor de bindingsplaatsen op het albuminemolecuul, zullen de daar reeds gebonden moleculen A worden verdreven, waardoor de vrije fractie toeneemt

Tabel 5.2   Geneesmiddelen die de eiwitbinding van andere geneesmiddelen kunnen beïnvloeden

antidiabetica (oraal)	indometacine
barbituraten	orale antitrombotica
chloralhydraat	paracetamol
clofibraat	salicylaten
cyclofosfamide	sulfonamiden
fenytoïne	tolbutamide

warfarine. Een verhoging van de vrije fractie kan geheel of gedeeltelijk weer worden tenietgedaan doordat een verhoogd aanbod van ongebonden geneesmiddel aan lever en/of nieren, de afbraak en/of uitscheiding bevordert. Andere sterk aan eiwit gebonden geneesmiddelen zijn weergegeven in tabel 5.2.

5.4   Fase 3: Interacties in de farmacodynamische fase

In de weefsels bevinden zich diverse plaatsen (receptoren) waar de geneesmiddelenmoleculen zich aan kunnen hechten, omdat hun vorm als het ware het spiegelbeeld is van de receptor (figuur 5.3). Men vergelijkt dit vaak met een slot en een sleutel: alleen met een passende sleutel kan men het slot openen. Hetzelfde geldt voor geneesmiddelenmoleculen: op een receptorplaats past slechts één bepaald type molecuul.
De vergelijking met het slot en de sleutel gaat nog verder: het is mogelijk dat een sleutel wel in het sleutelgat past, maar dat de sleutel niet kan worden omgedraaid. Zolang de verkeerde sleutel in het sleutelgat blijft zitten, bestaat er geen mogelijkheid voor de 'goede' sleutel om het slot te openen.
Dit is ook het geval bij geneesmiddelen: er zijn geneesmiddelen die op een of andere manier wel op zo'n receptor kunnen gaan zitten zonder effect uit te oefenen, waardoor het 'goede' molecuul er niet bij kan. Dit is bijvoorbeeld het geval bij de bètablokkers die de adrenerge receptoren kunnen bezetten, waardoor het bijniermerghormoon adrenaline, dat precies op die adrenerge receptor past, niet op de receptor kan plaatsnemen. Daarom spreekt men van een interactie tussen adrenaline en bijvoorbeeld propranolol. Deze blokkers of 'lytica' noemt men ook antagonisten. Een mole-

Figuur 5.3   Een geneesmiddelenmolecuul heeft een bepaalde vorm. Indien deze vorm op een of andere wijze op een (of meer) receptor(en) past, kan er een farmacologische werking zijn

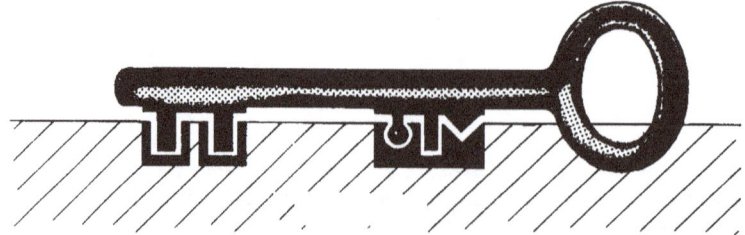

cuul dat wel effect uitoefent op de receptor noemt men een agonist. Een antagonist die een gedeeltelijk of gewijzigd effect heeft op een receptor heet partieel antagonist. De opiaten zijn dikwijls partiële antagonisten van elkaar.

Op dit principe berust ook vaak de werking van antidota. In feite kan men, van dit soort interacties sprekend, stellen dat geneesmiddelen die elkaars antagonisten zijn, elkaar voornamelijk tegenwerken in de weefsels op het niveau van de receptoren. Voorbeelden hiervan zijn sympathicomimetica + sympathicolytica, flumazenil + benzodiazepinen, naloxon + opiaten, vitamine K + acenocoumarol. Ook de bactericide + bacteriostatische antibiotica zou men hiertoe kunnen rekenen.

5.5   Fase 4: Interacties in de excretiefase

Geneesmiddelen worden uit het lichaam verwijderd via diverse uitscheidingsroutes. De voornaamste route is wel via de urine, maar niet onbelangrijk zijn de uitademingswegen, de ontlasting en de huid. Niet alle geneesmiddelen zijn goed in water oplosbaar, waardoor ze niet via de nieren kunnen worden uitgescheiden. Het lichaam heeft daar iets op gevonden: de lever is in staat bepaalde geneesmiddelen zodanig om te vormen dat ze niet alleen minder werkzaam of volledig onwerkzaam worden, maar tevens in water oplosbaar worden. Men zegt dan dat in de lever *hydrofiele metabolieten* worden gevormd.

Dat kan bij bepaalde geneesmiddelen al heel snel gebeuren. Als men bijvoorbeeld een nitroglycerinetabletje zou doorslikken in plaats van het onder de tong te nemen, komt het geneesmiddel na resorptie via de poortader in de lever terecht en wordt daar voor meer dan 90% afgebroken (first-passeffect), zodat slechts een kleine fractie uiteindelijk in de grote bloedsomloop terechtkomt en vervolgens effect kan hebben. Andere geneesmiddelen waarbij dit gebeurt zijn bijvoorbeeld propranolol en griseofulvine.

Nu vindt die omzetting in de lever plaats met behulp van enzymen. Er zijn talloze enzymen in de lever, zoals het cytochroom P450-systeem (CYP), maar er zijn nog veel meer verschillende moleculen die in die lever omgezet (moeten) worden. Een groot aantal omzettingen kan in het algemeen met dezelfde enzymen plaatsvinden: er vinden bijvoorbeeld hydroxylering, oxidatie, reductie en conjugatie met glucuronzuur en zwavelzuur (glucuronidering respectievelijk sulfatering) plaats. Als men nu twee geneesmiddelen geeft die op dezelfde wijze in de lever worden afgebroken (bijvoorbeeld gehydroxyleerd worden met behulp van het enzym hydroxylase), dan zal er op een bepaald moment te weinig enzym aanwezig zijn om alle moleculen af te breken indien veel moleculen in de lever worden aangeboden. Men kan dit als het ware zien als een onderlinge concurrentie (competitie) tussen de geneesmiddelenmoleculen en het enzym. Zo'n enzym heeft toch altijd een lichte voorkeur voor een van de twee. Het gevolg is dat het andere molecuul minder snel aan de beurt is om afgebroken te worden, en dat betekent weer dat het desbetreffende geneesmiddel langer in de circulatie blijft en dus langer effect kan uitoefenen. Indien men dan normaal blijft doseren, bestaat de kans op cumulatie, met het gevolg dat er bijwerkingen kunnen ontstaan.

Tabel 5.3   Enzyminducerende geneesmiddelen

alcohol	halothaan
anticonvulsiva (behalve valproïnezuur)	imipramine
antihistaminica	meprobamaat
barbituraten	nicotine(zuur)
chloordiazepoxide	orfenadrine
chloorpromazine	prednison
chloralhydraat	probenecide
ciclosporine	rifampicine
fructose	sedativa
griseofulvine	(cortico)steroïden
haloperidol	tolbutamide

De lever is echter een orgaan dat zich snel kan aanpassen. Indien de lever merkt dat dagelijks bepaalde moleculen moeten worden afgebroken en dat er in het begin een tekort aan een bepaald enzym bestaat, begint de lever uit zichzelf extra enzymen te produceren. Het proces waarbij de lever aangezet wordt tot de productie van méér enzymen die geneesmiddelen kunnen afbreken wordt *enzyminductie* genoemd. Dan doet zich het volgende fenomeen voor: doordat de lever wordt gestimuleerd gedurende een bepaalde tijd een enzym in grote hoeveelheden aan te maken, worden op den duur bepaalde geneesmiddelen sneller afgebroken, juist omdat er meer enzymen zijn. Men zal dan ook om hetzelfde effect te bereiken meer geneesmiddelenmoleculen moeten geven, dus de dosis moeten verhogen. Hierin schuilen echter gevaren. Wanneer men namelijk met de toediening van het enzyminducerend geneesmiddel stopt, terwijl men met het andere geneesmiddel in dezelfde (hogere) dosis doorgaat, zal de lever langzamerhand weer minder enzymen maken omdat enzyminductie niet meer plaatsvindt. Het geneesmiddel wordt dus minder snel afgebroken en op den duur zal dit dan weer leiden tot te hoge serumspiegels, waarbij dan bijwerkingen kunnen optreden.

De in de praktijk meest van belang zijnde enzyminducerende middelen zijn alcohol, nicotine, rifampicine en de anti-epileptica fenobarbital, fenytoïne, primidon en carbamazepine. De belangrijkste geneesmiddelen die door deze enzyminductoren versneld kunnen worden afgebroken door de lever zijn, behalve de bovengenoemde inductoren zelf, theofylline, orale contraceptiva en ciclosporine (tabel 5.3).

Daarnaast zijn er ook geneesmiddelen die de metaboliserende enzymen in de lever remmen. Het gevolg van enzymremming is dat de concentratie van een bepaald geneesmiddel in het bloed stijgt met als resultaat een sterker effect. Voorbeelden van geneesmiddelen die enzymremming veroorzaken, zijn cimetidine en ketoconazol.

De meeste geneesmiddelen worden uitgescheiden via de nieren. Daarbij kan men onderscheid maken tussen de werkzaamheden van de glomerulus en de tubulus. De eerstgenoemde filtreert de meeste moleculen tot een bepaalde grootte, waarna deze in de tubulus hetzij worden teruggeresorbeerd, hetzij onveranderd doorgelaten worden of extra via (actieve) tubulaire excretie worden uitgescheiden. Veranderingen in de pH van de urine kunnen de uitscheiding van een zwak zuur of zwak basisch reagerend geneesmiddel beïnvloeden. Ook geneesmiddelen die de urineproductie bevorde-

Tabel 5.4 Geneesmiddelen die de excretie van andere geneesmiddelen kunnen beïnvloeden

acetazolamide	natriumbicarbonaat
alcohol	natriumcitraat
alkalische stoffen	natriumlactaat
ammoniumchloride/nitraat	probenecide
ascorbinezuur (vitamine C)	prostaglandines
diuretica	prostaglandinesyntheseremmers (NSAID's)

ren, kunnen ertoe leiden dat geneesmiddelen sneller worden uitgescheiden, hoewel men dit niet van tevoren kan voorspellen (tabel 5.4).

Soms wordt gebruikgemaakt van interacties op het excretieniveau van de nier, bijvoorbeeld indien we langdurig een hogere spiegel penicilline willen hebben, wordt daarnaast probenecide gegeven. Zo is nitrofurantoïne het meest actief bij urineweginfecties bij een pH < 5,5. Als men de urine alkalischer maakt, wordt nitrofurantoïne dan ook minder goed werkzaam, terwijl bij hogere pH-waarden de aminoglycosiden (gentamicine, tobramycine en dergelijke) juist wel goed werkzaam zijn. Deze worden daarentegen bij een lage pH bacteriologisch sneller geïnactiveerd.

Het is ondoenlijk om alle klinisch relevante interacties op te noemen. Daar bestaan diverse handboeken voor en bovendien zijn interactiesignaleringen opgenomen in de geneesmiddelendatabank van de apothekersorganisatie KNMP, waarmee nagenoeg alle computersystemen in Nederlandse openbare en ziekenhuisapotheken werken.

Een verdere uitwerking van deze signalering kan geschieden via zogenaamde beslissingstabellen, die door de Amerikaan Hansten zijn opgesteld: men betrekt daarbij diverse andere factoren bij het vaststellen van de uiteindelijke klinische betekenis van een interactie.

Een belangrijk naslagwerk is *Drug Interactions* van J.H. Stockley. Behalve het feit dat de klinische relevantie van een bepaalde interactie wordt aangegeven, is per interactie een literatuuroverzicht vermeld.

5.6   Conclusie

Het combineren van twee of meer geneesmiddelen kan leiden tot interacties die extra risico's met zich meebrengen voor de patiënt. Niet iedere patiënt zal echter in een bepaalde situatie hetzelfde reageren. Het is dan ook vaak niet te voorspellen of de interactie van klinische betekenis zal zijn. Bij een aantal combinaties is dat echter wel te zeggen, en daarom moeten die zo veel mogelijk vermeden worden omdat de patiënt er bij acuut of chronisch gebruik schade van ondervindt.

6 Geneesmiddelen tijdens zwangerschap en borstvoeding

> **Leerdoel:** Inzicht krijgen in de mogelijk schadelijke werking van geneesmiddelen tijdens zwangerschap en borstvoeding op respectievelijk vrucht en kind.
> **Benodigde tijd:** 1 uur.

Geneesmiddelen die gebruikt worden door vrouwen tijdens de zwangerschap kunnen, zo niet voor henzelf, dan toch in elk geval voor het kind schadelijk zijn. We beperken ons in dit hoofdstuk tot de schadelijke effecten van geneesmiddelen op respectievelijk de vrucht en het kind.

Voor een (aanstaande) moeder met een chronische aandoening is het noodzakelijk om geneesmiddelen te blijven gebruiken. Door het gebruik van de benodigde geneesmiddelen te staken zou het risico voor moeder en kind nog groter zijn dan wanneer het gebruik wordt gecontinueerd. De medicijnen worden dan zo ingesteld dat het risico voor het kind zo klein mogelijk is. Ook kunnen vrouwen tijdens de zwangerschap te maken krijgen met lichamelijke klachten en/of complicaties, waarvoor zowel zelfzorgmiddelen als receptgeneesmiddelen in aanmerking komen.

Verder kan ook bij een vrouw die borstvoeding geeft het probleem van de overdracht van geneesmiddelen via de moedermelk naar het kind een rol spelen.

6.1 Teratogeniteit

Teratogeniteit is het ontstaan van aangeboren afwijkingen bij de foetus ten gevolge van het gebruik van genees- of genotmiddelen tijdens de zwangerschap. Afwijkingen die ontstaan ten gevolge van het gebruik van geneesmiddelen tijdens de zwangerschap noemt men *teratogene afwijkingen*.

De vraag of een geneesmiddel mag worden gebruikt tijdens de zwangerschap is altijd moeilijk te beantwoorden. Enerzijds moet men op theoretische gronden aannemen dat iedere niet-lichaamseigen stof een mogelijke beschadiging in het lichaam, dus ook tijdens de zwangerschap, kan teweegbrengen. Anderzijds zijn er duidelijk categorieën stoffen waarbij de kans op het ontstaan van misvormingen veel groter is dan bij andere stoffen. In de jaren vijftig van de vorige eeuw werd Softenon® (thalidomide) onder andere voorgeschreven tegen ochtendmisselijkheid bij zwangerschap. Bij vrouwen die het middel tussen de 25e en 50e dag van de zwangerschap hadden gebruikt, bleek het middel teratogeen te zijn. Na dit *Softenondrama* is via de registratieprocedure van de overheid meer nadruk komen te liggen op het onderzoek naar teratogene effecten van geneesmiddelen. Dit onderzoek geschiedt vooral bij proefdieren. De moeilijkheid is echter het vertalen van de gegevens die bij proefdieren zijn verkregen naar de humane situatie. Indien men bepaalde tests bij verschillende soorten proefdieren uitvoert, is de uitkomst doorgaans niet gelijk. Met andere woorden: een geneesmiddel dat voor een bepaalde diersoort teratogeen blijkt te zijn, hoeft bij de mens helemaal geen teratogene effecten te veroorzaken. Het omgekeerde kan ook het geval zijn. Aangezien het dierexperiment uiteindelijk geen zekerheid geeft over de veiligheid van een geneesmiddel tijdens de zwangerschap, is men internationaal begonnen met een classificatie van geneesmiddelen die volledig gebaseerd is op de ervaringen bij de mens. De twee belangrijkste classificatiesystemen zijn de Zweedse en Australische classificaties. Ondanks dat beide systemen niet meer worden bijgehouden, worden ze nog wel veel gebruikt in naslagwerken. De classificaties dienen als hulpmiddel te worden gebruikt bij het maken van een keuze voor geneesmiddelen tijdens de zwangerschap. In combinatie met de informatie uit de preparaattekst van het geneesmiddel kunnen arts en apotheker samen een weloverwogen keuze maken.

De hiervoor genoemde classificatiesystemen onderscheiden vier categorieën:

1. geneesmiddelen waarbij voldoende gegevens over gebruik tijdens de zwangerschap zijn verzameld om aan te nemen dat gebruik hiervan veilig is (categorie A);
2. geneesmiddelen waarbij onvoldoende ervaring is met gebruik tijdens de zwangerschap om aan te nemen dat gebruik hiervan veilig is (categorie B);
3. geneesmiddelen die bij de menselijke foetus veranderingen teweegbrengen maar die door maatregelen te corrigeren zijn (bijvoorbeeld veranderingen in hartfrequentie, bloeddruk, bloedsuiker) (categorie C);
4. geneesmiddelen die bij de menselijke foetus tot blijvende beschadigingen hebben geleid. Het gebruik hiervan tijdens de zwangerschap moet ontraden worden (categorie D).

Vaak zijn geneesmiddelen vooral schadelijk tijdens de eerste twaalf weken van de zwangerschap. In deze periode worden via een continue celdeling diverse organen aangelegd. Er hoeft maar één deling, bijvoorbeeld door gebrek aan zuurstof, enzymen, elektrolyten of door straling en dergelijke, niet of onvolledig uitgevoerd te worden en een bepaald orgaan zal zich niet of slechts *gedeeltelijk* ontwikkelen. Zo ontbreken bij de Softenonslachtoffers de lange pijpbeenderen in armen en benen.

De meest voorkomende teratogene effecten tijdens de eerste periode van de zwangerschap (tot en met de 12e week) zijn een gespleten gehemelte en hartmisvormingen. De kritieke periode voor beschadiging van het *zenuwstelsel* ligt tussen de 15e en 25e dag, die voor het *hart* tussen de 20e en 40e dag, voor het *oog* tussen de 24e en 40e dag en die voor de *ledematen* tussen de 24e en 36e dag van de zwangerschap. Ook na die periode is het ontstaan van misvormingen of beschadigingen bij de foetus nog mogelijk.

Zo kan als gevolg van het gebruik van tetracycline door de moeder dit antibioticum zich ophopen in het snelgroeiende botweefsel en tandweefsel van de foetus en een gele verkleuring veroorzaken. Ook kan de foetus schade ondervinden door ischemie (zuurstofgebrek) van de placenta, bijvoorbeeld ten gevolge van vaatvernauwende geneesmiddelen of door bloedingen als gevolg van het gebruik van anticoagulantia.

Ook rond de geboorte kunnen bepaalde geneesmiddelen nadelig zijn voor de foetus. Te denken valt aan het toedienen van diazepam aan de moeder, waarbij de concentratie in het lichaam van de foetus zo hoog kan oplopen dat het pasgeboren kind, wanneer het zelf moet gaan ademhalen, te kampen krijgt met een depressie van het ademcentrum in de hersenen door de hoge diazepamspiegel. Deze blijft bovendien lang bestaan, doordat het afbraakmechanisme via het metabolisme in de lever nog bij de pasgeboren baby nog onvoldoende is ontwikkeld. Hetzelfde geldt voor opiaten.

6.1.1 Geneesmiddelengebruik bij chronische aandoeningen tijdens de zwangerschap

Bij diverse chronische aandoeningen is het absoluut noodzakelijk dat de moeder tijdens de zwangerschap haar geneesmiddelen gebruikt. In deze gevallen zou niet behandelen meer schade aan de vrucht veroorzaken dan het gebruikte geneesmiddel (mogelijk) doet. Een voorbeeld is wanneer de moeder lijdt aan epilepsie. Wanneer er geen medicatie zou worden gebruikt, neemt de kans op epileptische aanvallen toe. Een epileptische aanval is dermate gevaarlijk voor de vrucht (o.a. doordat het tot zuurstoftekort in de hersenen kan leiden) dat het gebruik van anti-epileptica tijdens de zwangerschap wordt toegestaan. Uiteraard wordt geprobeerd om de doseringen zo laag mogelijk te houden. Verder wordt getracht combinatietherapieën met verschillende anti-epileptica te vermijden en de meest teratogene anti-epileptica te vermijden (valproïnezuur).

Een ander voorbeeld is een moeder die astma heeft. Benauwdheid bij de moeder kan tot zuurstofgebrek bij de baby leiden. Inhalatiecorticosteroïden komen maar in kleine hoeveelheden in de bloedbaan en zullen in therapeutische doseringen weinig tot geen invloed op de baby hebben. Echter, bij een verergering van het ziektebeeld zijn orale corticosteroïden veelal aangewezen, zoals prednison. Een langdurige kuur kan gevolgen hebben voor de baby (o.a. een laag geboortegewicht), maar bij ernstig astma is niet behandelen schadelijker voor de baby dan behandelen met orale corticosteroïden. Geneesmiddelen waarvoor contra-indicaties gelden tijdens de zwangerschap zijn weergegeven in tabel 6.1.

6.1.2 Geneesmiddelengebruik bij zwangerschapgerelateerde kwalen

Tijdens de zwangerschap kunnen vrouwen diverse (vaak relatief onschuldige) kwalen krijgen. Voorbeelden zijn misselijkheid, obstipatie, zuurbranden en pijnklachten. In een aantal gevallen is mogelijk deze ongemakken met niet-medicamenteuze maatregelen te verminderen. Wanneer een zwangere vrouw (zelfzorg)medicatie gaat ge-

Tabel 6.1 Geneesmiddelen tijdens de zwangerschap waarvoor contra-indicaties gelden

Geneesmiddelen	Complicaties bij het kind
aminoglycosiden	ototoxisch
anabole steroïden	virilisatie
androgene steroïden	virilisatie
anticoagulantia	bloedingen
anticonvulsiva	teratogeen
antidepressiva	teratogeen
antidiabetica	hypoglykemie
antischildklierpreparaten	congenitaal struma
	hyperthyreoïdie
benzodiazepinen	ademhalingsdepressie
chlooramfenicol	aplastische anemie
corticosteroïden	bijnierinsufficiëntie
cytostatica	teratogeen
isotretinoïne	teratogeen
kaliumjodide	hypothyreoïdie
LSD	teratogeen
morfinomimetica	ademhalingsdepressie
NSAID	teratogeen
nicotine	te laag geboortegewicht
oestrogenen	op latere leeftijd cervixcarcinoom bij dochters
progestagenen	virilisatie
salicylaten	bloedingen
sulfapreparaten	icterus
tetracyclines	gele tanden
vaatvernauwende middelen	abortus, doodgeboren
vitamine A + D	teratogeen

bruiken, is het van belang dat ze hierover goed wordt voorgelicht. Vrij verkrijgbare geneesmiddelen kunnen in een aantal gevallen tijdens de zwangerschap (bij voorkeur kortdurend) worden gebruikt. Voor pijnklachten is paracetamol het enige geneesmiddel dat in aanmerking komt tijdens de zwangerschap. Gebruik van vrij verkrijgbare pijnstillers zoals ibuprofen, naproxen en acetylsalicylzuur (NSAID's) wordt gedurende de hele zangerschap afgeraden (tabel 6.1). De gynaecoloog, de huisarts en de apotheker kunnen de zwangere vrouw helpen een keuze te maken bij zelfzorggeneesmiddelen tijdens de zwangerschap.

6.1.3 Geneesmiddelen bij dreigende vroeggeboorte/opwekken van de bevalling

De baring komt op gang doordat het hormoon oxytocine, dat gevormd wordt in de neurohypofyse, het gladde spierweefsel van de baarmoeder in ritmische contractie tot samentrekking brengt. Er ontstaan dan weeën. Oxytocine is tevens van belang bij het geven van borstvoeding. Oxytocine bevordert de contracties van de melkklieren, maar het bevordert de melksecretie verder niet.

Nu kan het voorkomen dat de baring *te vroeg* op gang komt. Onder te vroeg verstaat men de situatie waarin de foetus nog onvoldoende gerijpte longen heeft om ter wereld te komen. In dat geval kan men geneesmiddelen geven die de gladde spieren van de baarmoeder kunnen relaxeren. Deze geneesmiddelen zijn te vinden in de groep van de bètasympathicomimetica (zie hoofdstuk 28). Deze stoffen ontspannen niet alleen het gladde spierweefsel van de bronchi (toepassing bij benauwdheid), maar ook dat van de uterus. Tegelijkertijd hebben ze echter ook effect op het hart. Sommige bètasympathicomimetica, zoals fenoterol, zijn middelen die sterker werkzaam zijn op de bèta-2-receptoren in longen en uterus dan op de bèta-1-receptoren in het hart (bèta-2-selectiviteit). Al zijn ze echter nog zo selectief, toch blijft er altijd nog enig effect op het hart te bespeuren. Vandaar dat men bij de toepassing van deze middelen bij het remmen van de weeën altijd bedacht moet zijn op het ontstaan van tachycardieën bij moeder en foetus.

In de praktijk wordt fenoterol (Partusisten®) zowel oraal als intraveneus toegepast. Atosiban wordt ook gebruikt om weeën te remmen. De werking berust op het feit dat atosiban een oxytocineantagonist is, die in competitie met oxytocine aan de oxytocinereceptoren in de uterus bindt. Calciumantagonisten (nifedipine) worden eveneens toegepast bij een dreigende vroeggeboorte (het middel is voor deze indicatie niet geregistreerd). Deze groep geneesmiddelen is minstens even effectief bij weeënremming als de sympathicomimetica, maar heeft minder bijwerkingen voor de moeder. Ten slotte wordt ook indometacine gebruikt om een dreigende vroeggeboorte uit te stellen. Overigens is voor het remmen van de weeën (bed)rust voor de moeder en de foetus absoluut noodzakelijk.

Blijft de baring uit of is er onvoldoende weeënactiviteit, dan kan men *oxytocine* (Syntocinon®) geven, waarbij de intraveneuze toediening de voorkeur verdient boven de intramusculaire. Na intramusculaire en nasale toediening is de absorptie ongelijkmatig en onvoorspelbaar. Oxytocine oraal toegediend is onwerkzaam. Het gebruik tijdens de bevalling kan gevaarlijk zijn, omdat bij te sterke en frequente weeën de placenta als het ware kan worden dichtgeknepen, waardoor de foetale circulatie in letterlijke en figuurlijke zin in de knel komt. Wanneer het kind reeds in het baringskanaal is ingedaald, kan een al te sterke wee een scheuring van de uterus en van het cervixkanaal teweegbrengen.

Daarom dient oxytocine slechts onder nauwgezette controle, met inachtneming van de contra-indicaties en op duidelijke indicatie te worden toegediend. Voor het uitdrijven van de nageboorte wordt ook oxytocine gebruikt.

Een andere groep geneesmiddelen die invloed heeft op de spiercontracties van de uterus is die van de secale-alkaloïden (afkomstig van Secale cornutum, een schimmel die in graansoorten kan voorkomen en een zeer giftige werking heeft). Secale-alkaloïden mogen nooit gebruikt worden zolang het kind nog niet geboren is of zolang de placenta nog in de baarmoeder aanwezig is. Ze kunnen echter wel gebruikt worden voor het stelpen van nabloedingen of bij de profylaxe ervan. Bekende middelen zijn ergometrine (Ermetrine®) en methylergometrine (Methergin®).

Aan vrouwen die geen borstvoeding willen geven wordt tegenwoordig nog vaak bromocriptine voorgeschreven, maar dit middel is niet effectiever dan het aloude 'afbinden' van de borsten, terwijl er wel bijwerkingen kunnen optreden. De melksecretie komt op gang via een reflex doordat het kind aan de tepel zuigt, waardoor vanuit de hersenen prolactine vrijkomt, een hormoon dat de melkklieren tot productie en secretie van moedermelk aanzet. Bromocriptine kan in de hersenen de uitscheiding van prolactine remmen, waardoor het bekende fenomeen van pijnlijke stuwing tijdens de eerste dagen na de bevalling kan worden voorkomen.

Een andere groep geneesmiddelen die van natuurlijke oorsprong is en steeds meer wordt gebruikt in de verloskunde, is die van de zogenaamde prostaglandines. Prostaglandines worden overal in het lichaam aangetroffen en hebben een groot aantal farmacologische en fysiologische effecten, onder meer op de gladde musculatuur (zoals van de uterus, bloedvaten, bronchi en het maag-darmkanaal), de trombocytenaggregatie, de hormoonproductie en dergelijke. Dinoprost (Prostin F_2 alpha®) en dinoproston (Cerviprost®, Prepidil®, Prostin E2®) worden gebruikt ter inleiding van de baring bij een normaal verlopen zwangerschap of bij een abortus provocatus (uitdrijven van de vrucht in het tweede trimester van de zwangerschap). Ook vindt er toepassing plaats bij een pathologische zwangerschap, zoals de intra-uteriene vruchtdood. De werking van de prostaglandines is te vergelijken met die van oxytocine. Aangezien ze heel snel in het lichaam worden afgebroken (de halveringstijd is minder dan 30 sec) moeten ze intraveneus via een continu infuus worden toegediend. Het is ook mogelijk om ze lokaal, dus intra-uterien, toe te dienen. Op de werking van prostaglandines bij de trombocytenaggregatie, dus bij de stolling, wordt in hoofdstuk 35 nader ingegaan.

6.2   Geneesmiddelen en borstvoeding

Normaal gesproken bevat moedermelk stoffen die goed zijn voor het kind, echter veel geneesmiddelen en genotmiddelen die door de moeder worden gebruikt, worden ook via de moedermelk uitgescheiden. De concentratie in de moedermelk hangt af van de concentratie van het geneesmiddel in het moederlijk bloed en de oplosbaarheid ervan in vet. Ook worden bepaalde geneesmiddelen actief uitgescheiden via de moedermelk, zodat de concentratie daarvan in de borstvoeding hoger kan zijn dan in het moederlijk bloed. Geneesmiddelen die sterk aan eiwit zijn gebonden (zie hoofdstuk 4), worden niet in de moedermelk uitgescheiden. Stoffen die wel in de moedermelk terechtkomen zijn weergegeven in tabel 6.2.

Bij de zuigeling verlopen resorptie, distributie over de weefsels, metabolisme en uitscheiding van veel geneesmiddelen, met name gedurende de eerste vier levensweken, anders dan bij volwassenen. Dit heeft een aantal oorzaken: een nog niet goed functionerend enzymsysteem in de lever, een verhoudingsgewijs grote hoeveelheid extracellulair vocht, een vijfmaal zo grote omzet van water en een nierfunctie die ook bij vier à zes maanden oude zuigelingen nog ontoereikend is. Het is dus zaak om vooral bij de geneesmiddelen die in tabel 6.2 zijn vermeld voorzichtig te zijn bij moeders die borstvoeding geven.

Tabel 6.2 Voorbeelden van stoffen die via de moedermelk worden uitgescheiden

Hoofdgroep	Stofnaam of groep
alcohol	
analgetica	fenylbutazon
	opiaten
antibiotica	chlooramfenicol
	colistine
	erytromycine
	lincomycine
	chinolonen
	penicillines
	streptomycine
	sulfonamides
	tetracyclines
anticoagulantia	fenprocoumon
antidiabetica	
antihypertensiva	reserpine
	bètablokkers
atropine	
efedrine	
ergotamine	
fluor	
hormonen	corticosteroïden
	oestrogenen en progestagenen
laxantia	antrachinonderivaten
narcosemiddelen	thiopental
	inhalatiegassen
papaverine	
psychofarmaca	chloorpromazine
	amfetaminen
sedativa	alcohol
	barbituraten
	broomzouten
	chloralhydraat
tabak	
thyreostatica	radioactief jodium
	propylthiouracil

7 Fouten bij de geneesmiddelentoe-diening

Leerdoel: Bewustwording dat zonder goede voorzorgen veel fouten kunnen op-treden bij de toediening van geneesmiddelen.
Benodigde tijd: 30 minuten.

De laatste jaren is steeds duidelijker geworden dat optimale (farmaco)therapeutische resultaten niet alleen worden bepaald door de keuze van het meest doeltreffende geneesmiddel in relatie tot de karakteristieken van de individuele patiënt. Juist de omgang met dat geneesmiddel door zorgprofessionals en patiënten is minstens zo belangrijk.
Binnen het ziekenhuis heeft de verpleging een erg belangrijke rol als het gaat om de omgang met geneesmiddelen. De verpleging is onder andere belast met het voor toe-diening gereed maken en toedienen van geneesmiddelen aan patiënten. Dat hierbij fouten gemaakt worden is (helaas) onvermijdelijk, het is alleen de vraag hoe met deze fouten wordt omgegaan en wat er wordt gedaan om ze in de toekomst te voorkomen. De laatste jaren is met name op het gebied van hoe met fouten wordt omgegaan veel ontwikkeling zichtbaar in de ziekenhuizen. Ziekenhuizen werken steeds vaker met spontane meldingssystemen en systemen om gemaakte fouten te gebruiken om kwa-liteitsverbeteringstrajecten te initiëren. Immers, fouten zijn om van te leren.

Om effectief het resultaat van verbeteringsprojecten op het medicatiegebied te kun-nen rapporteren, dienen fouten eenduidig te worden gemeld. In diverse landen zijn inmiddels verschillende classificatiesystemen ontwikkeld voor dit doel. In de volgende paragraaf wordt als voorbeeld een classificatiesysteem uitgewerkt dat is ontwikkeld in Nederland.

7.1 Classificatie van medicatiefouten

Medicatiefouten zijn gebeurtenissen die te voorkomen zijn. Ze kunnen leiden tot sub-optimaal gebruik van het geneesmiddel of zelfs tot schade bij de patiënt. Dit komt zowel voor bij toediening door professionals als bij gebruik door de patiënt zelf. Me-

Tabel 7.1 Subclassificatie van voorschrijffouten

Administratieve en procedurele fouten
algemeen (bijvoorbeeld leesbaarheid)
patiëntgegevens
gegevens afdeling en voorschrijver
geneesmiddelnaam
geneesmiddelvorm, toedieningsroute

Doseerfouten
sterkte
doseerfrequentie
overdosering
geen maximumdosis bij 'zo nodig'
onderdosering
duur therapie
aanwijzingen voor gebruik

Therapeutische fouten
indicatiestelling
contra-indicatie
onterechte monotherapie
(pseudo)dubbelmedicatie

dicatiefouten zijn onder te verdelen in vier hoofdklassen, te weten voorschrijffouten, transcriptie- of overschrijffouten, afleverfouten en toedienfouten. Het optreden van deze fouten is niet beperkt tot de eerste of tweede lijn, maar het gebeurt ook in de fase (transmuraal) ertussen. De vier hoofdklassen worden hieronder beschreven.

7.1.1 Voorschrijffouten

Voorschrijffouten zijn fouten die optreden in het proces van voorschrijven van een geneesmiddel. In tabel 7.1 is een subclassificatie van typen voorschrijffouten weergegeven.

7.1.2 Transcriptie- of overschrijffouten

Overschrijffouten zijn fouten die optreden bij het overschrijven of vertalen van de medicatieopdracht van de arts. In het ziekenhuis vinden vaak tal van overschrijfstappen plaats, waarbij veel kan misgaan. Overschrijffouten worden op dit moment niet nader geclassificeerd: iets is goed overgeschreven of niet. Toch is een overschrijffout zo gemaakt. Een voorbeeld is het overschrijven van medicatiedoosjes tijdens de verpleegkundige anamnese. Onbewust blijken hier vaak onjuiste doseringen of gebruiken te zijn overgenomen. Het nogmaals doorspreken van de medicatielijst met de patiënt is een manier om overschrijffouten snel te ontdekken.

7.1.3 Afleverfouten

Bij afleverfouten wordt een fout gemaakt in de apotheek. Deze categorie fouten wordt in dit leerboek niet verder uitgewerkt. Op de verpleegafdeling kunnen veel afleverfouten worden ontdekt door bij toediening de medicatieopdracht te vergelijken met wat is afgeleverd.

7.1.4 Toedienfouten

De fouten die in het laatste stadium van het geneesmiddelendistributieproces gemaakt worden, zijn de toedienfouten. Hierbij geldt dat het toedienen zowel door de verpleging kan gebeuren als door de patiënt zelf. Hieronder volgt de classificatie van toedienfouten.

a   Omissie (voorgeschreven geneesmiddel niet toegediend)
Een oorzaak kan zijn dat het geneesmiddel niet aanwezig was op de afdeling. De verpleging had de voorschrijver moeten waarschuwen of ze had contact met de apotheek moeten opnemen om het geneesmiddel alsnog op tijd op de gewenste plaats te krijgen. Hier is duidelijk sprake van een organisatorische fout. De apotheek had kunnen zorgen dat het geneesmiddel aanwezig was. Een andere oorzaak kan zijn dat de verpleging is vergeten een geneesmiddel toe te dienen. Indien de verpleging vergeet een medicament toe te dienen, moet dit gezien worden als een typisch organisatorische fout.

b   Niet-voorgeschreven geneesmiddel toegediend
Dit kan diverse oorzaken hebben: (1) de verpleging geeft een geneesmiddel aan de patiënt zonder voorkennis van de voorschrijver en bedrijft onrechtmatig de geneeskunde; (2) een patiënt krijgt (per abuis) een verkeerd geneesmiddel; (3) de voorschrijver heeft een opdracht aan de verpleging gegeven, maar deze opdracht is onjuist bij de verpleging overgekomen. Het was niet de bedoeling van de medicus geneesmiddelen te geven, maar de verpleging heeft het tegendeel begrepen. Dit is een typische communicatiestoornis tussen de medicus en de verpleging. (4) De verpleging heeft het geneesmiddel onvoldoende geïdentificeerd (een geneesmiddel is geïdentificeerd door zijn naam, sterkte en toedieningsvorm) en daardoor een verkeerd geneesmiddel gegeven Een voorbeeld hiervan is het geven van een reguliere tablet, terwijl een preparaat met gereguleerde afgifte bedoeld was (Oxynorm® en Oxycontin®).

c   Verkeerd klaargemaakt
Veel geneesmiddelen moeten voor gebruik nog voor toediening gereedgemaakt worden. Voorbeelden hiervan zijn het oplossen van een injectiepoeder en toevoegen aan een infuusvloeistof. Hierbij kan een verkeerd oplosmiddel of een verkeerde infuusvloeistof worden gebruikt of een verkeerde concentratie worden gemaakt. Vooral bij het uitrekenen van de concentraties worden veel fouten gemaakt. In 2007 is een onderzoek verschenen dat laat zien dat het slecht gesteld is met de rekencapaciteit van Nederlandse verpleegkundigen.

d   Verkeerde toedieningsvorm

Hier hebben we te maken met een fout van de verpleging zelf; de verpleegkundige heeft onvoldoende aandacht besteed aan de identificatie van het geneesmiddel (met name aan de vorm van het geneesmiddel).

e   Verkeerde toedieningsroute

In geval van een verkeerde toedieningsroute hebben we weer te maken met een fout van de verpleging zelf; zij heeft onvoldoende aandacht besteed aan de identificatie van het geneesmiddel (met name aan de toedieningsroute van het geneesmiddel). Het is altijd belangrijk de toedieningsroute te controleren. Een voorbeeld is een vloeistof voor intraveneuze toediening per abuis epiduraal toedienen.

f   Verkeerde dosis

Een verkeerde dosis kan grote gevolgen hebben. Te weinig toedienen leidt tot niet-optimale behandeling terwijl een te hoge dosis de patiënt blootstelt aan grote risico's op bijvoorbeeld bijwerkingen.

g   Verkeerd tijdstip

Als verkeerd tijdstip wordt aangemerkt: een afwijking van meer dan 60 minuten van het tijdstip waarop het geneesmiddel in feite had moeten worden toegediend. Deze tijdgrens is belangrijk om verschillende ziekenhuizen uniform te kunnen vergelijken. Hoe kleiner het tijdsinterval, hoe meer fouten worden geregistreerd.

7.2   Maatregelen

7.2.1   Maatregelen bij communicatiestoornissen

De medicus zal zijn opdracht tot het geven van medicatie aan een patiënt altijd schriftelijk of elektronisch moeten geven, vooral als het een repeterende opdracht is. Bij het doorgeven van deze opdracht zal hij zich voldoende tijd moeten gunnen om de verpleging duidelijk te instrueren. De verpleging van haar kant zal een voldoende opleiding in de geneesmiddelenleer moeten hebben om als gesprekspartner voor de voorschrijver te kunnen fungeren.

7.2.2   Maatregelen bij fouten in de organisatie

Veelal wordt de organisatie van de geneesmiddelendistributie aan de afdelingshoofden zelf overgelaten. Het valse gevoel van veiligheid door onbekendheid met het aantal gemaakte fouten, zal menig verpleegkundige doen vasthouden aan het door haar gebruikte systeem. Een sluitende organisatie van de geneesmiddelendistributie in het ziekenhuis is dan ook een absolute noodzaak. De Inspectie voor de Gezondheidszorg ziet hierop steeds intensiever toe. De geneesmiddelendistributie wordt in toenemende mate gezien als een gezamenlijke verantwoordelijkheid van apotheek, verpleging en artsen. De directie van het ziekenhuis moet investeren in maatregelen waarmee het aantal fouten kan worden verminderd.

7.2.3   Maatregelen bij fouten van de verpleging

Fouten van de verpleging zullen voornamelijk vermeden kunnen worden door een goede opleiding van de verpleegkundige, waarbij vooral aan drie facetten aandacht besteed zal moeten worden:

- Zij dient het geneesmiddel op de juiste wijze te kunnen identificeren.
- Zij moet de toe te dienen hoeveelheid op de juiste wijze kunnen berekenen.
- Zij moet het geneesmiddel op de juiste wijze kunnen toedienen.

Deze zaken vereisen dat degene die het geneesmiddel toedient een daarvoor opgeleide kracht is. Bovendien kan het belang van elkaar controleren niet genoeg worden benadrukt. De kans dat twee personen iets over het hoofd zien is een stuk kleiner.

7.3   Verantwoordelijkheid

Bij handelingen die zoveel mogelijkheden tot fouten met zich meebrengen, is het noodzakelijk de verantwoordelijkheden duidelijk vast te leggen. De verpleegkundige die een opdracht krijgt tot het toedienen van de medicatie kan deze verantwoordelijkheid alleen dragen als aan de volgende eisen is voldaan:

- De opdracht tot het toedienen van medicatie wordt schriftelijk gegeven.
- De verpleegkundige heeft op het moment van het toedienen van de medicatie alle gegevens bij de hand om te controleren of zij dit op de juiste wijze uitvoert. Dit betekent dat op het moment van de toediening van de medicatie ter plaatse (aan het bed van de patiënt) aanwezig moeten zijn:
  - de opdracht van de medicus;
  - het geneesmiddel in een geïdentificeerde vorm, dus niet als een los, onherkenbaar tabletje of in een niet-geïdentificeerde injectiespuit. De zogenaamde *unit dose* of, zoals het in Nederland heet, de *eenheidsafleveringsvorm* (EAV), waarbij elke doseringseenheid apart verpakt en met een zelfklevend etiket geïdentificeerd wordt, is hiervoor bijzonder geschikt;
  - de identiteit van de patiënt.

De verpleegkundige die de medicatie heeft toegediend legt op enigerlei wijze vast dat dit inderdaad is gebeurd. Dit kan geschieden in de vorm van een paraaf op een patiëntenkaart, maar veel beter is het de toediening te registreren met behulp van een elektronisch toedieningsregistratiesysteem. Hierdoor kunnen gemakkelijk overzichten worden gemaakt van wat, wanneer is toegediend aan welke patiënt. Deze informatie is erg nuttig om bijvoorbeeld inzicht te krijgen in het aantal fouten dat wordt gemaakt en is voorkomen door het systeem.

Deel B
Geneesmiddelen tegen infecties

8 Antibiotica

Leerdoelen:
- Kennis verwerven omtrent de verschillende antibiotica en hun voordelen.
- Inzicht krijgen in het risico op resistentievorming en de noodzaak van een strikt antibioticabeleid.

Benodigde tijd: 3 uur.

8.1 Algemeen

Infecties kunnen worden veroorzaakt door micro-organismen. Er zijn tal van soorten micro-organismen: protozoa (verantwoordelijk voor onder andere dysenterie, malaria en bepaalde vormen van diarree), schimmels (candidiasis of bepaalde longziekten), bacteriën (longinfecties, urineweginfecties, gonorroe, meningitis, enzovoort) en virussen. Deze laatste kunnen niet met een gewone microscoop, maar slechts met een elektronenmicroscoop worden waargenomen.

Virussen bestaan uit twee componenten, namelijk een eiwit- en een nucleïnezuurcomponent. Door deze eenvoudige structuur zijn ze voor hun leven altijd afhankelijk van een gastheer. Er zijn momenteel nog nauwelijks middelen die een virusinfectie kunnen bestrijden, aangezien in die gevallen meestal ook de gastheer (de mens) gevoelig is voor het geneesmiddel. De middelen die we kennen, noemen we 'antivirale middelen' (zie hoofdstuk 10).

Schimmels en *bacteriën* zijn plantaardige organismen, in tegenstelling tot protozoa, die van dierlijke oorsprong zijn. Middelen die worden gebruikt ter bestrijding van infecties van schimmels noemen we *antimycotica* (zie hoofdstuk 13).

Bacteriën vermenigvuldigen zich via celdeling. We zien tijdens zo'n celdeling een aanloopfase, een groeifase en een stationaire fase. Er zijn verschillende soorten bacteriën, althans wat hun vorm betreft. Zo zijn er de bolvormige bacteriën, die *kokken* genoemd worden. Men spreekt van pneumokokken (pneumonie), gonokokken (gonorroe), meningokokken (meningitis) en enterokokken (in de darmen levend). Deze kokken komen los voor. Soms zitten ze op een bepaalde manier aan elkaar vast, bijvoorbeeld in lange snoeren achter elkaar (streptokokken), of in groepjes als druiventrosjes bij elkaar (stafylokokken).

Verder zijn er staafvormige bacteriën (*bacillen*), waartoe bekende bacteriën behoren zoals *Proteus* en *Escherichia coli* (micro-organismen die normaal in de darmen voorkomen, maar vaak urineweginfecties veroorzaken), *Pseudomonas*, *Salmonella* (tyfus), *Haemophilus* (luchtweginfecties) en *Shigella*, een bacterie die dysenterie kan veroorzaken.

Naast deze indeling naar hun vorm kan men de bacteriën ook indelen met behulp van bepaalde *kleuringen*. De meest bekende (en de oudste) is de zogenaamde *gramkleuring*. (De bacterioloog Gram ontdekte dat sommige bacteriën wel door een bepaalde kleurstof werden gekleurd en andere niet; vandaar de benaming grampositief of gramnegatief. Dit heeft weer een praktische betekenis gekregen, aangezien deze aanduiding wordt gebruikt om het werkingsgebied van de antibiotica aan te duiden. In grote lijnen kunnen we zeggen dat de groep van de kokken meestal grampositief is en de groep van de staafvormige bacteriën gramnegatief.)

Het milieu waarin een bacterie kan groeien is aeroob of anaeroob. Deze termen geven aan of een bacterie zuurstof nodig heeft om te groeien (aeroob) of dat hij kan groeien in een zuurstofloze omgeving (anaeroob).

Middelen die gebruikt worden bij infecties veroorzaakt door bacteriën, worden 'antimicrobiële middelen' genoemd. Daarbij kan een onderscheid worden aangebracht tussen *chemotherapeutica* (middelen van synthetische oorsprong) en *antibiotica* (middelen van natuurlijke oorsprong). Er zijn antibiotica die de groei van een bepaalde cel remmen (*bacteriostatische* middelen), maar er zijn ook antibiotica die zo'n bacterie doden (*bactericide* middelen). In het eerste geval wordt dus nog steeds een beroep gedaan op het natuurlijke afweermechanisme van ons eigen lichaam, om de in hun groei geremde bacteriën het lichaam uit te werken.

Het zal duidelijk zijn dat een bactericide middel een veel beter afdoend middel is dan een bacteriostatisch middel, vooral bij mensen die ernstig verzwakt zijn en dus een slecht eigen afweermechanisme hebben (bijvoorbeeld patiënten die na een transplantatie behandeld worden met middelen die het immuunsysteem onderdrukken).

Sommige antibiotica zijn werkzaam tegen een gering aantal bacteriën. In dat geval spreekt men van een *smalspectrumantibioticum*. Zo'n antibioticum werkt bijvoorbeeld alleen tegen de grampositieve of alleen tegen de gramnegatieve bacteriën, maar niet tegen grampositieve en gramnegatieve bacteriën tegelijk. Is dit wel het geval, dan spreekt men van een *breedspectrumantibioticum*, dus hoe meer bacteriën door één antibioticum worden geremd of gedood, des te breder het spectrum van zo'n antibioticum is. Dit antibioticum kan dus veel meer bacteriën in hun groei remmen of doden dan een smalspectrumantibioticum. Via een *antibiogram* kan men nagaan voor welke antibiotica een bepaalde bacterie gevoelig of ongevoelig is.

8.1.1 Resistentie

Wanneer een bacterie ongevoelig is voor een bepaald antibioticum, noemt men dat *resistentie*. Men onderscheidt drie soorten resistentie:
1. natuurlijke resistentie;
2. chromosomale resistentie: de selectie van resistente mutanten;
3. extrachromosomale resistentie: de selectie van bacteriën die dragers zijn van plasmiden.

De *natuurlijke resistentie* is duidelijk te zien uit het bacteriële werkingsspectrum van het antibioticum. Bepaalde bacteriën zijn van nature ongevoelig voor een antibioticum (zo werkt penicilline G niet bij gramnegatieve bacteriën).

Chromosomale resistentie komt vaak tot stand door een mutatie: een verandering in de structuur van de chromosomen. In feite komt het erop neer dat binnen een zeer grote groep van bacteriën (miljoenen!) er altijd wel één bacterie is die 'sterker' is dan zijn soortgenoten (men noemt dat een mutant). Zo'n bacterie kan zich, zeker als de concentratie van het antibioticum ter plaatse te laag is, onttrekken aan het 'killingproces' en zich vervolgens weer vermenigvuldigen. Hierdoor breidt de infectie zich weer uit, maar wel met een soort bacteriën die beter bestand is tegen de 'aanval' van het antibioticum! Men is dan genoodzaakt de dosering daarvan verder te verhogen (de concentratie ter plaatse zo hoog op te voeren dat ook deze meer resistente bacteriën worden gedood) of het oorspronkelijke antibioticum te combineren met een tweede.

Extrachromosomale resistentie via plasmiden komt veel vaker voor en levert steeds grotere problemen op. Plasmiden zijn DNA-deeltjes uit een bacteriecel, die erfelijke eigenschappen dragen die niet op de chromosomen voorkomen. Deze plasmiden kunnen via een brug van de ene bacterie op de andere, of via een bacteriofaag (bacterievirus) worden overgedragen. Het is een ingewikkelde zaak: niet alleen de resistentie ten opzichte van het antibioticum waarmee de bacterie in aanraking is gekomen, kan worden overgedragen, maar zo'n plasmide kan ook een resistentie overdragen tegen een groot aantal groepen antibiotica en chemotherapeutica waar de bacteriën mee in contact zijn gekomen. De feitelijke werking ontstaat doordat door de eerdergenoemde plasmide bepaalde enzymen kunnen worden geproduceerd die een antibioticum kunnen afbreken. Een van de meest bekende groepen enzymen is die van de bètalactamasen: dit zijn enzymen die de zogenaamde bètalactamring, die als basis dient in penicillines en cefalosporines, kunnen splitsen waardoor het desbetreffende molecuul als antibioticum inactief wordt.

Ook kan een bacterie de opname van het antibioticum in de bacteriecel verminderen door de doorlaatbaarheid van de wand aan te passen. Ten slotte kan een bacterie de eiwitten die het aangrijpingspunt zijn voor het antibioticum wat veranderen.

Kortom, bacteriën zijn uitermate vindingrijk als ze met antibiotica of chemotherapeutica in aanraking komen. En dat betekent in feite dat er steeds kans bestaat dat er resistentie optreedt.

Wanneer een bacteriesoort resistent geworden is ten opzichte van een bepaald antibioticum, bijvoorbeeld tetracycline, ziet men dat die bacteriesoort resistent is voor alle tetracyclinesoorten. Men noemt dit *kruisresistentie*.

Indien een bacterie gevoelig is voor zowel een smalspectrum- als een breedspectrumantibioticum, is het smalspectrumantibioticum de beste keuze. Wanneer gekozen wordt voor een breedspectrumantibioticum loopt men namelijk het gevaar dat andere, van nature in de darmen voorkomende bacteriën eveneens worden gedood, wat tot een verstoring van de darmflora zal leiden, waardoor een tekort aan vitamines zou kunnen ontstaan. Ook zou hierdoor diarree kunnen optreden.

Het resistentieprobleem is een ernstige zaak in de ziekenhuizen aangezien de bacteriestammen die in een ziekenhuis altijd aanwezig zijn steeds resistenter worden, waardoor het arsenaal van bruikbare antibiotica dat effectief is steeds kleiner wordt. Het ontstaan van resistentie kan worden voorkomen door antibiotica adequaat te gebruiken, dat wil zeggen: alleen indien strikt noodzakelijk (dus ook niet te snel antibiotica gebruiken in de thuissituatie!) en dan in voldoende hoge doseringen en gedurende een voldoende lange tijd. Soms kan een combinatie van een aantal antibiotica resistentie tegengaan, bijvoorbeeld bij de tuberculosetherapie. Het is dan ook erg belangrijk dat in een ziekenhuis een streng antibioticabeleid wordt gevoerd, met andere woorden: antibiotica moeten op strikte indicatie worden toegepast.

8.1.2 Bijwerkingen

De belangrijkste bijwerkingen die het gevolg zijn van het gebruik van hetzelfde antibioticum, zijn overgevoeligheidsreacties en superinfecties. Natuurlijk heeft ieder soort antibioticum ook nog eigen, meer specifiek bij het middel behorende bijwerkingen, bijvoorbeeld de oto- en nefrotoxiciteit (giftig voor respectievelijk het gehoororgaan en de niercellen) bij aminoglycosiden (zie paragraaf 8.2.3).
Overgevoeligheidsreacties kunnen leiden tot een anafylactische shock, zelfs tot de dood. Vooral de lokale toediening van antibiotica kan de mens sensibiliseren. Men moet daarom zo veel mogelijk bepaalde antibiotica weren uit zalven en dergelijke. Dit is dan ook de reden dat er in zalven geen penicillines meer gebruikt worden.
Superinfecties zijn het gevolg van het feit dat breedspectrumantibiotica de gevoelige bacteriën hebben uitgeroeid, terwijl ongevoelige bacteriën daardoor ongeremd kunnen uitgroeien. Zo kunnen schimmels die ongevoelig zijn voor antibiotica de kans krijgen zich te vermenigvuldigen, wanneer hun concurrenten (bacteriën) door een breedspectrumantibioticum worden gedood. Dat verstoring van het evenwicht van de bacterieflora onder andere in het darmkanaal een belangrijke rol speelt, kan het best worden geïllustreerd met de superinfecties die het gevolg zijn van het gebruik van tetracyclines, met als verschijnsel de zogenaamde stafylokokkendiarree. In het begin van de jaren zestig van de vorige eeuw waren er geen antibiotica beschikbaar om deze superinfectie te bestrijden en meestal verliep deze dan ook fataal. Het herstellen van het natuurlijke bacteriële evenwicht in de darm door de patiënt de (in capsules verpakte) ontlasting van een gezond persoon toe te dienen leidde in enkele gevallen tot redding.
De laatste jaren is men erachter gekomen dat de anaerobe bacteriën, die in de darm in veel hogere concentraties voorkomen dan aerobe bacteriën, een bescherming vormen tegen het infecteren van de mens met de schadelijke aerobe bacteriën via het maagdarmkanaal. Het blijkt namelijk dat wanneer men de anaerobe flora uitroeit, de mens veel vatbaarder is voor een infectie met aerobe bacteriën. Dit principe heeft dan ook geleid tot de selectieve darmdecontaminatie (profylactische darmontsmetting), die wordt toegepast bij hoogrisicopatiënten, zoals patiënten met een gestoord immuunsysteem, transplantatiepatiënten, patiënten met kanker.
Vernietiging van de darmflora kan ook leiden tot deficiëntie (gebrek) van de vitaminen uit de B-groep, omdat voor de aanmaak hiervan bacteriën noodzakelijk zijn. Bij een langdurige kuur met breedspectrumantibiotica bij patiënten die geen doelmatige voeding gebruiken, is toediening van vitamine B-complex dan ook noodzakelijk.

8.2   Antibiotica

Antibiotica (en chemotherapeutica) worden ingedeeld in verschillende groepen, die chemisch aan elkaar verwant zijn. Zo onderscheidt men penicillines, tetracyclines, cefalosporines, aminoglycosiden, sulfonamiden, enzovoort. Binnen zo'n chemisch verwante groep antibiotica kunnen vaak ook onderlinge verschillen optreden, zoals het werkingsbereik ten opzichte van de diverse stammen bacteriën (breed- en smalspectrumantibiotica), het al of niet resorbeerbaar zijn na orale toediening, een verschil in halveringstijd, enzovoort. Hierna zullen de diverse antibioticagroepen onder de loep worden genomen.

8.2.1   Penicillinegroep

Benzylpenicilline ('penicilline') is het oudste antibioticum. Het is een bekend verhaal dat Fleming reeds in 1928 ontdekte dat een bepaalde schimmel een stof kon produceren die bacteriën in hun groei kon remmen of doden. Het heeft echter tot de Tweede Wereldoorlog geduurd voordat de penicilline zoals we die nu kennen beschikbaar was om infectieziekten bij de mens te bestrijden. Terwijl penicilline in de oorlogstijd nog erg schaars was, veranderde dit na de oorlog; er werd niet alleen op veel grotere schaal penicilline geproduceerd, maar er werden geleidelijk aan ook andere soorten penicilline gesynthetiseerd.

De penicillines kunnen worden ingedeeld in een aantal groepen (tabel 8.1):

- smalspectrumpenicillines;
- breedspectrumpenicillines;
- penicillines bestand tegen bètalactamase (penicillinase);
- overige.

De penicillines hebben met elkaar gemeen dat het bactericide middelen zijn. Benzylpenicilline (penicilline G) is de sterkst werkende penicilline uit deze groep. Het is echter uitsluitend parenteraal toe te dienen, aangezien het door zoutzuur in de maag ontleed wordt, waardoor er van oraal ingenomen doses te weinig in de bloedbaan terechtkomt; er worden dan te lage bloedspiegels verkregen. De werking van penicil-

Tabel 8.1   Soorten penicilline

Groep	Stofnaam	Merknaam
smalspectrumpenicillines	benzylpenicilline feneticilline fenoxymethylpenicilline	Penidural Broxil
penicillines bestand tegen penicillinase	cloxacilline dicloxacilline flucloxacilline	 Floxapen
breedspectrumpenicillines	amoxicilline piperacilline	

line G is niet erg lang, vandaar dat men het vier- à zesmaal per dag moet toedienen. Het is een smalspectrumantibioticum, dat wil zeggen dat het alleen tegen een aantal grampositieve bacteriën werkzaam is. De uitscheiding geschiedt via de nieren en men kan deze vertragen door het penicillinepreparaat te combineren met probenecide (Benemid®), waardoor ook de werking langer aanhoudt.

Men heeft ook op een andere wijze de werking van penicilline kunnen verlengen, namelijk door het maken van een depotpreparaat. Een voorbeeld hiervan is benzathinebenzylpenicilline, toediening eenmaal per vier weken. Het principe is dat men penicilline koppelt aan een andere stof, zoals benzathine, waardoor een slecht oplosbare verbinding ontstaat die de penicilline langzaam loslaat. Door deze vertraagde afgifte worden gedurende langere tijd gewenste bloedspiegels bereikt.

Penicilline G is, zoals reeds is gezegd, niet maagzuurbestendig en kan niet oraal worden gegeven. De eerstvolgende stap in de ontwikkeling van de penicillines was derhalve het ontwikkelen van een derivaat dat wel oraal gegeven kon worden. Zodoende kwam men tot een preparaat zoals feneticilline. Dit middel kan in de vorm vaneen capsule, tablet of siroop worden ingenomen. De resorptie is afhankelijk van de vullingstoestand van de maag. Vandaar dat wordt aangeraden om penicillinepreparaten die oraal genomen kunnen worden altijd een halfuur vóór of twee uur na de maaltijd in te nemen, dus eigenlijk op een nuchtere maag. Deze oraal in te nemen penicillinesoorten zijn ook weer bactericide en behoren tot de smalspectrumgroep. Door het veelvuldig gebruik van deze orale penicillines ontstond een resistente vorm van stafylokokken, met name de penicillinasevormende stafylokokken.

De volgende stap was dan ook een penicillinesoort te ontwikkelen die bestendig was tegen het enzym penicillinase. *Penicillinase* is een enzym dat geproduceerd kan worden door een bacterie die resistent geworden is en in staat is het penicillinemolecuul te splitsen, waardoor het onwerkzaam wordt. Er zijn meer van dat soort enzymen ontdekt, die men vaak onder een noemer brengt, namelijk de *bètalactamasen*. Dit zijn enzymen die door bacteriën worden geproduceerd, waarbij het vermogen om deze enzymen te produceren aan elkaar kan worden overgedragen en die voornamelijk het basismolecuul van de penicillines en de cefalosporines aantasten. Door naarstig speurwerk was de industrie echter in staat om het basispenicillinemolecuul chemisch gezien zodanig uit te bouwen dat het enzym zijn werking niet of nauwelijks meer kon uitoefenen. Zo ontdekte men de middelen meticilline en flucloxacilline. Het laatste middel kan intraveneus, intramusculair en oraal worden gegeven. Meticilline wordt overigens alleen nog in het laboratorium gebruikt. Ook flucloxacilline is bactericide en behoort tot de smalspectrumantibiotica.

Aangezien bovengenoemde antibiotica alleen werkzaam waren tegen de grampositieve bacteriën was de volgende logische stap de ontwikkeling van een breedspectrumpenicillinepreparaat. Ampicilline is zowel tegen grampositieve als gramnegatieve bacteriën werkzaam, maar niet tegen penicillinasevormende stafylokokken. Het middel kan oraal genomen worden omdat het zuurbestendig is, maar de resorptie is nogal wisselend, hetgeen kan resulteren in diarree. Ampicilline is inmiddels vervangen door amoxicilline. Deze wordt na orale dosering beter geresorbeerd, zodat er hogere bloedspiegels ontstaan en er minder verlies is via de feces, hetgeen ook minder diarree zal teweegbrengen. Ook deze middelen zijn echter niet werkzaam tegen bètalacta-masevormende stafylokokken.

Door het toenemende gebruik van deze breedspectrumpenicillines bleek dat één bacterie vaak als superinfectie optrad, met name *Pseudomonas*. Dit is een bacterie die voornamelijk in het ziekenhuis voorkomt en zeer moeilijk te bestrijden is: bijna geen enkel antibioticum is werkzaam tegen de *Pseudomonas*. Met name piperacilline is werkzaam tegen de *Pseudomonas*-bacterie.

Nadat jarenlang de *Pseudomonas* tot zeer moeilijk te bestrijden infecties aanleiding heeft gegeven in ziekenhuizen, blijkt de laatste jaren dat ook bepaalde grampositieve bacteriën, met name de stafylokok, zeer lastige infecties veroorzaken, omdat deze bacteriën in staat zijn grote hoeveelheden bètalactamase te vormen. Om dit tegen te gaan zijn stoffen ontwikkeld die het penicillinase onwerkzaam maken, bijvoorbeeld clavulaanzuur. Door dit clavulaanzuur te combineren met een antibioticum, bijvoorbeeld amoxicilline (Augmentin®), wordt als het ware het penicillinedeel van de combinatie beschermd en wordt het clavulaanzuur, dat eenzelfde bètalactamkern heeft als het penicilline, door het bètalactamase afgebroken. De werkzame penicilline blijft daardoor buiten schot en kan zijn werking uitoefenen.

Penicillines kunnen een allergische reactie veroorzaken. Aangezien de huid het sensibilisatieorgaan bij uitstek is, zijn de penicillines verbannen uit de lokale applicatievormen, zoals zalven, crèmes en lotions. Er zijn namelijk reeds verschillende doden gevallen na het lokaal gebruik van penicillines. Patiënten die gesensibiliseerd worden door het lokaal gebruik van penicillines lopen het risico dat zij overlijden aan een anafylactische shock wanneer zij ernstig ziek worden en penicilline gespoten moeten krijgen (incidentie: 0,01-0,04%). De overgevoeligheid is een kruisovergevoeligheid: wanneer de patiënt eenmaal overgevoelig is geworden voor het ene penicillinederivaat, is hij ook overgevoelig voor de andere penicillinederivaten, dus hij mag dan geen penicillinepreparaten meer ontvangen. Er moet dan uitgekeken worden naar een ander antibioticum.

Penicillinepreparaten kunnen bij intramusculaire injectie erg pijnlijk zijn. Dit wordt versterkt indien het drooggevroren poeder uit het flesje wordt aangemaakt met een 0,9% zoutoplossing (in plaats van met aqua destillata), omdat men daardoor de oplossing nog meer hypertoon maakt. Het is wel mogelijk de pijn te bestrijden met behulp van een 0,2% lidocaïneoplossing. Het is aan te bevelen de injecties zo kort mogelijk voor het toedienen klaar te maken, want voor de penicillinepreparaten geldt dat ze sneller ontleden naarmate ze langer in opgeloste vorm staan en naarmate de temperatuur waarbij ze klaarstaan hoger is. Er treedt dan ook veel sneller sensibilisatie op. Het is dus af te raden om penicillines die per infuus moeten worden toegediend uren van tevoren klaar te maken (bijvoorbeeld tijdens de nachtdienst om pas de volgende dag aan de patiënt toe te dienen). Men loopt dan het risico dat nog slechts de helft tot driekwart van het middel in werkzame vorm aanwezig is, terwijl de rest bestaat uit ontledingsproducten die de patiënt weer kunnen sensibiliseren.

8.2.2 Cefalosporinegroep

Een groep antibiotica die wat betreft chemische structuur zeer sterk lijkt op penicillines zijn de cefalosporines. Ook de cefalosporines hebben als kern de bètalactamring. Hun werkingsspectrum is breed: ze zijn zowel werkzaam tegen grampositieve als tegen gramnegatieve bacteriën. Sinds 1975 is een vijftigtal nieuwe cefalosporines ontwikkeld, waarvan slechts een beperkt aantal in Nederland.

De gevoeligheid voor de verschillende typen bètalactamase varieert bij alle cefalosporines. In algemene zin kan men stellen dat de oudere cefalosporines (cefalotine, cefazoline) werkzaam zijn tegen grampositieve bacteriesoorten maar tevens gevoelig zijn voor de afbrekende werking van bètalactamase. De modernere (men spreekt wel van eerste, tweede en derde generatie) cefalosporines (cefotaxim, ceftriaxon, ceftazidim) zijn vrijwel ongevoelig voor deze afbraak.

De indeling in eerste, tweede en derde generatie voldoet eigenlijk niet meer, aangezien ook bij cefalosporines de verschillen op details sterk uiteenlopen. Zo onderscheidt men bij de recenter ontwikkelde cefalosporines, die dus tot de 'derde generatie' zouden behoren, antibiotica die wel, maar ook antibiotica die niet werkzaam zijn tegen *Pseudomonas*. Om een en ander niet te ingewikkeld te maken, wordt in tabel 8.2 toch nog de indeling in drie generaties aangehouden.

Cefalosporines kunnen in de bloedbaan aan eiwit worden gebonden. Dit is echter alleen bij cefazoline een kwestie waar men therapeutisch rekening mee dient te houden, aangezien dit middel voor meer dan 80% aan albumine wordt gebonden. Er kan namelijk een verdringing van de bindingsplaatsen optreden indien cefazoline gecombineerd wordt met een ander, sterk aan albumine gebonden geneesmiddel (zie hoofdstuk 4).

De cefalosporines worden vrijwel volledig via de nieren uitgescheiden. Dit betekent dat bij patiënten met een gestoorde nierfunctie de dosering moet worden aangepast, eventueel op geleide van serumspiegels. Een aantal cefalosporines, zoals cefazoline, cefamandol en cefoxitine, wordt in hoge concentraties in de gal aangetroffen. Slechts indien de hersenvliezen ontstoken zijn dringen de cefalosporines ook in de hersenen (in de liquor) door.

De indicaties en keuze van cefalosporines berusten deels op de bovengenoemde eigenschappen maar ook op het antibioticabeleid in een bepaald ziekenhuis. De (mogelijke) indicaties zijn: stafylokokkeninfecties (daarvoor is de 'eerste generatie' cefalosporines, zoals cefalotine en cefazoline geschikt), sepsis, infecties met *Pseudomonas* (alleen ceftazidim en cefsulodine komen hierbij in aanmerking), ernstige luchtweginfecties, meningitis en profylaxe bij gynaecologische en intra-abdominale ingrepen. Vaak wordt de cefalosporine gecombineerd met een aminoglycoside, zoals gentamicine of tobramycine. Produceert de bacterie echter bètalactamase, dan kan geen 'eerste generatie' cefalosporine worden gebruikt. Bij luchtweginfecties, die meestal worden veroorzaakt door gramnegatieve staven, komen vooral de cefalosporines van de 'tweede generatie' in aanmerking. Bij urineweginfecties is er in feite geen indicatie meer voor cefalosporines.

Tabel 8.2 Cefalosporines

	Stofnaam	Merknaam	Oraal	Paren-teraal	Resistent tegen	Werkzaam tegen			
					cefalo-sporinase	Gr+	Gr-	pseudo-monas	anaerobe bacteriën
eerste generatie	cefaclor	Ceclor	+	–	g	+	+	–	–
	cefalexine	Keforal	+	–	g	+	+	–	–
	cefalotine	Keflin	–	+	g	++	+	–	–
	cefazoline	Kefzol	–	+	g	++	+	–	–
tweede generatie	cefamandol	Mandol	–	+	g/s	+	++	–	–
	cefuroxim	Zinacef	–	+	g/s	+	++	–	–
		Zinnat	+	–	g/s	+	++	–	–
derde generatie	cefotaxim	Claforan	–	+	s	+	+++	–	–
	ceftriaxon	Rocephin	–	+	s	±	+++	–	–
	ceftazidim	Fortum	–	+	s	+	+++	+	–

Een veelvoorkomende fout is dat men na een intraveneuze therapie met een 'derde generatie' cefalosporine, die voornamelijk werkzaam is op de gramnegatieve bacteriën, wil overschakelen op een orale vorm en dan voor een 'eerste generatie' cefalosporine kiest, waarvoor deze gramnegatieve bacteriën echter een geringe gevoeligheid hebben.

Er zijn niet zoveel cefalosporines die per os (oraal) kunnen worden ingenomen. Bij de eerste generatie zijn dat: cefaclor en cefalexine. Van cefuroxim bestaat een verbinding die oraal kan worden ingenomen, Zinnat®. Hierbij is de moeilijkheid dat de hoge concentraties die met een intraveneuze therapie zoals met Zinacef® worden bereikt, bij lange na niet kunnen worden verkregen na orale toediening van Zinnat®. Dit betekent dat dit orale middel slechts kan worden gebruikt wanneer er sprake is van een zeer gevoelige bacterie (die dus een lage bloedspiegel dan wel weefselspiegel nodig heeft om gedood te worden).
Voor cefalosporines die oraal ingenomen kunnen worden, geldt dat ze het best kunnen worden ingenomen op de nuchtere maag.
Van de oudere cefalosporines, met name cefaloridine, was bekend dat ze nefrotoxisch zijn. De jongere generatie (cefamandol, cefuroxim, cefoxitine en cefotaxim) is zo weinig nefrotoxisch dat men hierop slechts hoeft te letten indien de nierfunctie bij de patiënt gestoord is of indien deze middelen gecombineerd worden met andere nefrotoxische stoffen, zoals de aminoglycosiden (gentamicine, tobramycine, kanamycine), of met furosemide.
Andere bijwerkingen zijn tromboflebitis (afsluiting van een ader door een thrombus), bloedafwijkingen, diarree en overgevoeligheid (daarbij dient men rekening te houden met kruisovergevoeligheid met penicillines). Soms treedt beïnvloeding van de lever-enzymen op en, bij injecties, pijnlijkheid van de injectieplaats, hetgeen te vermijden

is door de stof in te spuiten met lidocaïne (0,2%) (let wel op dat dit niet intraveneus wordt geïnjecteerd). Bij de orale vorm kunnen klachten van gastro-intestinale aard optreden.

8.2.3 Aminoglycosiden

Een derde belangrijke groep antibiotica wordt gevormd door de aminoglycosiden. Hiertoe behoren een paar 'oude' antibiotica, zoals streptomycine, framycetine, soframycine en neomycine, alsmede een aantal 'nieuwere', zoals amikacine, gentamicine, netilmicine en tobramycine (tabel 8.3).

Het zijn bactericide middelen die een breed spectrum hebben. Hun bactericide werking is optimaal bij een pH > 9 (hetgeen van belang kan zijn bij de behandeling van een urineweginfectie: men mag de urine niet 'aanzuren', bijvoorbeeld met vitamine C; het verdient aanbeveling deze juist alkalisch te maken met behulp van natriumbicarbonaat). Ze zijn voornamelijk werkzaam tegen aerobe gramnegatieve staven. Deze middelen worden lokaal (neomycine, framycetine) of parenteraal toegepast. Ook worden ze in bepaalde (ziekenhuis)situaties per os toegediend, onder andere bij de zogenaamde 'selectieve darmdecontaminatie'. Het zijn in feite typische ziekenhuisantibiotica. Streptomycine en neomycine hebben het grote nadeel dat er een snelle resistentievorming plaatsvindt. Zo is de ontwikkeling van resistentie bij de tuberkelbacil ten opzichte van streptomycine een eenstapsresistentievorming, maar ook de andere antibiotica in deze groep zijn snel aan resistentievorming onderhevig.

Er bestaat een kruisresistentie tussen neomycine, tobramycine en gentamicine en wanneer een bacterie resistent is tegen deze middelen, is hij ook resistent tegen streptomycine. Het omgekeerde geldt niet: indien een bacterie resistent is tegen streptomycine wil dat niet zeggen dat deze bacterie resistent is tegen gentamicine. Tussen deze middelen bestaat ook een kruisovergevoeligheid en dat kan gevaren met zich meebrengen. Aangezien neomycine na resorptie te toxisch is, wordt dit middel voornamelijk lokaal gebruikt. Door deze lokale toediening kan een patiënt gesensibiliseerd worden en overgevoelig worden voor tobramycine of gentamicine. Het zou dus aanbeveling verdienen het gebruik van neomycine in zalven en oog- en oordruppels te beperken, teneinde de overgevoeligheidsreacties terug te dringen.

De parenterale aminoglycosiden zijn klinisch belangrijke antibiotica; gentamicine en tobramycine omdat de *Pseudomonas*-stammen hiervoor gevoelig zijn. *Pseudomonas*, een

Tabel 8.3 Aminoglycosiden

Stofnaam	Merknaam	Toepassing
amikacine		parenteraal
framycetine		lokaal
gentamicine		parenteraal
	Gentamytrex	lokaal
neomycine		oraal/lokaal
streptomycine		parenteraal
tobramycine	Obracin	parenteraal

typische ziekenhuisbacterie, kan slechts met een gering aantal antibiotica bestreden worden, namelijk met de aminoglycosiden, met bepaalde cefalosporines (ceftazidim) en met sommige nieuwe bètalactamantibiotica.

Tot de belangrijkste bijwerkingen kunnen worden gerekend de nefrotoxiciteit en de ototoxiciteit.

Aangezien de parenteraal toegediende aminoglycosiden via de nier worden uitgescheiden, is duidelijk dat deze stoffen in hoge concentraties in de nieren aanwezig zijn. Het blijkt dat een matige concentratie die gedurende langere tijd bestaat veel toxischer is dan een hoge concentratie die gedurende een korte tijd gehandhaafd wordt. Vandaar dat de gebruikelijke driemaal daagse dosering van bijvoorbeeld gentamicine en tobramycine verlaten wordt en vervangen wordt door een dosering die tweemaal daags en liefst zelfs eenmaal daags wordt gegeven. Bij cumulatie (ophoping) ten gevolge van een gestoorde nierfunctie of ten gevolge van langdurig gebruik van deze middelen, is de kans op ototoxische effecten zoals duizeligheid en doofheid groter. Er bestaan lichte verschillen tussen de aminoglycosiden met betrekking tot deze toxiciteit.

Indien men de nierfunctie in de gaten houdt, dat wil zeggen de creatinineklaring of het serumcreatinine, en wanneer de dosering of het interval tussen twee doseringen wordt aangepast, loopt de patiënt betrekkelijk weinig risico's.

Veel veiliger is het om het geneesmiddel te doseren op geleide van de bloedspiegel. Het is gebruikelijk bij de aminoglycosiden om een zogenaamde top/dalspiegel te bepalen (de topspiegel is de hoogste concentratie die een halfuur na toediening wordt gemeten; de dalspiegel is de laagste concentratie die vlak voor een nieuwe dosis wordt gemeten).

Aminoglycosiden geven een aantal interacties, onder andere met geneesmiddelen die ook nefrotoxisch en/of ototoxisch zijn, zoals bepaalde diuretica in hoge dosering, sommige cefalosporines en andere antibiotica, zoals vancomycine. Aangezien aminoglycosiden de placenta kunnen passeren, hebben ze een contra-indicatie bij zwangerschap.

8.2.4 Chlooramfenicolgroep

Tot de chlooramfenicolgroep behoort slechts één antibioticum: chlooramfenicol. Het toepassingsgebied voor chlooramfenicol is zeer beperkt: meningitis door *Haemophilus influenzae* (het middel passeert de bloed-hersenbarrière relatief gemakkelijk), darminfecties ten gevolge van *Salmonella* (bedorven vlees, garnalen) en mogelijk ten gevolge van paratyfus B, hoewel deze aandoening ook zonder antimicrobiële behandeling bedwongen kan worden. Chlooramfenicol is ook bij anaerobe bacteriën werkzaam. Veel bacteriën zijn gevoelig voor chlooramfenicol, maar dit middel heeft ernstige bijwerkingen. Bij hoge doseringen en bij langdurig gebruik kan beenmergbeschadiging optreden, met als gevolg een granulocytopenie (vermindering van het aantal granulocyten in het bloed) of trombopenie (vermindering van het aantal trombocyten in het bloed; nog wel reversibel) of een pancytopenie (vermindering van alle soorten cellen in het bloed; irreversibel). Door deze bijwerkingen zijn veel artsen terecht huiverig voor het gebruik van dit middel. Chlooramfenicol wordt tegenwoordig voornamelijk lokaal toegepast in oog- en huidzalven, maar geadviseerd wordt om dit gebruik zo veel mogelijk te beperken wegens het feit dat altijd resorptie kan optreden, waardoor de hierboven genoemde ernstige bijwerkingen toch kunnen optreden. Aangezien het een van de weinige antibiotica is die in de hersenen doordringen, wordt het ook nog vaak bij meningitis gebruikt.

De metabolieten van chlooramfenicol zijn onwerkzaam en worden via de nieren uitgescheiden.

Agranulocytose (verdwijning van de granulocyten uit het bloed) bij chlooramfenicolgebruik is regelmatig beschreven, zelfs na lokale toepassing, zoals in oogdruppels of oogzalf. Het is duidelijk dat dit middel slechts zelden en kortdurend gebruikt hoort te worden.

8.2.5   Tetracyclinegroep

De andere groep breedspectrumantibiotica met een bacteriostatisch effect is de tetracyclinegroep (tabel 8.4). Deze groep heeft ongeveer hetzelfde spectrum als chlooramfenicol, maar hoewel er bijwerkingen kunnen bestaan zoals nier- en leverbeschadiging en fotosensibiliteit is gebleken dat deze meestal reversibel of niet ernstig zijn. Dit maakt de tetracyclinegroep tot een veiliger groep antibiotica. Ook binnen deze groep bestaan kruisovergevoeligheid en kruisresistentie.

Alle tetracyclines hebben hetzelfde werkingsspectrum. De resorptie is na orale toediening erg onregelmatig, vandaar dat men bij een ernstige ziekte aangewezen is op een parenterale toediening. Het meest gebruikte orale preparaat was het gewone tetracycline, dat men viermaal per dag moest doseren, maar het is praktisch volledig vervangen door doxycycline, dat eenmaal per dag kan worden toegediend. Behalve doxycycline wordt ook nog wel minocycline gebruikt. Indien men deze middelen oraal toedient, is de resorptie wisselvallig. Deze kan gestoord worden door antacida (middelen tegen zuurbranden), zoals magnesium-, aluminium- of calciumhoudende geneesmiddelen, en eveneens door ijzerpreparaten of melk. Het tetracyclinemolecuul is namelijk snel geneigd een complex te vormen met een aantal metalen. Zo ontstaat er een onoplosbaar complex, bijvoorbeeld met calcium, waardoor de resorptie sterk terugloopt en er dus te lage bloedspiegels worden bereikt. In weefsels waarin veel calcium aanwezig is, zoals botten en tanden, cumuleert het aan calcium gebonden tetracycline, wat resulteert in een verkleuring van deze delen. Dit is vooral het geval

Tabel 8.4   Tetracyclines

Stofnaam	Merknaam	Toepassing
demeclocycline	Ledermycin	oraal
doxycycline	Vibramycin	oraal/intraveneus
minocycline		oraal
oxytetracycline	Terrafungine	lokaal
tetracycline		oraal

tijdens de groei van botweefsel en tanden. Daarom moet het geven van tetracyclines aan zwangere vrouwen en kinderen beneden de 8 jaar worden vermeden. Een tijdens de zwangerschap gegeven kuur van tetracyclines kan verkleuring veroorzaken van het blijvende gebit van het kind.

Bij het gebruik van tetracyclines is er kans op een overgevoeligheidsreactie, hetgeen eigenlijk voor alle geneesmiddelen geldt. Wat echter nog sterker naar voren komt, is de fotosensibiliteit, dat wil zeggen de overgevoeligheid voor zonlicht tijdens het gebruik. Iemand die overgevoelig is voor tetracyclines en zich tijdens een tetracycline-kuur in de zon waagt, krijgt onmiddellijk een rode huiduitslag.

Andere bijwerkingen zijn maag-darmstoornissen, zoals misselijkheid en braken, ver-storing van de kolonisatieresistentie van de darm met kans op bacteriële overgroei en diarree, en bij langdurig gebruik kan een tekort aan vitamine B ontstaan.

Tetracyclines hebben een contra-indicatie tijdens de zwangerschap, maar de over-dracht naar de moedermelk is zo gering dat in de lactatieperiode tetracyclines geen contra-indicatie zijn voor borstvoeding.

Indien een capsule met tetracycline per os moet worden ingenomen, dient dit te ge-beuren met een grote hoeveelheid water en in zittende of staande houding, gezien het feit dat de desbetreffende capsule in de slokdarm kan blijven kleven en daar een per-foratie kan veroorzaken. Dit is dan ook de reden dat de meeste doxycyclinepreparaten op dit moment als oplostabletten op de markt worden gebracht.

Tetracyclines worden via de nier uitgescheiden, hetgeen impliceert dat bij een slechte nierfunctie de dosering van de tetracyclines dient te worden aangepast. Tetracyclines worden bij diverse indicaties gebruikt, zoals gonorroe, bronchopneumonie, bronchi-tis, cholera, amoebiasis en zelfs bij jeugdpuistjes (acne) in combinatie met een lokaal preparaat. Soms worden de tetracyclines gecombineerd met vitaminepreparaten, voor-namelijk van de B-groep, aangezien door de slechte resorptie de darmflora gestoord kan worden. Behalve een vitaminetekort is ook het ontstaan van een superinfectie (stafylokokkendiarree) mogelijk.

Tabel 8.5 Macroliden

Stofnaam	Merknaam	Toepassing
azitromycine	Zithromax	oraal
claritromycine	Klacid	oraal
erytromycine	Erythrocine	oraal/intraveneus
	Eryacne	lokaal
	Eryderm	lokaal
	Inderm	lokaal
	Stiemycin	lokaal
	Zineryt	lokaal
roxitromycine	Rulide	oraal

8.2.6 Macroliden

Erytromycine, dat in 1952 ontdekt werd en tot de zogenaamde macroliden (tabel 8.5) behoort, is een voorloper van diverse andere antibiotica. Het middel werkt bacteriostatisch voornamelijk tegen grampositieve bacteriën, maar ook tegen een aantal gramnegatieve bacteriën en het is onder meer actief tegen stafylokokken die resistent zijn voor penicilline, streptomycine, chlooramfenicol en tetracycline. Ook zijn de veroorzakers van luchtweginfecties vaak gevoelig voor erytromycine. De macroliden worden gebruikt als 'second-line' antibiotica tegen grampositieve bacteriën. De macroliden komen in aanmerking voor de behandeling van grampositieve bacteriën als de penicillines niet gebruikt kunnen worden, bijvoorbeeld als er sprake is van een overgevoeligheid voor penicillines. Ze zijn in een alkalisch milieu beter werkzaam dan in een zuur milieu.

Macroliden worden in de lever omgezet in niet-werkzame metabolieten en worden vervolgens grotendeels via de gal uitgescheiden.

De later op de markt gekomen middelen claritromycine en roxitromycine hebben hetzelfde spectrum als erytromycine, maar ook een aantal farmacokinetische voordelen; zo is de resorptie vollediger en is de eliminatiehalfwaardetijd langer. De macroliden zijn weinig toxisch, geven hoogstens een lichte diarree, terwijl ook misselijkheid en braken voorkomen. Indien men de dosering wat vaker over de dag verspreidt, verdwijnen deze verschijnselen. Er treedt een interactie op tussen de macroliden en theofylline, voornamelijk met erytromycine. Deze interactie leidt ertoe dat de uitscheiding van theofylline met circa 50% kan verminderen.

Erytromycine kan ook de plasmaspiegel van carbamazepine verhogen, soms zelfs verdubbelen. Het laatst geïntroduceerde middel uit deze groep van macroliden is azitromycine. Dit middel heeft een zeer lange halfwaardetijd (circa 70 uur!) zodat het slechts gedurende drie dagen hoeft te worden toegediend. Dit heeft voordelen in verband met de therapietrouw van de patiënt. Bij *Chlamydia*-infecties wordt azitromycine in een eenmaal daagse dosering van 1 g voor beide partners voorgeschreven.

Bij de behandeling van *Helicobacter pylori*, de veroorzaker van een maagzweer, worden macroliden veelvuldig toegepast in een combinatietherapie. Dat is inmiddels de belangrijkste indicatie voor claritromycine.

8.2.7 Lincomycinegroep

Verscheidene geneesmiddelen die wat betreft werkingsspectrum sterk overeenkomen met de erytromycinegroep (voornamelijk grampositieve kokken) behoren tot de lincomycinegroep. De werking is in de normale therapeutische concentraties bacteriostatisch, maar bij hoge concentraties kunnen de middelen zelfs bactericide werken.

Er bestaat een kruisresistentie met de macroliden, alsmede een kruisresistentie en -overgevoeligheid tussen de antibiotica in deze groep onderling. Aangezien deze middelen door de lever worden geklaard (dat wil zeggen afgebroken en uitgescheiden), moet de dosering bij lever- en nierfunctiestoornissen worden aangepast.

In deze groep kent men twee geneesmiddelen, namelijk clindamycine (Dalacin®) en lincomycine (Lincocin®). Het verschil tussen de beide middelen is dat na orale inname clindamycine veel beter geresorbeerd wordt dan lincomycine, zodat bij orale toepassing clindamycine de voorkeur verdient boven lincomycine. De resorptie wordt sterk verminderd door gelijktijdig toedienen van voedsel en resorbentia en ook door gebruik van cyclamaat ('zoetje'). Het middel dringt goed in het beenmerg door, zodat bij chronische gevallen van osteomyelitis (ontsteking van beenmerg) succes geboekt wordt indien andere middelen hebben gefaald. In sommige klinieken heeft de chirurgische behandeling van osteomyelitis voor deze therapie moeten wijken. Voorts wordt clindamycine toegepast bij anaerobe infecties.

Een heel vervelende complicatie van deze beide middelen is het optreden van pseudomembraneuze colitis, een afwijking die gepaard gaat met ernstige diarree en die, indien niet tijdig onderkend, zelfs een dodelijk verloop kan hebben. Deze bijwerking is voornamelijk bij oudere patiënten beschreven en is in feite niet een echte bijwerking van het antibioticum: doordat het antibioticum de bacterie (meestal een *Clostridium*) doodt, scheidt deze bacterie een toxine uit die het darmepitheel ernstig kan beschadigen.

8.2.8 Rifamycinegroep

Een andere groep van antibiotica is de rifamycinegroep. Deze antibiotica werken voornamelijk op een bactericide wijze en hebben een zeer breed spectrum, met inbegrip van penicillinasevormende bacteriën, de tuberkelbacil, anaeroben en enkele schimmels. Ze worden in hoge concentratie met de gal uitgescheiden en er bestaan kruisresistentie en kruisovergevoeligheid tussen de antibiotica uit deze groep onderling. Toepassing vindt dan ook plaats bij infecties van de galwegen, zowel door grampositieve als gramnegatieve bacteriën veroorzaakt, in de kno-praktijk, bij osteomyelitis, mastitis en niet te vergeten bij de bestrijding van tuberculose en lepra. Dit zijn dan ook de belangrijkste indicaties. Het is een van de krachtigst werkzame middelen tegen tuberculose, maar het moet altijd gecombineerd worden met andere geneesmiddelen, zoals streptomycine en isoniazide (INH), om de snelle resistentievorming die kan optreden tegen te gaan. Rifampicine (Rifadin®) is hiervoor het keuzemiddel. De bijwerkingen hiervan zijn maag-darmstoornissen, overgevoeligheidsreacties, rode verkleuring van urine, sputum en traanvocht. Rifampicine wordt oraal toegediend. Rifampicine geeft een enzyminductie (aanmaak van nieuwe enzymen in de lever), waardoor andere geneesmiddelen sneller worden afgebroken. Het maakt daardoor bijvoorbeeld de betrouwbaarheid van de sub-50 anticonceptiepil een stuk minder. Rifampicine wordt zowel voor volwassenen als kinderen als profylacticum tegen meningokokkose voorgeschreven.

8.2.9 Sulfonamidegroep

Deze chemotherapeutica, die reeds voor de Tweede Wereldoorlog zijn ontdekt, hebben een bacteriostatische werking en een breed spectrum. Er treedt evenwel snel resistentie op bij het gebruik van sulfonamide (zowel chromosomaal als extrachromosomaal). Alle sulfonamiden hebben hetzelfde bacteriële werkingsspectrum. Daar bestaat dan ook een volledige kruisresistentie.

De enige verschillen die er tussen de sulfonamiden bestaan zijn gebaseerd op farmacokinetische eigenschappen. Men onderscheidt dan ook:
- sulfonamiden die goed geresorbeerd worden en kort werken;
- sulfonamiden die goed geresorbeerd worden en lang werken;
- sulfonamiden die slecht worden geresorbeerd.

Bij ongecompliceerde urineweginfecties en bij luchtweginfecties worden voornamelijk sulfonamiden toegepast die goed geresorbeerd worden. De sulfonamiden die slecht geresorbeerd worden, worden vrijwel niet meer toegepast. Sulfonamiden worden bij voorkeur per os toegediend, terwijl de in water oplosbare natriumzouten ook parenteraal gegeven kunnen worden. In het lichaam worden ze omgezet in acetylverbindingen en zowel de sulfonamiden zelf als de acetylverbindingen zijn slecht oplosbaar in zure urine, zodat de kans bestaat dat ze uitkristalliseren in de nier, waardoor hematurie (bloed in de urine) en anurie (vrijwel geheel ontbreken van urineproductie) ontstaan. Men kan door veel te drinken en door de urine alkalisch te maken dit risico verminderen. In feite is slechts een enkel middel nog in gebruik, namelijk sulfamethoxazol, in de combinatie met trimethoprim.

Zowel trimethoprim als sulfamethoxazol grijpt binnen de bacterie aan op de aanmaak van foliumzuur, dat een voor de bacterie noodzakelijke stof is. Wel grijpen beide stoffen in op een verschillende plaats in de foliumzuursynthese. Door deze middelen te combineren wordt de bacteriostatische werking die iedere stof afzonderlijk heeft, omgezet in een waarschijnlijk bactericide werking. De combinatie heeft dus mogelijk een synergistisch (samenwerkend) effect. De combinatie is zoveel gebruikt dat er zelfs een 'eigen naam' voor is ontstaan: co-trimoxazol (Bactrimel®). Gebruik tijdens de zwangerschap is af te raden, evenals tijdens de eerste zes maanden na de geboorte in verband met de verstoring van de foliumzuurhuishouding.

De bijwerkingen van deze middelen zijn nierbeschadiging door de kristalvorming, alsook overgevoeligheidsreacties, zoals koorts, toxische hepatitis, agranulocytose, methemoglobinemie, hemolytische anemie, dermatitis en fotosensibilisatie. De sulfonamiden mogen niet aan zwangeren gedurende de laatste dagen van de zwangerschap worden toegediend, aangezien deze middelen de placenta passeren en in de foetus terecht kunnen komen. Hier verdringen de sulfonamiden het bilirubine van zijn eiwitbinding, waardoor er kans bestaat op het optreden van kernicterus. Dit geldt voornamelijk voor sulfonamiden die sterk aan eiwit worden gebonden, dat wil zeggen de lang werkende sulfonamiden. Maar die worden in Nederland toch niet meer gebruikt.

Co-trimoxazol wordt op grote schaal gebruikt bij longinfecties, met name ter preventie en behandeling van *Pneumocystis carinii*-infecties bij hiv-patiënten. Ook wordt zowel trimetoprim als co-trimoxazol gebruikt bij urineweginfecties.

8.2.10 Chinolonen

Een andere groep chemotherapeutica (dus synthetische antibiotica) is die van de chinolonen (in de Engelse literatuur omschreven als 'quinolonen'). Het oudste middel binnen deze groep is het in 1962 op de markt gekomen nalidixinezuur dat voornamelijk in gebruik was bij urineweginfecties veroorzaakt door gramnegatieve bacteriën. De snel optredende resistentievorming, alsmede de bijwerkingen hebben een groot gebruik van nalidixinezuur verhinderd. Ook het vergelijkbare pipemidinezuur, eveneens te gebruiken bij urineweginfecties, heeft zich nooit in een grote populariteit kunnen verheugen. De modernere chinolonen, zoals norfloxacine, ciprofloxacine, levofloxacine, ofloxacine en moxifloxacine zijn zogenaamde gefluorideerde chinolonen. Deze hebben in tegenstelling tot de oudere chinolonen een veel breder spectrum en een bactericide werking, waardoor deze middelen ook bij de behandeling van algemene infecties worden toegepast, zowel parenteraal als oraal.

Het (brede) spectrum van de modernere chinolonen verschilt onderling enigszins, terwijl er ook verschillen zijn in farmacokinetiek. Meer dan 70% van de gefluorideerde chinolonen wordt na orale inname geresorbeerd, waarbij moet worden opgemerkt dat antacida die magnesium en/of aluminium bevatten, dit proces aanzienlijk kunnen verstoren.

De uitscheiding van de chinolonen geschiedt via de nieren, zodat bij een verstoorde nierfunctie rekening moet worden gehouden met de keuze van het preparaat en de dosering. Bij een wat ernstiger nierinsufficiëntie en ook tijdens hemodialyse of peritoneale dialyse, moet de dosering worden aangepast.

Naast de toepassing bij ongecompliceerde urineweginfecties worden fluorochinolonen toegepast bij gecompliceerde urineweginfecties, chronische bacteriële prostatitis, ernstige luchtweginfecties veroorzaakt door gramnegatieve micro-organismen, osteomyelitis en wekedeleninfecties (alle veroorzaakt door gramnegatieve micro-organismen). Het zijn zeer effectieve antibiotica. Juist daarom moeten ze gereserveerd worden voor zeer ernstige infecties die niet reageren op andere antibiotica.

Op het gebied van interacties dient rekening te worden gehouden met antacida, sucralfaat en theofylline. Er bestaan grote verschillen met betrekking tot deze interacties: bij ciprofloxacine moet men er meer op bedacht zijn dan bij ofloxacine.

Fluorochinolonen zijn tijdens de zwangerschap en lactatie gecontra-indiceerd.

Ten aanzien van het gebruik van moxifloxacine wordt geadviseerd goed te letten op ernstige bijwerkingen, met name zeer ernstige leverreacties en blaasvormige huidreacties worden gemeld.

8.2.11 Overige antimicrobiële middelen

Naast de bacterie *Pseudomonas aeruginosa* vormt in ziekenhuizen de meticillineresistente *Staphylococcus aureus* (MRSA) steeds vaker een probleem. Deze bacterie produceert bètalactamase, waardoor penicillines en cefalosporines niet (meer) bruikbaar zijn. Een van de weinige middelen die kunnen worden aangewend is vancomycine. Het heeft, zeker bij hoge doses en langdurig gebruik een schadelijke werking op de nie-

Tabel 8.6   Chinolonen

Stofnaam	Merknaam
ciprofloxacine	Ciproxin
levofloxacine	Tavanic
moxifloxacine	Avelox
norfloxacine	Noroxin
ofloxacine	Tarivid
pipemidinezuur	Pipram

ren en kan ook ototoxisch zijn. Serumspiegelbepalingen moeten daarom regelmatig worden uitgevoerd.

Een middel met vrijwel hetzelfde spectrum als vancomycine is teicoplanine; het voordeel van dit antibioticum boven vancomycine is dat het minder nefrotoxisch is en daarom is begeleiding met spiegelbepalingen niet nodig.

Voorts is er nog een aantal antibiotica in Nederland geregistreerd die alleen in de ziekenhuizen worden toegepast en dan nog slechts bij zeer bepaalde (ernstige) infecties. Te noemen zijn: imipenem/cilastine en meropenen. Een ander geneesmiddel dat bij gecompliceerde infecties, onder andere veroorzaakt door stafylokokken, in het ziekenhuis wordt gebruikt, is daptomycine. Ook linezolid dient in dit verband genoemd te worden. Beide middelen hebben de nodige bijwerkingen en deze dienen goed gecontroleerd te worden.

Als er bij de patiënt resistentie of overgevoeligheid voor andere antibacteriële middelen bij stafylokokkeninfecties optreedt, kan fusidinezuur worden gebruikt. Een aparte plaats neemt het metronidazol in. Het is werkzaam bij zowel bacteriële infecties als bij infecties ten gunste van amoeben, zoals darm- en leveramoebiasis, giardiasis, infecties zoals Trichomonasvaginalis. Ook is het werkzaam tegen *Helicobacter pylori*) en daarom is het opgenomen in de tripeltherapie bij het ulcus pepticum. In eerste instantie wordt een zevendaagse kuur, met tweemaal daags een protonpompremmer, amoxicilline en claritromycine voorgeschreven. Bij overgevoeligheid voor penicilline wordt in plaats van amoxicilline metronidazol gegeven.

Tabel 8.7   Overige antimicrobiële middelen

Stofnaam	Merknaam
colistine	Colistin
daptomycine	Cubicin
ertapenem	Invanz
fusidinezuur	Fucidin
imipenem/cilastatine	Tienam
linezolid	Zyvoxid
meropenem	Meronem
metronidazol	Flagyl
teicoplanine	Targocid
vancomycine	Vancocin

9   Geneesmiddelen bij tuberculose

Leerdoel: Enig inzicht krijgen in de behandeling van tuberculose.
Benodigde tijd: 1 uur.

Tuberculose komt het meest frequent voor in de longen en wordt in meer dan 95% van de gevallen veroorzaakt door infectie met *Mycobacterium tuberculosis*. Besmetting vindt vrijwel altijd plaats via de luchtwegen door geïnfecteerde (micro)druppels die verspreid worden, met name tijdens het hoesten, door patiënten met een besmettelijke vorm van longtuberculose (zogenaamde 'open tuberculose').
De medicamenteuze behandeling van een infectie met tuberkelbacillen (*Mycobacterium tuberculosis*) verschilt principieel van die van een infectie met andere bacteriën. Dit houdt verband met:
1.   de eigenschap van de tuberkelbacil om zich te kunnen inkapselen (zogenaamde verkaasde haarden);
2.   de zeer langzame groei van de tuberkelbacil, waardoor de kans op resistentie belangrijk toeneemt; de langzame groei zorgt ervoor dat een resistentiebepaling moeilijker uit te voeren is.

Het gevolg van deze twee eigenschappen is dat een behandeling met tuberculosemiddelen altijd langdurig zal zijn. De therapie zal nooit met één tuberculosemiddel maar altijd met meer middelen worden ingesteld, die bovendien verschillende werkingsmechanismen hebben. In de therapie onderscheiden we twee fasen: allereerst de fase van intensieve behandeling (2 maanden) met dagelijkse toediening van isoniazide, rifampicine en pyrazinamide, gevolgd door de continuatiefase van vier maanden met dagelijks rifampicine en isoniazide (INH). In totaal gaat het dus om zes maanden therapie. In het verleden werd de therapie veel langer (tussen de 9 en 18 maanden) voortgezet. Er is daarnaast een aantal schema's in gebruik, waarbij rekening wordt gehouden met de ernst van de infectie en het te verwachten resistentiepatroon.
In principe zijn de meeste gevallen van tuberculose met behulp van deze tuberculosemiddelen goed te behandelen. De laatste tijd wordt, vooral vanuit de Verenigde Staten, in toenemende mate melding gemaakt van infecties met multiresistente tuberkelbacillen. Ook in Nederland komt dit steeds vaker voor. Het betreft hier veelal

hiv-positieve patiënten, maar ook niet-hiv-positieve personen kunnen met deze bacteriën worden besmet. Daarnaast komen ook steeds vaker ernstige, slecht behandelbare infecties met *Mycobacterium avium intracellulare* voor, met name bij aidspatiënten. Deze vorm veroorzaakt geen tuberculose maar een zogenaamde atypische mycobacteriose. Indien er sprake is van resistente tuberkelbacillen, zal in eerste instantie worden gestart met vier middelen, namelijk de drie hierboven genoemde (INH, rifampicine en pyrazinamide) plus ethambutol. Deze therapie duurt dan twee à drie maanden, totdat zogenaamde 'sputumconversie' is opgetreden; met andere woorden, totdat in het sputum geen tuberkelbacil meer kan worden aangetoond. Het vervolg is daarna weer zes maanden INH en rifampicine.

Patiënten die al eerder een infectie hebben doorgemaakt, zullen behandeld worden met vijf of meer middelen. In afwachting van de gevoeligheidsbepaling wordt behalve INH, rifampicine, pyrazinamide, ethambutol, het antibioticum amikacine voorgeschreven. Soms wordt in een bepaald schema ethambutol vervangen door streptomycine.

Isoniazide

Isoniazide is een sterk werkend bactericide tuberculosemiddel. Het is echter snel aan resistentie onderhevig, zeker als het als monotherapie zou worden ingezet; dit geldt niet als het profylactisch wordt gegeven. De snelheid waarmee isoniazide in het lichaam wordt afgebroken verschilt per individu. In feite zou men voordat men een kuur start, moeten weten of de patiënt dit middel snel of langzaam afbreekt, met het oog op mogelijke toxische verschijnselen, zoals polyneuritis. Gelijktijdige toediening van 10-20 mg pyridoxine kan deze bijwerking aanzienlijk verminderen. Ook de leverfuncties moeten regelmatig gecontroleerd worden.

INH is een van de weinige tuberculosemiddelen die ook in het hersenweefsel doordringen en dus ook bruikbaar zijn bij tuberculeuze meningitis. INH is hét middel van keuze bij eventuele profylaxe tegen tuberculose onder andere vanwege de werkzaamheid. Profylaxe is wenselijk bij alle patiënten die ooit tuberculose hebben gehad en die een ernstige belastende behandeling moeten ondergaan, bijvoorbeeld een chirurgische ingreep of een corticosteroïdenkuur.

Streptomycine

Streptomycine is goed werkzaam tegen de tuberkelbacterie, maar vertoont eveneens snel resistentievorming. Langdurige behandeling met het middel geeft grote kans op een beschadiging van de achtste hersenzenuw; doofheid en evenwichtsstoornissen kunnen hiervan het gevolg zijn. Streptomycine is in Nederland officieel niet meer in de handel.

De keus tussen streptomycine en amikacine wordt gemaakt op basis van gevoeligheid en verkrijgbaarheid. Therapeutische verschillen zijn er niet en ook op het gebied van bijwerkingen zijn de verschillen gering.

Rifampicine

Rifampicine is een van de sterkst werkende antibiotica tegen tuberculose, maar ook hierbij ontstaat snel resistentie. Het is het middel dat het best verdragen wordt, maar bij hoge doseringen kunnen leverstoornissen optreden.

Belangrijk is dat rifampicine de betrouwbaarheid van de orale anticonceptiva in belangrijke mate verlaagt. Ook kan er een verminderde werking van orale anticoagulantia optreden. Tijdens behandeling met rifampicine ontstaat een verkleuring van urine en traanvocht (pas op met contactlenzen!). Rifampicine vormt met INH de basis van alle therapieën. Indien rifampicine wordt gegeven voor een andere infectie, terwijl de patiënt tevens lijdt aan een (niet-bekende) actieve tuberculose, zal binnen enkele weken resistentie ontstaan van de mycobacterie tegen rifampicine! Daarom dient rifampicine in principe gereserveerd te worden voor de behandeling van tuberculose.

Ethambutol

Ethambutol werkt tuberculostatisch, maar heeft een breed spectrum. Het wordt redelijk goed verdragen. Wel moet de patiënt op geregelde tijden door de oogarts gecontroleerd worden, aangezien bij ongeveer 15% van de patiënten die het middel gebruiken klachten voorkomen over wazig zien en over het verkeerd waarnemen van kleuren. Deze bijwerkingen zijn reversibel, mits de behandeling tijdig wordt gestaakt. Bij niettijdig staken kan blindheid het gevolg zijn.

Pyrazinamide

Pyrazinamide is uitsluitend werkzaam bij humane tuberkelbacteriën. Het doodt ook intracellulaire bacteriën. Het wordt meestal gebruikt in combinatie met rifampicine en isoniazide.

Deskundigen verwachten dat op middellange termijn bovengenoemde tuberculosemiddelen niet meer werken ten gevolge van toename van de resistentieproblematiek en dat alleen het ontwikkelen van een vaccin nog een oplossing kan zijn, ook voor degenen die reeds geïnfecteerd zijn met *Mycobacterium tuberculosis*. Gebleken is dat al in meer dan 10% van de gevallen in de Verenigde Staten sprake is van geneesmiddelenresistentie voor de bestaande tuberculosemiddelen. Dit te ontwikkelen vaccin dient dan, zeker in de risicogebieden (zoals in Afrika, waar een hoog percentage vrouwen seropositief is) bij de geboorte van het kind toegediend te worden. Het bestaande *Bacille Calmette Guérin* (BCG)-vaccin werkt niet bij personen die in het verleden al een infectie met tuberculose hebben doorgemaakt (zogenaamde reactivatie van latent aanwezige tuberculose).

Omdat de infectie met *Mycobacterium avium* moeilijk te behandelen is, streeft men ernaar om door middel van goede profylaxe de infectie te voorkomen. Daarnaast is men continu op zoek naar goede regimes om ook infecties goed te kunnen behandelen.

Resistentieontwikkeling, intolerantie of infecties die veroorzaakt worden door atypische mycobacteriën laten een toename in gebruik zien van de zogenaamde tweedekeusmiddelen, zoals ofloxacine, rifabutine, clofazimine, claritromycine of azitromycine.

Tabel 9.1 Geneesmiddelen bij tuberculose

Stofnaam	Merknaam
amikacine	Amukin
azitromycine	Zithromax
claritromycine	Klacid
clofazimine	Lampren
cycloserine	
ethambutol	Myambutol
isoniazide	
ofloxacine	Tarivid
protionamide	
pyrazinamide	
rifabutine	Mycobutin
rifampicine	Rifadin
streptomycine	
thioacetazon	

Zeker bij aidspatiënten wordt een besmetting met tuberculose steeds vaker gezien en deze is steeds moeilijker te behandelen. Vaak gaat het hierbij om de infectie van *M. avium complex*, die met een tripeltherapie van rifabutine, claritromycine en ethambutol behandeld wordt. Wordt niet behandeld, dan wordt de overlevingstijd flink ingekort. Behandeling van de tuberculose van aidspatiënten is wel aan verandering onderhevig. De beschreven tripeltherapie is nu het beste; ook studies met quadripeltherapie van rifampicine, ethambutol, clofazimine en ciprofloxacine zijn beschreven, maar die gaven minder goede resultaten te zien.

Wordt gekeken naar het voorkómen (profylaxe) van een infectie met *Mycobacterium avium complex* bij aidspatiënten, dan blijkt monotherapie van eenmaal daags claritromycine zeer effectief, of een combinatie van eenmaal daags rifabutin met eenmaal per week azitromycine; de mortaliteit neemt dan significant af.

10   Antivirale middelen

Leerdoel: Onderscheid leren maken tussen de behandelingsmogelijkheden van bacteriële en virale infecties.
Benodigde tijd: 20 minuten.

De mens wordt steeds vaker geconfronteerd met virusinfecties, soms gaat het om een onschuldige verkoudheid, soms ook leiden deze infecties tot de dood. Bij een infectie kunnen virussen zich veel gemakkelijker vermenigvuldigen dan bacteriën, omdat zij gebruikmaken van het leefmilieu van een gastheercel. Bij de bestrijding van gisten, schimmels en bacteriën kan het aangrijpingspunt in deze micro-organismen zelf worden gevonden, zonder dat de cellen van de gastheer behoeven te worden aangetast. Dat is met antivirale middelen niet het geval (tabel 10.1).

Er wordt een onderscheid gemaakt tussen de DNA- en de RNA-virussen. DNA-virussen dringen door in de humane celkern, waar de meeste zich ook vermenigvuldigen; RNA-virussen vermenigvuldigen zich in het algemeen in het cytoplasma. Voorbeelden van DNA-virussen zijn: pokkenvirus, herpesvirussen, adenovirussen, hepatitis-B-virus en papillomavirussen; voorbeelden van RNA-virussen zijn: rubellavirus (rodehond), rhabdovirus (rabiës, hondsdolheid), picornavirussen (veroorzaken poliomyelitis, meningitis), paramyxovirussen (veroorzaken onder andere mazelen).

In tegenstelling tot bij de bacteriële en schimmelinfecties bestaan er voor het bestrijden van virussen nauwelijks adequate middelen, hoewel de afgelopen jaren, door onderzoek naar middelen tegen aids, een aanzienlijke vooruitgang is geboekt inzake kennis over het bestrijden van virussen. De meest effectieve wijze om het risico van een virusinfectie te vermijden is de preventie. Men is erin geslaagd voor een aantal virussen een vaccin te ontwikkelen, waardoor de betreffende ziekte kan worden voorkomen. Er zijn vaccins tegen de bof, difterie, gele koorts, kinkhoest, hepatitis, influenza, mazelen, pokken, polio, rabiës en rubella.
Maar als een mens toch een virusinfectie oploopt, is er een beperkt aantal middelen beschikbaar om enigszins 'tegengas' te kunnen geven.

Tabel 10.1   Antivirale middelen

Stofnaam	Merknaam	Indicatie
Antiherpesvirusmiddelen		
aciclovir	Zovirax	herpes simplex
cidofovir	Vistide	cytomegalovirus (bij aidspatiënten)
famciclovir	Famvir	herpes simplex, herpes zoster
foscarnet	Foscavir	cytomegalovirus (bij aidspatiënten)
ganciclovir	Cymevene	cytomegalovirus (bij aidspatiënten), posttransplantatie
trifluridine		herpes simplex
valaciclovir	Zelitrex	varicella zoster
valganciclovir	Valcyte	cytomegalovirus (bij aidspatiënten), posttransplantatie
Reversetransscriptaseremmers		
abacavir	Ziagen	aids
adefovir	Hepsera	chronische hepatitis B
didanoside (DDI)	Videx	aids
efavirenz	Stocrin	aids
entecavir	Baraclude	chronische hepatitis B
lamivudine	Epivir	aids
stavudine	Zerit	aids
telbivudine	Sebivo	chronische hepatitis B
zidovudine (AZT)	Retrovir	aids
Proteaseremmers		
fosamprenavir	Telzir	aids
indinavir	Crixivan	aids
lopinavir/ritonavir	Kaletra	aids
nelfinavir	Viracept	aids
ritonavir	Norvir	aids
saquinavir	Invirase	aids
Overige		
amantadine	Symmetrel	influenza A
oseltamivir	Tamiflu	influenza A
ribavirine	Virazole	respiratoir syncytieel virus

De belangrijkste virussen bij de mens zijn: herpes- en influenzavirussen, hepatitis-virussen en natuurlijk het aidsvirus (hiv; humaan immunodeficiëntievirus). Er zijn drie vormen van hepatitisvirussen: hepatitis A, B en C. Door 'prikaccidenten' kan men besmet raken (maar dat geldt ook voor hiv). Daarom wordt risicogroepen (medewerkers van ok of SEH bijvoorbeeld) geadviseerd zich te laten vaccineren tegen hepatitis A of B.

Veelvoorkomende virale infecties worden veroorzaakt door herpesvirussen. De belangrijkste herpesvirussen zijn:

- herpessimplexvirus type 1 (HSV-1), verantwoordelijk voor de koortslip, keratitis en herpesencefalitis;
- herpessimplexvirus type 2 (HSV-2), verantwoordelijk voor herpes genitalis;
- varicellazostervirus (VZV), verantwoordelijk voor waterpokken en gordelroos;
- epstein-barrvirus (EBV), verantwoordelijk voor de ziekte van Pfeiffer;
- cytomegalovirus (CMV), verantwoordelijk voor posttransfusiesyndroom, longontstekingen en congenitale infecties.

Al deze virussen blijven na besmetting latent in het lichaam aanwezig en kunnen zich op ieder moment weer vermenigvuldigen. Uitlokkende factoren zijn uv-licht, stress, menstruatie, immunosuppressie en verminderde afweer.

Aciclovir is een middel dat bij veel herpesvirussen actief is (HSV-1 en HSV-2, VZV en EBV). Het wordt bij patiënten van wie het weerstandsvermogen tegen infecties is aangetast, als profylaxe toegepast. Bij reeds bestaande infecties kan het de duur van het beloop verkorten. Het middel wordt pas actief nadat het in een met het virus geïnfecteerde cel is omgezet in de actieve trifosfaatverbinding. In 1996 zijn er twee varianten van aciclovir op de Nederlandse markt gekomen: *valaciclovir* en *famciclovir*. Beide middelen hebben als voordeel in vergelijking met aciclovir dat ze veel beter worden geresorbeerd na orale inname. Beide stoffen zijn zogenaamde 'prodrugs' en moeten eerst in het lichaam worden omgezet in de actieve verbinding. Valaciclovir wordt na resorptie omgezet in aciclovir, terwijl famciclovir wordt omgezet in penciclovir, een verbinding die even actief en werkzaam is als aciclovir.

Trifluridine komt slechts voor de lokale behandeling van ooginfecties in aanmerking, vanwege de bijwerkingen.

Amantadine wordt gebruikt in de profylaxe en symptomatische behandeling van een infectie met het influenza-A-virus. Daarnaast is het ook bij de ziekte van Parkinson in gebruik.

Ganciclovir en *valganciclovir* zijn antivirale middelen die toegepast worden bij cytomegalovirus-retinitis bij aids- en transplantatiepatiënten.

Foscarnet wordt toegepast bij de behandeling van virusinfecties die niet op aciclovir reageren. Het wordt gebruikt bij patiënten met een CMV-pneumonie na transplantatie en bij aidspatiënten met een CMV-retinitis. Foscavir® passeert de bloed-hersenbarrière. Er zijn drie vrij ernstige bijwerkingen te melden: nierfunctiestoornis, beenmergdepressie en hypocalciëmie. Het middel kan alleen intraveneus worden toegediend.

Ribavirine wordt gebruikt bij infecties van de onderste luchtwegen, veroorzaakt door het respiratoir syncytieel virus (RSV), voornamelijk bij neonaten en zuigelingen. Het middel moet via verneveling worden toegediend. Men moet bedacht zijn op verstopping van de vernevelingsapparatuur.

Zidovudine is een virustaticum, dat wordt toegepast bij het verworven immuundeficiëntiesyndroom (aids) of bij het aids-related complex (ARC). Ook dit middel moet, net als aciclovir, eerst in de lever worden omgezet in het actieve trifosfaatmolecuul. *Zidovudine* kan het proces niet genezen, doch slechts de voortgang vertragen. Het heeft aanzienlijke bijwerkingen: bloedbeeldafwijkingen (leukopenie, anemie), misselijkheid, hoofdpijn, spierpijn, slapeloosheid. Zidovudine mag niet met paracetamol worden gecombineerd, omdat daardoor de bloedbeeldafwijkingen sneller zouden kunnen optreden.

Voor de behandeling van aids is er in de loop van de tijd een aantal nieuwe middelen bijgekomen: de proteaseremmers en de transscriptaseremmers. Deze middelen verstoren de werking van de genoemde enzymen protease en transscriptase. Vooral in combinaties van drie of meer middelen (tripeltherapie) worden hoopvolle resultaten geboekt.

Indinavir, saquinavir en ritonavir zijn proteaseremmers; lamivudine en stavudine zijn transscriptaseremmers.

Interferonen zijn verbindingen die door ons lichaam worden geproduceerd na contact met een virus. Ze vormen als het ware een afweermechanisme voor de gezonde, nog niet door het virus aangetaste cellen, doordat ze een complexe reeks intracellulaire reacties teweeg kunnen brengen. Interferonen worden dan ook toegepast als antiviraal middel omdat ze de immuunafweer kunnen beïnvloeden. Ook zouden ze in combinatie met andere virustatica de dosering van deze laatste kunnen verlagen, waardoor minder bijwerkingen optreden.

Interferonen worden op dit moment al toegepast bij bepaalde vormen van kanker (maligne melanoom, diverse vormen van leukemie) en bij diverse virusaandoeningen.

11   Geneesmiddelen bij griep

Leerdoel: Inzicht krijgen in wat het griepvaccin is en waarom griepvaccinaties jaarlijks herhaald dienen te worden.
Benodigde tijd: 20 minuten.

De veroorzaker van griep is een virus. Ons beste wapen tegen virusinfecties is de *immunisatie*.

Immuniseren gebeurt met behulp van het virus zelf, ofwel doordat de patiënt ziek wordt en daarbij antilichamen gaat vormen, ofwel via actieve immunisatie door inenting met afgezwakte of dode virusdeeltjes.

Vaccins bevatten dus (verzwakt) levend of gedood virus of onderdelen van het virus. Vaccins die verzwakt levend virus bevatten, worden via allerlei overentingen van het virus op kippeneieren of andere dierlijke cellen bereid, waarna de vreemde eiwitten moeten worden verwijderd.

Het 'dode' vaccin wordt bereid door de virussen te doden met behulp van een chemisch middel, bijvoorbeeld formaline, of te inactiveren door bestraling of verhitting. Aan deze 'dode' vaccins kunnen stoffen worden toegevoegd, waardoor de antigene werkzaamheid verhoogd en verlengd wordt. Ze zijn echter ook zeer zuiver te verkrijgen (ongewenste bestanddelen zoals afbraakproducten, vreemde eiwitten, vreemde micro-organismen en kerneiwitten van het virus zijn dan verwijderd).

De werkzaamheid van het vaccin wordt afgelezen aan de zogenaamde *seroconversie*: het verschijnen of het toenemen van de hoeveelheid antistoffen in het bloed (verhoging van de 'titer' die boven 1:50 bescherming biedt). Vaccinatie heeft bij globaal twee derde van het aantal gevaccineerden succes.

Griepvaccins

Een vaccin tegen het influenzavirus bestaat uit een mengsel van verschillende basistypen van het influenzavirus. Er zijn namelijk verschillende soorten, aangeduid met virus A, B en C, die weer zijn onderverdeeld in verschillende varianten per groep, bijvoorbeeld A0 t/m A3. Dit betekent dat deze virussen een aantal antigene kenmerken met elkaar gemeen hebben, maar toch enigszins afwijken van het basistype A, zodat de antilichamen gevormd tegen het basistype niet volledig de nieuwere varianten kunnen 'pakken'. Bij virus B komen wat minder varianten voor, bij virus C is nog geen antigene variatie vastgesteld.

Binnen zo'n variant is ook nog sprake van verschillen tussen de zogenaamde hemagglutinineantigenen (H) en tussen de neuraminidaseantigenen (N), proteïne-uitsteeksels vanuit de centrale viruskern. Men geeft zo'n virus dan een naam, bijvoorbeeld A/Quizkou/54/'89 (H3N2) of B/Beijing/1/'87. In de naam is de plaats opgenomen waar de variant van het virus voor de eerste maal is ontdekt.

Een echte vloedgolf van influenza treedt op wanneer een nieuw basistype van het virus verschijnt. Er zit een bepaalde periodiciteit in het verschijnen van een nieuw basistype. Om de dertig à veertig jaar komt een nieuw basistype van het virus op. Dan wordt bijna iedereen ziek doordat men nog niet in contact is geweest met dit nieuwe type virus (bijvoorbeeld de Spaanse griep en de Aziatische griep). Om de twee à drie jaar komt er een variant op dit basistype (drift). Dit zijn slechts kleine variaties, waarbij men geringe ziekteverschijnselen ziet. Na ongeveer tien jaar heeft iedereen zo'n hoge antistoffentiter dat een wat ingrijpender variatie optreedt (shift).

In de regel worden de vaccins bereid met behulp van virusvarianten die de laatste influenzagolf veroorzaakten, omdat daarbij de kans op een specifieker antilichaam groter is. Zekerheid dat het bereide vaccin een optimale bescherming zal geven is er niet, aangezien de variant op dat moment toch weer iets anders kan zijn. Daarom zou men, wanneer een epidemie zal uitbreken of aan het uitbreken is, juist het virus moeten isoleren dat op dat moment de verwekker is. Maar vaak is de vaccinatie dan zo urgent en de vraag zo groot dat de fabrieken de productie niet kunnen bijbenen.

Men probeert nu op grond van de bovenbeschreven periodiciteit het verschijnen van een volgende variant te voorspellen door de generaties virussen versneld in het laboratorium te kweken, zodat men niet meer afhankelijk is van het tijdstip waarop de epidemie uitbreekt. Zo heeft men bijvoorbeeld in 1973 uit het A/Hongkong/'68-virus de variant Pasteur/30/C-stam geïsoleerd. Het daarvan bereide vaccin wekte antistoffen op tegen alle tot dan toe bekende natuurlijke varianten van het subtype A/Hongkong/'68. Het blijft natuurlijk altijd een gok of men ook inderdaad de juiste voorspelling heeft gedaan; de toekomst zal het uitwijzen.

Een nieuwe ontwikkeling is de productie van het splitvaccin, waarbij niet meer het totale virus, maar onderdelen hiervan worden toegediend. Het geeft minder bijwerkingen, maar er is nog niet bewezen dat het splitvaccin even effectief is als het totale vaccin. Daarnaast doet men nu ook onderzoek naar vaccins waarbij alleen de virale eiwitten hemagglutinine en neuramidase worden gebruikt (subunitvaccin).

Het onderzoek naar vaccins is in een stroomversnelling gekomen door de infectie van mensen met het vogelgriepvirus (influenza A-virus type H5 N1). Overigens zijn er al verschillende varianten van het vogelgriepvirus ontdekt. Vogelgriep of vogelpest is een ziekte die voorkomt bij vogels, voornamelijk hoenderachtigen, die griepachtige verschijnselen veroorzaakt. De ziekte is dodelijk voor kippen en kalkoenen. Met name in Azië zijn de laatste jaren mensen met de vogelgriep besmet, soms met dodelijke afloop.

Tabel 11.1   Geneesmiddelen bij griep

Stofnaam	Merknaam
amantadine	Symmetrel
oseltamivir	Tamiflu
zanamivir	Relenza

Per jaar wordt door de Wereldgezondheidsorganisatie (WHO) voor het noordelijk halfrond vastgesteld welke typen A- en B-virus in een vaccin moeten zitten. De gegevens die relevant zijn voor Nederland worden door de Gezondheidsraad opgegeven. De Gezondheidsraad adviseert de zogenaamde highriskgroep te vaccineren. Hiertoe worden gerekend patiënten met longaandoeningen – zoals bronchitis, emfyseem, tuberculose, asthma bronchiale, verminderde longfunctie – patiënten met cardiovasculaire aandoeningen, patiënten met chronische stoornissen – zoals diabetes mellitus en mucoviscidose – en patiënten met recidiverende stafylokokkeninfecties, waarbij ook hun gezinsleden moeten worden gevaccineerd.

Voorts is vaccinatie gewenst bij zwangeren en bij bejaarden. Patiënten die overgevoelig zijn voor bijvoorbeeld kippeneiwit, kippenveren of kippeneieren mogen niet gevaccineerd worden. De vaccinatie dient plaats te vinden in de herfst, ten minste eenmaal of soms tweemaal.

Watervaccins zijn gewone oplossingen van de virussen in water, terwijl de adjuvantiavaccins de vaccins zijn waaraan aluminiumzouten toegevoegd zijn. Hierdoor wordt een depotwerking verkregen. De maximale titer wordt pas na gemiddeld drie weken bereikt, en daarmee dus ook de bescherming. Is vaccinatie niet tijdig gedaan, dan kan amantadine toegepast worden ter voorkoming van influenza A, niet van influenza B. Ook worden momenteel oseltamivir en zanamivir wel eens voorgeschreven.

De exacte plaats van deze preparaten zowel in de profylaxe als voor de behandeling van diverse typen van influenza staat nog ter discussie. Overigens wordt geattendeerd op de psychische bijwerkingen die deze medicijnen zouden kunnen geven.

12 Geneesmiddelen bij verkoudheid

Leerdoel: Inzicht krijgen in wat verkoudheid is en wat niet zinvol is bij de behandeling ervan.
Benodigde tijd: 1 uur.

Iedereen is wel eens verkouden geweest. Iedereen kent dus de voornaamste symptomen van een verkoudheid: verstopte neus, hoofdpijn, hoesten, al of niet gepaard gaande met koorts.

Een verkoudheid is geen ernstige ziekte, wel een lastige. Men is onvoldoende ziek om in bed te blijven, terwijl men te veel last ondervindt om voor 100% te functioneren. Vandaar ook dat de geneesmiddelen die bij verkoudheid worden toegepast vrijwel in ieder medicijnkastje aanwezig zijn: hoestdranken, koortsverlagende middelen en neusdruppels.

In ongeveer 70% van de gevallen is een *virus* de oorzaak van de verkoudheid (infectie van de bovenste luchtwegen). Aangezien we geen middelen hebben die afdoende tegen virussen werken, zal een dergelijke verkoudheid niet causaal kunnen worden bestreden. Er is nog geen verkoudheidsvaccin.

Antibiotica zijn bijna altijd onwerkzaam tegen virussen, aangezien antibiotica slechts antibacterieel werken. De behandeling is dan ook altijd symptomatisch. Tot de middelen die de koorts omlaag brengen, behoren de verderop in hoofdstuk 17 besproken antipyretische analgetica, zoals acetylsalicylzuur en paracetamol, al of niet gecombineerd met coffeïne.

12.1 Hoestmiddelen

Hoesten ontstaat door prikkeling van de luchtpijp en heeft in de eerste plaats tot doel vreemde stoffen die niet in de longen thuishoren, zoals stofdeeltjes, visgraatjes, voedsel en dergelijke en het slijm dat de bronchi en de trachea verstopt, te verwijderen.

De longen zijn bedekt met trilhaarepitheel. Deze trilharen zijn voortdurend in beweging om het slijm van beneden naar boven te transporteren. Hoestmiddelen mogen deze trilhaarbeweging niet verminderen en de bronchiale secretie van slijm mag niet geremd worden, omdat anders het slijm te taai wordt en moeilijker te vervoeren is.

In het lichaam is een ingenieus mechanisme ingebouwd om het slijm 'op te hoesten': vanuit een centrum in de hersenen, vlak bij het ademhalingscentrum, wordt de hoestreflex geregeld. Stoffen die het ademhalingscentrum remmen, zoals opiaten, zullen ook het hoestcentrum remmen. Hoest is nuttig en moet zo min mogelijk worden onderdrukt. Het zou zelfs met diverse middelen bevorderd moeten worden. Dit kan bereikt worden door het slijm te verdunnen, waardoor het hoesten wordt vergemakkelijkt.

We onderscheiden de *productieve hoest*, waarbij het slijm gemakkelijk getransporteerd kan worden, en de *onproductieve hoest* of *prikkelhoest*, waarbij de hoestreflex telkens opnieuw optreedt zonder dat er werkelijk iets moet worden opgehoest. In het laatste geval kunnen centraal aangrijpende hoestprikkeldempende stoffen worden gebruikt. We kunnen de hoestmiddelen indelen in centraal aangrijpende hoestprikkeldempende stoffen, expectorantia (ter bevordering van het ophoesten van sputum), mucolytica (slijmoplossende middelen) en emollientia (verzachtende middelen).

12.1.1 Centraal aangrijpende hoestprikkeldempende stoffen

Alle opiumpreparaten dempen het ademhalingscentrum en daarbij ook het hoestcentrum. Tot deze groep behoren noscapine en codeïne. Codeïne is een sterk hoestprikkeldempend middel, waarbij ademdepressie en bronchoconstrictie als bijwerkingen pas na zeer hoge doses optreden. De werking wordt versterkt door anesthetica, slaapmiddelen, sedativa, alcohol en andere narcotische analgetica.

Een bijwerking van deze middelen is obstipatie. Jonge kinderen zijn er gevoeliger voor, vandaar dat men voorzichtig moet zijn met het aanwenden van deze middelen bij deze groep (denk maar aan de obstiperende werking van morfine). Codeïne wordt meestal in lage doseringen toegepast (10 à 30 mg) en wordt vaak toegevoegd aan andere middelen. Aan noscapine wordt vanwege het feit dat het minder bijwerkingen heeft dan codeïne de voorkeur gegeven.

Er zijn veel hoestprikkeldempende middelen in de handel. Het combineren van de hoestprikkeldempende middelen en expectorantia en mucolytica is in het algemeen weinig zinvol, omdat deze stoffen juist worden toegepast om het ophoesten te vergemakkelijken door het slijm minder taai te maken.

12.1.2 Expectorantia

Expectorantia zijn middelen die de bronchiën via een reflex prikkelen tot de productie van meer slijm; ze verdunnen taai sputum als het ware. Tot deze groep behoren verschillende oudere geneesmiddelen waarvan niet wetenschappelijk is vastgesteld of ze een werking hebben.

12.1.3 Mucolytica

Mucolytica zijn modernere middelen, waarbij in tegenstelling tot expectorantia wel onderzoek is verricht naar hun werkzaamheid en waarvan de werkzaamheid ook bewezen is. Het klinisch effect is in het algemeen niet indrukwekkend. Mucolytica werken doordat ze het taaie sputum al afbreken in de bronchi en het daardoor minder taai en viskeus maken. Middelen die deze werking hebben, zijn acetylcysteïne, carbocisteïne, broomhexine en mercapto-ethaansulfonzuur. Er zijn twee merkproducten (Fluimucil® en Mistabron®) die via een inhalatietechniek rechtstreeks in de bronchiën kunnen worden gebracht.

12.1.4 Emollientia

Emollientia zijn stoffen die eigenlijk geen farmacologische werking hebben, maar door hun slijmerige samenstelling een verzachting van de geprikkelde slijmvliezen in de bovenste luchtwegen kunnen bewerkstelligen. Tot deze groep behoort een aantal preparaten dat van farmaceutische kruiden wordt getrokken. Zo kent men extracten van *Althaea officinalis* (heemst), *carrageen* (gemaakt van Iers mos of rood zeewier), *tijmpreparaten* en extracten van *IJslands mos*. Deze planten hebben met elkaar gemeen dat ze veel slijm bevatten.

Vaak even effectief als deze 'geneesmiddelen' is een stoombad. Door het inademen van stoom wordt het slijm eveneens verdund en daardoor gemakkelijker ophoestbaar (alleen al douchen kan helpen bij 'vastzittende' longen). Vaak voegt men aan een stoombad vluchtige, prikkelende stoffen toe, zoals anijsolie, thymol, eucalyptol en menthol. Na zo'n stoombad moet men echter goed opletten dat men niet weer een kou vat, omdat men daarna altijd wat vatbaarder is.

Dikwijls worden hoestmiddelen gecombineerd met bronchospasmolytica en antihistaminica, vooral bij benauwdheidsaanvallen en astma. Bronchospasmolytica zijn stoffen die spasmen (krampen) van het gladde spierweefsel van de bronchiën verminderen, terwijl antihistaminica gebruikt worden in situaties waarbij histamine wordt vrijgemaakt, hetgeen weer kan leiden tot bronchospasmen. Anderzijds worden antihistaminica vaak ook toegepast vanwege het sederend effect op de patiënt (zoals in oxomemazinesiroop of promethazinestroop).

Concluderend kan men stellen dat de hoestprikkel een nuttige taak heeft en dat we met diverse hoestmiddelen het ophoesten kunnen bevorderen. Slechts wanneer er een onproductieve hoest is, is het zaak de hoestprikkel te dempen met centraal werkende hoestdempende middelen, zoals codeïne. In andere gevallen zal men juist het ophoesten dienen te bevorderen. Hoestmiddelen hebben met name bij jonge kinderen meer nadeel dan voordeel.

12.2 Neusdruppels

Verkoudheid manifesteert zich het eerst op de plaatsen waar de lucht wordt ingeademd. De neusholte is hierbij een zeer kwetsbare plaats. De neus heeft uit zichzelf al een soort ingebouwd defensiemechanisme, namelijk het opvoeren van de slijmpro-

Tabel 12.1 Geneesmiddelen bij verkoudheid

	Stofnaam	Merknaam
pijnstillers	acetylsalicylzuur	Aspro, Aspirine, APC, Aspro-Bruis
	carbasalaatcalcium	Ascal
	ibuprofen	Advil, Brufen, Nurofen
	paracetamol	Hedex, Finimal, Panadol
hoestprikkeldempende middelen	codeïne	
	oxomemazine	Toplexil
	promethazine	
	noscapine	Noscapect
mucolytica	acetylcysteïne	Fluimucil
	broomhexine	Bisolvon
	carbocisteïne	Dampo, Mucodyne, Rami
	mercapto-ethaansulfonzuur	Mistabron
decongestiva	oxymetazoline	Nasivin
	xylometazoline	Otrivin

ductie, zodat de neus minder toegankelijk is voor binnendringende ziektekiemen. Door een loopneus is de patiënt gedwongen de neus te snuiten en met het slijm worden dan ook de virussen of bacteriën in de zakdoek gedeponeerd.

We spreken bij een verstopte neus eigenlijk van een 'gezwollen neusslijmvlies'; middelen die dit kunnen doen slinken heten *decongestiva*. Dit zijn stoffen die de gezwollen neusslijmvliezen kunnen doen slinken dankzij hun vaatvernauwende werking. Dit effect hebben de alfasympathicomimetica (zie hoofdstuk 28), zoals adrenaline, efedrine en daarvan afgeleide stoffen, zoals oxymetazoline en xylometazoline. Deze neusdruppels hebben slechts gedurende een bepaalde tijd effect, omdat het lichaam hierop na enige tijd niet meer reageert. Het toepassen gedurende langere tijd heeft dus geen zin en heeft zelfs een tegenovergesteld effect. Kinderen zijn extra gevoelig voor deze middelen en men dient dan ook goed op te letten of men de juiste concentratie heeft.

Decongestiva worden ook wel toegepast bij oorontstekingen omdat de gehoorgang in contact staat met de neus-keelholte via de buis van Eustachius. De middelen hebben evenals efedrine een stimulerend effect. Bij overdoseringen uit zich dit in hartkloppingen. Vandaar ook de relatie met de amfetaminen en het gebruik daarvan als doping: wielrenners bij wie in de urine sporen van doping zijn aangetroffen, beweren altijd dat zij neusdruppels hebben gebruikt.

Een andere vorm van een verstopte neus kan voorkomen bij hooikoorts. Daarbij is de oorzaak de aanwezigheid van een antigeen waarvoor de patiënt overgevoelig is. Meestal zijn dit pollen (stuifmeelkorrels). In zulke gevallen moet men de patiënt met antihistaminica behandelen om de allergische reacties te onderdrukken. Voor het werkingsmechanisme hiervan verwijzen we naar hoofdstuk 37.

13 Antimycotica

Leerdoel: Kennisnemen van de problemen rond schimmelinfecties.
Benodigde tijd: 1 uur.

Schimmels en gisten groeien langzamer dan bacteriën en zijn van nature ook complexer. Schimmels zijn micro-organismen die in tegenstelling tot bacteriën meercellig zijn. Ze groeien meestal in snoeren met diverse vertakkingen en planten zich voort via sporen. Ze heten officieel *fungi*, zodat de middelen die tegen schimmels werken *fungicide* of *fungistatische antimycotica* worden genoemd.

Schimmelinfecties kan men verdelen in *cutane mycosen* (op huid en slijmvlies voorkomende schimmelinfecties) en *niet-cutane, gegeneraliseerde mycosen* (in bloedbaan en organen voorkomende schimmelinfecties). De 'eenvoudigste' mycosen of schimmelinfecties zijn de infecties van huid en slijmvliezen. Het betreft schimmelgroei in de huid en haarfollikels en onder de nagels, evenals de groei van met name *Candida albicans* op vochtige huid en slijmvliezen, inclusief de slijmvliezen in het maag-darmkanaal. Hoewel ze zorgen voor ongemak voor de patiënt, zijn ze niet echt gevaarlijk. Toch is de bestrijding ervan niet altijd even eenvoudig.

Slechts enkele schimmels zijn in eerste instantie schadelijk voor de mens, zoals de *Cryptococcus* en *Aspergillus*-soorten. De meeste schimmelinfecties krijgen pas onder bepaalde omstandigheden de kans om pathogeen te worden. Omstandigheden waardoor een schimmelinfectie kan opvlammen, zijn onder andere:

- een behandeling met cytostatica, met breedspectrumantibiotica, met corticosteroïden of met immunosuppressiva;
- een verlaagd gehalte aan immunoglobulinen;
- diabetes mellitus;
- langdurige (intraveneuze) katheterisatie;
- acute en chronische leukemie en andere maligne aandoeningen;
- na bestraling;
- na transplantatie.

Uit het bovenstaande blijkt dat de meeste schimmels zwak pathogeen zijn en slechts in voor het lichaam ongunstige omstandigheden te voorschijn komen.

Tabel 13.1 Antimycotica

Stofnaam	Merknaam	Lokaal	Parenteraal	Per os
Antibiotische antimycotica				
amfotericine B	Fungizone/Ambisome/Abelcet	+	+	+
griseofulvine		+	–	+
nystatine	Nystatine 'Labaz'	+	–	+
Imidazoolverbindingen				
bifonazol	Mycospor	+	–	–
clotrimazol	Canesten	+	–	–
econazol	Pevaryl	+	–	–
ketoconazol	Nizoral	+	–	+
miconazol	(Gyno-)Daktarin	+	–	+
	Dermacure	+	–	–
Triazoolverbindingen				
fluconazol	Diflucan	–	+	+
itraconazol	Trisporal	–	+	+
posaconazol	Noxafil	–	–	+
voriconazol	Vfend	–	+	+
Pyrimidineverbindingen				
flucytosine	Ancotil	+	+	+
Allylaminen				
terbinafine	Lamisil	+	–	+
Overige				
benzoëzuur		+	–	–

Ook hier onderscheiden we de antimycotische antibiotica en de chemotherapeutica. Tot de eerste groep behoren amfotericine B, nystatine en griseofulvine. Vetzuren, chinolinederivaten, imidazolen, triazoolderivaten en flucytosine vormen de tweede groep.

De meeste in tabel 13.1 genoemde preparaten zijn ook lokaal toepasbaar. Voor de behandeling van schimmelinfecties ten gevolge van 'echte' dermatofyten (huidschimmel) zijn diverse producten beschikbaar, die al tientallen jaren hun werkzaamheid hebben bewezen: benzoëzuur en salicylzuur in diverse concentraties en vormen. Ook de imidazoolverbindingen, die werkzaam zijn tegen *Candida*-soorten en bacteriën, zijn werkzaam tegen dermatofyten en zijn dus in feite breedspectrumantimycotica.

Een veelvuldig lokaal voorkomende infectie is die met *Candida albicans*. De oudere middelen hiertegen zijn gentiaanviolet (bezwaar is de donkerpaarse verkleuring van huid en kleding), nystatine, en de hierboven genoemde imidazoolverbindingen.

Omdat een schimmel of gist dikwijls moeilijk bereikbaar is (bijvoorbeeld onder de nagels) is de behandeling vaak lastig. Zo worden lokale therapieën in de vorm van zalven, crèmes, smeersels of vaginaaltabletten vaak gecombineerd met een systemische therapie (terbinafine of itraconazol). Ook de duur van de therapie is aan variatie onderhevig: werd vroeger bij een *Candida*-infectie gedurende tien tot twintig dagen een vaginaaltablet toegediend, tegenwoordig neemt de duur van de kuur steeds verder af tot zelfs een eenmalige gift. Het blijkt namelijk dat met de imidazoolderivaten, zoals clotrimazol, en miconazol het genezingspercentage na een eenmalige hoge dosis hetzelfde is (85-90%) als bij een driedaagse kuur met een lage dosering. In verband met de therapietrouw is dan ook de keuze voor een eenmalige dosering vanzelfsprekend. Men kan deze middelen toedienen als vaginaaltablet of als vaginale crème.

Het recidiefpercentage na deze vorm van lokaal behandelen ligt op 15-20% na één maand gemeten. Indien blijkt dat er chronisch recidieven optreden, dan geniet het de voorkeur om oraal te werk te gaan, bijvoorbeeld met ketoconazol, waarbij de kuur toch minstens vijf dagen zal moeten duren.

Tot de oudere antimycotica, die bij lokale infecties met schimmels en gisten worden gebruikt, behoren ook nystatine en griseofulvine. Griseofulvine wordt gedeeltelijk uit de darm geresorbeerd. Dit resorptieproces wordt door een aantal factoren beïnvloed. Het gelijktijdige gebruik van vetrijk voedsel bijvoorbeeld bevordert de resorptie. Griseofulvine wordt na resorptie getransporteerd naar de keratine van de nagels en haren en de bovenste lagen van de huid. Het kan daar de infectie van fungi voorkomen, maar heeft geen invloed op reeds bestaande infecties. Voor een blijvend succes moeten eerst de geïnfecteerde delen worden verwijderd, bijvoorbeeld met behulp van zalven met salicylzuur, en dient de toediening langdurig te worden toegepast. Griseofulvine heeft een interactie met orale anticoagulantia waardoor de dosis van bijvoorbeeld acenocoumarol verhoogd dient te worden. Bij combinatie met een oraal anticonceptivum kan de betrouwbaarheid van de pil afnemen. Contra-indicaties zijn kinderwens als de vrouw griseofulvine gebruikt, zwangerschap, leverfunctiestoornissen en gebrekkige spermatogenese.

De behandeling van gegeneraliseerde schimmelinfecties is vaak heel moeilijk, om twee redenen.

1. De toestand van de patiënt is meestal van dien aard dat hij of zij heel weinig kan verdragen.
2. De systemisch toe te dienen antimycotica zijn matig tot zeer toxisch.

Behalve amfotericine B en flucytosine hebben enkele imidazool- en triazoolverbindingen hun toepassing gevonden bij de behandeling van gegeneraliseerde schimmelinfecties. Bij gegeneraliseerde schimmelinfecties zal meestal een combinatie van antimycotica worden toegepast. De combinatie van flucytosine en amfotericine B is bij een cryptococcusmeningitis synergistisch gebleken en hetzelfde geldt mogelijk ook voor gegeneraliseerde *Candida*-infecties.

Men moet evenwel in de gaten houden dat door deze combinatie een nierfunctiestoornis kan ontstaan (ten gevolge van amfotericine B), waardoor cumulatie van flucytosine kan optreden. Bij *Aspergillus*-infecties is nog niet bewezen dat een combinatie van amfotericine B met itraconazol synergistisch werkt. Imidazoolderivaten kunnen niet met amfotericine B gecombineerd worden, omdat uit dierexperimenteel onderzoek blijkt dat deze combinatie antagonistisch werkt.

Amfotericine B is een van de belangrijkste antimycotica. Het kan niet alleen lokaal maar ook parenteraal worden toegediend. Het wordt na orale toediening slecht uit de darm geresorbeerd, waardoor het weinig toxisch is, maar dan ook bij algemene infecties geen effect heeft. Geeft men het intraveneus, dan dient men dit wegens de mogelijkheid van ernstige bijwerkingen onder nauwkeurige controle te doen. De bijwerkingen zijn hoge koorts, misselijkheid, braken, hoofdpijn, vermoeidheid en bij langdurig parenteraal gebruik nefrotoxiciteit. Men dient amfotericine B-ampullen altijd bij te spuiten in een steriele 5% glucose- of mannitoloplossing en *niet* in een fysiologische zoutoplossing, aangezien elektrolyten zoals NaCl de stof uit de oplossing doen neerslaan. Een infuus à 500-1000 ml dient over zes uur te worden toegediend. Men dient na een proefdosis de dosering te starten met 0,25 mg/kg en langzaam op te voeren tot 0,5-0,7 mg/kg per dag. Soms is het nodig de kuur zes tot twaalf weken voort te zetten of de dosering verder op te hogen. Inmiddels zijn amfotericine B-oplossingen in de vorm van een zogenaamde liposomenoplossing in de handel. Liposomen zijn als het ware kleine vetbolletjes, waarin het amfotericine B is 'opgesloten' (Abelcet®, Ambisome®, Amfocil®). Het voordeel is dat de opname van de stof door het lichaam beter en vollediger geschiedt en dat de bijwerkingen aanzienlijk minder zijn, zodat men ook hoger kan doseren. Dit kan bij levensbedreigende situaties belangrijk zijn.

Bij schimmelinfecties in de hersenen zal een intrathecale (binnen de hersenvliezen) toediening noodzakelijk zijn. De begindosis mag echter niet hoger zijn dan 0,05 mg/kg, aangezien frequent toxische reacties zijn gemeld bij deze toedieningsroute. In gewrichtsspleten en pleuraholten kunnen hogere concentraties worden gegeven. Voor de lokale toepassing kan men de suspensie gebruiken.

Flucytosine zou minder bijwerkingen hebben dan amfotericine B. Het is zeer werkzaam tegen gisten. Het grote voordeel van dit preparaat is dat het goed wordt geresorbeerd (voor meer dan 90%). Dit impliceert dat men dit middel oraal kan geven in plaats van langdurige therapieën met intraveneus amfotericine B. Toch is van dit middel inmiddels ook een aantal bijwerkingen bekend, zoals maag-darmstoornissen, beenmergdepressie, hallucinaties en allergische huidreacties. Leukocytopenie en trombopenie treden vooral op indien de bloedspiegel 100 mg/l is. Men dient dan ook de nierfunctie goed in de gaten te houden.

De effectiviteit van miconazol en ketoconazol is veel minder dan die van amfotericine B en flucytosine. Toch is er met name bij de behandeling van *Candida*-infecties zeker plaats voor deze middelen, te meer omdat men bijvoorbeeld met ketoconazol een nabehandeling per os kan geven.

Veelbelovend is de toepassing van itraconazol bij *Aspergillus*-infecties. Dit middel kent echter veel interacties met andere geneesmiddelen doordat het leverenzymen remt.

Fluconazol is zowel intraveneus als oraal toe te dienen. Het dringt in tegenstelling tot itraconazol goed in de liquor cerebrospinalis door en is daarom effectief gebleken bij meningitis waarbij *Candida* en *Cryptococcus* een rol spelen. Omdat het zowel intraveneus als oraal kan worden toegediend, kan na een aanvankelijke intraveneuze kuur de behandeling per os worden voortgezet. Voriconazol en posaconazol zijn de nieuwste antimycotica.

Patiënten met een verstoord immuunsysteem hebben een grote kans op het ontstaan van bacteriële en *Candida*-infecties vanuit het maag-darmkanaal. Men past bij deze patiënten een zogenaamde partiële darmdecontaminatie toe, waarbij antibiotica en antimycotica worden toegediend die niet geresorbeerd worden. Meestal wordt hiervoor amfotericine B gebruikt, doch in enkele schema's wordt ook ketoconazol toegepast.

Metronidazol wordt gebruikt bij *Trichomonas*-infecties. De orale toediening blijkt het meest effectief (eenmalige dosering van 2 g). Aangezien *Trichomonas*-infecties tegenwoordig als geslachtsziekten worden beschouwd, is medebehandeling van de partner zeer gewenst. Alcoholgebruik tijdens de kuur moet vermeden worden.

14 Anthelminthica

Leerdoel: Kennis verwerven over de behandeling van:
- oxyuren (maden);
- ascariasis (spoelwormen);
- taeniasis (lintwormen).

Benodigde tijd: 30 minuten.

Patiënten met wormen in de ontlasting komen regelmatig voor. De frequentie hiervan wordt geschat op ongeveer 5 op de 1.000 mensen. De meest voorkomende wormen (en wel meer dan tweemaal zo vaak als de andere wormen samen) zijn oxyuren (maden). Daarnaast komen in Nederland ascariden (spoelwormen) en taenia (lintwormen) voor. Andere soorten worden veelal geïmporteerd, vaak door buitenlandse werknemers. Het is duidelijk dat vooral van deze laatste soort wormen de frequentie van voorkomen de laatste jaren belangrijk toeneemt.

Worminfecties komen bij vrouwen tweemaal zo vaak voor als bij mannen. Maden vindt men vooral bij jonge kinderen (0-14 jaar). Op oudere leeftijd, na 65 jaar, worden worminfecties zelden gesignaleerd.

14.1 Oxyuren

De infectie met maden wordt van mens tot mens verspreid via de eitjes en veelal door krabben van de patiënt in de anus, via beddengoed en pyjama. De eieren komen meestal door de mond in het maag-darmkanaal. Het is duidelijk dat bij de behandeling van oxyuren een strenge hygiëne moet worden toegepast: korte nagels, vaak handen wassen (vooral voor het eten), dagelijks verschonen van onderkleding en beddengoed, waarbij geadviseerd wordt het wasgoed heet te strijken. Gezien de contacten die tussen de gezinsleden kunnen voorkomen is het vaak noodzakelijk deze maatregelen voor het hele gezin te nemen, en zeker voor de allerjongste gezinsleden.

Het keuzemiddel voor de behandeling van oxyuren is mebendazol. Dit anthelminthicum doodt de oxyuren door een directe ingreep in de energievoorziening van de worm. Vermox wordt zowel aan volwassenen als aan kinderen in dezelfde dosering gegeven, namelijk één tablet. De kuur wordt na veertien dagen herhaald.

Tabel 14.1 Anthelminthica

Stofnaam	Merknaam
mebendazol	Vermox
niclosamide	Yomesan

14.2 Ascariasis

Ascarisinfecties vinden plaats via de mondholte. De eitjes bevinden zich veelal in de aarde, zodat spelende kinderen gemakkelijk worden besmet. Terwijl een infectie met oxyuren in feite onschadelijk is, kan een infectie met spoelwormen tot vervelende complicaties aanleiding geven. Behandeling hiervan is altijd geïndiceerd.

Ook deze worm wordt bestreden met mebendazol. Er moet hoger gedoseerd worden dan bij de oxyuren, en wel tweemaal daags één tablet gedurende drie dagen.

14.3 Taeniasis

In onze streken vinden we als lintworm alleen de *Taenia saginata*. Infectie vindt meestal plaats door het eten van rauw rundvlees. Deze worm kan behandeld worden met mebendazol, maar vereist een nog hogere dosering, namelijk driemaal daags twee tabletten gedurende drie dagen. Eenvoudiger is een kuur met niclosamide: eenmaal vier tabletten. Het maakt de worm gevoelig voor de eiwitsplitsende enzymen in het maag-darmkanaal. Als controle op het welslagen van een kuur werd vroeger altijd in de feces gezocht naar de kop (scolex) van de lintworm. Aangezien deze kop door de eiwitsplitsende enzymen oplost of zodanig vermink wordt dat hij niet teruggevonden kan worden, heeft dit na een niclosamidekuur totaal geen zin. Het resultaat van de behandeling kan pas na enkele maanden worden beoordeeld, wanneer blijkt of de worm zich al dan niet opnieuw heeft ontwikkeld.

15 Sera en vaccins

Leerdoel: Onderscheid leren maken tussen sera en vaccins, alsook het risico van deze sera en vaccins leren onderkennen.
Benodigde tijd: 20 minuten.

Bij het binnendringen van een lichaamsvreemde stof (eiwit, bacterie, toxine, enzovoort) zal het lichaam trachten deze te elimineren. Het beschikt daartoe over het *immuunsysteem*, waarbij lymfocyten, leukocyten en antilichamen een rol spelen. Als het lichaam voor de eerste maal in contact komt met een lichaamsvreemde stof die schadelijk is voor het organisme, zal het op dat moment geen adequaat antwoord weten op de invasie hiervan. Dit kan de dood betekenen.

Er zijn twee manieren om aan zo'n invasie weerstand te bieden, namelijk profylactisch zorgen voor een zekere immuniteit (*vaccin*), en antistoffen inspuiten die bij een ander individu zijn gemaakt (*serum*).

15.1 Sera

Sera bevatten antistoffen tegen bepaalde ziekteverwekkers. Eenmaal ingespoten bij de mens vindt een overdracht plaats van deze antistoffen, waardoor een immuniteit wordt verkregen die slechts korte tijd aanhoudt (enkele weken tot maanden). Aangezien het lichaam van de ontvanger hierbij niet aanleert zelf antistoffen aan te maken, noemen we dit een *passieve* immunisatie.

Is de ziekte reeds gediagnosticeerd, dan zal een serum nauwelijks werken, omdat dan het aantal ziekteverwekkers al te groot is om 'geneutraliseerd' te worden. Een serum is dus werkzaam in de profylaxe of wanneer iemand zich in de incubatieperiode van de ziekte bevindt.

Sera kunnen van dierlijke of van humane oorsprong zijn. *Dierlijk serum* heeft als nadeel dat lichaamsvreemde eiwitten die bij de zuivering van het preparaat niet volledig verwijderd kunnen worden, in de mens terechtkomen en daar op hun beurt weer als een sensibiliserend agens kunnen optreden, met als gevolg overgevoeligheidssymptomen (serumziekte, anafylactische shock). *Humaan serum* wordt gewonnen bij mensen die de ziekte hebben doorgemaakt en een hoge concentratie van antilichamen in hun bloed hebben, of donoren die juist gevaccineerd zijn tegen een bepaalde ziekte. Menselijke sera hebben het voordeel dat ze geen aanleiding geven tot het optreden van de serumziekte. Een bekend menselijk preparaat is tetanusimmunoglobuline.

Het is duidelijk dat de inspuiting van 'dierlijke' sera moeilijkheden zal opleveren, vooral indien men niet-gezuiverde preparaten gebruikt. Men dient dan ook bij het optreden van koude rillingen met snelle temperatuurstijging attent te zijn. Serumziekte uit zich in jeuk, temperatuurverhoging, exantheem (huiduitslag) en gewrichtspijn een aantal dagen na de injectie.

De bestrijding van de allergische reacties bestaat uit het toedienen van adrenaline (bij anafylactische shock), antihistaminica (bij serumziekte) in combinatie met corticosteroïden, en antipyretica (bij koortsreacties). Bekende antisera zijn: antidifterieserum, antitetanusserum, serum antibotulinum, sera tegen slangenbeten, miltvuur, rabiës en de humane immunoglobulinen voor profylactisch gebruik bij rubella, mazelen, hepatitis, bof, waterpokken en resusantagonisme (zowel voor de moeder als voor de pasgeborene).

15.2   Vaccins

Het toedienen van vaccins heeft tot doel de gezonde mens te beschermen tegen een eventueel later door te maken ziekte. Reeds in de gezonde periode worden verzwakte ziekteverwekkers toegediend, zodat het lichaam als het ware aanleert antistoffen tegen de ziekteverwekker te produceren. Dit noemt men *actieve* immunisatie.

Men kan vaccineren met levende of met geïnactiveerde (dode) entstof. De levende entstof is zodanig verzwakt dat de prikkel tot de vorming van antilichamen nog wel aanwezig is, maar het ziekmakende karakter zeer sterk is afgenomen. De mens zal er dan ook nauwelijks last van ondervinden. Er moet evenwel een reactie optreden, aangezien dit een teken is dat de vaccinatie geslaagd is. Na een BCG-vaccinatie (met afgezwakte tuberkelbacillen) dient een controle plaats te vinden met behulp van de mantouxreactie. De levende vaccins worden bereid door het micro-organisme of de virussoort te kweken op levende cellen, zoals organen of kippeneieren. De geïnactiveerde entstoffen bevatten gedode micro-organismen, virussen of antigenen bereid uit bacteriële producten. Daarbij wordt de verwekker na vermeerdering in voedingsmedia gedood door inwerking van bijvoorbeeld formaline of ultraviolet licht of door verhitting.

Men kan adjuvantia (ondersteunende stoffen) toevoegen aan de vaccins waardoor de werking krachtiger wordt en langer aanhoudt. Bekende adjuvantia zijn aluminiumzouten, terwijl ook het toevoegen van minerale oliën het effect vergroot. De aldus verkregen vaccins noemt men *depotvaccins*.

Vaccins van *levende* entstof zijn de vaccins tegen gele koorts, tuberculose (BCG: Bacille Calmette Guérin), poliomyelitis, mazelen, rodehond en de bof. Vaccins met *geïnactiveerde* entstoffen zijn de vaccins tegen difterie, tetanus, kinkhoest, poliomyelitis, buiktyfus, cholera, influenza, rabiës en tegen diverse bacteriën.

Tabel 15.1   Sera en vaccins

Generieke naam	Merknaam	Soort
BCG-vaccin	BCG-vaccin SSI	actief
BMR-vaccin	BMR-vaccin NVI, Priorix	actief
choleravaccin	Dukoral	actief
DKTP-vaccin	Infanrix-IPV	actief
DKTP-Hib-vaccin	Infanrix-IPV+Hib	actief
DTP-vaccin	DTP-vaccin, Revaxis	actief
gelekoortsvaccin	Stamaril	actief
Haemophilus influenzae B-vaccin	Act-Hib	actief
hepatitis A+B-vaccin	Ambirix, Twinrix	actief
hepatitis-A-vaccin	Avaxim, Epaxal, Havrix, Vaqta jr	actief
hepatitis-B-vaccin	Engerix-B, Fendrix, HB-VAX-PRO	actief
HPV	Cervarix, Gardasil	actief
immunoglobuline	Gammaquin	passief
influenzavaccin	Influvac, Vaxigrip	actief
kinkhoestvaccin	Acellulair	actief
meningokokkenvaccin type C	NeisVac-C	actief
pneumokokkenvaccin	Pneumo 23, Pneumovax, Prevenar	actief
poliomyelitisvaccin	Poliomyelitisvaccin NVI	actief
rabiësvaccin	Rabiesvaccin Mérieux	actief
rotavirusvaccin	Rotarix	actief
tekenmeningo-encefalitisvaccin	FSME Immun	actief
tetanus	Tetaquin, Tetanusvaccin NVI	actief
tetanusvaccin/tetanusimmunoglobuline	Tetanus-Immunoglobuline CLB + Tetanusvaccin RIVM	
tyfus	Typherix, Typhim, Vivotif Berna (oraal)	actief
varicellazosterimmunoglobuline	Variquin	passief
varicellavaccin	Provarivax	actief

In ons land wordt ieder kind in zijn jeugd geïmmuniseerd tegen difterie, kinkhoest, tetanus, polio, bof, mazelen en rodehond en tegenwoordig ook tegen *Haemophilus influenzae* type b. Een volwassene die naar de tropen gaat, kan zich laten (her)vaccineren tegen onder andere tyfus (hiervan is ook een oraal vaccin verkrijgbaar), difterie, tetanus, polio en gele koorts.

Welke vaccinaties nodig zijn, is afhankelijk van de landen die men bezoekt. Inlichtingen hierover zijn te verkrijgen bij de huisarts, de GGD, apotheek of de landelijke vaccinatiecentra. Verder zijn er nu vaccins beschikbaar tegen pneumokokkeninfecties (bijvoorbeeld na miltverwijdering) en hepatitis A en B.

Sinds 2002 is vaccinatie tegen meningokokken serogroep C opgenomen in het Rijksvaccinatieprogramma (RVP). Ook tegen het humaan papillomavirus (HPV), een seksueel overdraagbaar virus, dat baarmoederhalskanker kan veroorzaken, is een vaccin ontwikkeld. Dit vaccin zal in het vaccinatieprogramma worden opgenomen. Door toepassing van vaccinatieprogramma's zijn de pokken wereldwijd uitgeroeid.

16   Antimicrobiële profylaxe

Leerdoelen:
- Inzicht krijgen in het belang van het voorkomen van infecties in ziekenhuizen.
- Kennis verwerven omtrent hoe men dit kan bereiken.

Benodigde tijd: 30 minuten.

Bij beschadiging van de huid, bijvoorbeeld een schaafwond, zal iedereen wel eens jodium gebruikt hebben. Waarom men dat doet: om infectie te voorkomen. Nu is een schaafwond een vaak voorkomende, maar meestal onschuldige vorm van verwonding. Natuurlijk kunnen binnendringende ziektekiemen uit bijvoorbeeld straatvuil de mens ziek maken. Denk maar eens aan tetanus. Maar doorgaans loopt het goed af. In een ziekenhuis ligt dat echter anders. Daar worden soms zeer zware ingrepen uitgevoerd waarbij de patiënt met een groot wondgebied blootgesteld wordt aan diverse infectieverwekkende micro-organismen, die van 'buiten' (operatieteam, instrumenten, luchtbehandeling) of van de patiënt zelf afkomstig zijn (bijvoorbeeld darmbacteriën). In het ziekenhuis kunnen het soms micro-organismen zijn van uitgeselecteerde stammen, met een grotere resistentie voor bepaalde antibiotica (met name antibiotica die in dat ziekenhuis regelmatig gebruikt worden) dan de gewone huis-, tuin- en keukenbacteriën. Een bekend voorbeeld is natuurlijk de problematiek van de MRSA (meticillineresistente *Staphylococcus aureus*). Elk ziekenhuis heeft tegenwoordig een protocol hoe om te gaan met MRSA. Zo wordt bijvoorbeeld als een patiënt uit een buitenlands ziekenhuis wordt overgeplaatst naar een Nederlands ziekenhuis, de patiënt aanvankelijk geïsoleerd verpleegd, om de kans op besmetting van andere patiënten met onder andere MRSA tot een minimum te beperken. Gesteld wordt namelijk dat in het buitenland de resistentieproblematiek vele malen erger is dan in Nederland.

16.1   Voorkomen van infectie

Omdat altijd nog, ondanks alle regels, de mens zelf een belangrijke rol speelt bij het overdragen van bacteriën, zal men de bescherming tegen deze infecties zo ver mogelijk willen doorvoeren. Men tracht dus in eerste instantie op alle mogelijke manieren het binnendringen te voorkomen, maar het is ook mogelijk het milieu waarin zo'n bacterie terechtkomt zodanig te maken dat de bacterie er niet kan leven. Zo zal, als men aan de patiënt van tevoren een antibioticum geeft, via de doorbloeding van de weefsels de concentratie van het betreffende antibioticum in het bedreigde gebied dermate hoog kunnen zijn dat het kleine aantal bacteriën dat ondanks alle voorzorgsmaatregelen toch in de operatiewond terechtkomt, door het antibioticum onschadelijk wordt gemaakt.

Vroeger beperkte men zich er bij darmoperaties toe de darmflora zo veel mogelijk uit te schakelen door niet in de darm resorbeerbare antibiotica vóór, tijdens en na de operatie aan de patiënt toe te dienen. Tegenwoordig is het gebied van de antimicrobiële profylaxe verder uitgebreid. Sommige medici werkten indertijd met antibiotica in lage doseringen gedurende langere tijd.

Tegenwoordig zijn de opvattingen daarover gewijzigd. Een belangrijke vuistregel is dat de concentratie van het antibioticum in het lichaam tijdens de periode dat de kans op infectie aanwezig is, in het te opereren orgaan zo hoog dient te zijn dat de bacterie onschadelijk wordt gemaakt. Dit betekent dat men vlak voor de operatie het antibioticum zal moeten toedienen. (Indien dit oraal of intramusculair geschiedt, duurt het ongeveer 30 minuten voordat de optimale bloedspiegel is verkregen.) Afhankelijk van de duur van de operatie en van de halveringstijd van het geneesmiddel dient deze dosering wel of niet herhaald te worden. Het is ook niet nodig om nog dagenlang na de operatie met deze antibioticumprofylaxe door te gaan, behalve wanneer vreemde lichamen die in verbinding staan met de buitenwereld (bijvoorbeeld holterdrains in de neurochirurgie) als een mogelijke porte d'entrée kunnen fungeren. In het algemeen volstaat men met voldoende hoge antibioticumspiegel in het bloed tot drie uur na de operatie.

16.2 Bronnen van infectie

De micro-organismen die infecties ten gevolge van operaties kunnen veroorzaken, zijn afkomstig van diegenen die opereren of van de patiënt zelf. De chirurg en het overige operatiepersoneel zouden eigenlijk geen bron van infectie mogen zijn. Het is noodzakelijk via diverse maatregelen, zoals het dragen van kapjes, mondmaskers, steriele handschoenen en dergelijke, infecties te voorkomen. Bacteriën die van de patiënt zelf afkomstig zijn kunnen sterk variëren. Het kunnen stafylokokken zijn, afkomstig van haren, huid en perineum van de patiënt. Ook kunnen het aerobe of anaerobe darmbacteriën zijn of streptokokken uit de mond- en keelholte. Bij urineweginfecties zullen het vaak enterokokken zijn waarmee men rekening moet houden en bij de lagere luchtwegen en de bijholten zal men vaker pneumokokken en *Haemophilus influenzae* tegenkomen.

Bij sommige operaties zijn helemaal geen profylactisch gebruikte antibiotica nodig (zogenaamde 'schone' operaties zoals topletsels, percutane K-draden en aanleggen snaartracties).

Bij operaties in gecontamineerde gebieden (maag, galblaas) is soms en bij 'vuile' operaties (darmen, abcederende processen) altijd antimicrobiële profylaxe nodig.

16.3 Gebruikte middelen

Men kiest vanzelfsprekend het antibioticum waarvoor de betreffende soort bacterie het meest gevoelig is. Zo zal bij de profylaxe tegen stafylokokken een penicillinase-resistent antibioticum, bijvoorbeeld flucloxacilline, vijf minuten voor de operatie intraveneus moeten worden toegediend. Bij de profylaxe tegen darmbacteriën zal men echter een antibioticum met een veel breder spectrum moeten kiezen, bijvoorbeeld gentamicine of tobramycine, aangevuld met een antibioticum dat werkt tegen de anaerobe bacteriën, bijvoorbeeld clindamycine of metronidazol, eventueel na zes uur te herhalen. Voor streptokokken kan men het gewone benzylpenicilline gebruiken, en voor enterokokken, pneumokokken en *Haemophilus influenzae* amoxicilline.

Tegenwoordig worden de cefalosporines in verband met hun bredere spectrum aangeraden, waarbij men wel rekening moet houden met het feit dat sommige cefalosporines bepaalde bacteriën kunnen aanzetten tot het produceren van enzymen, de zogenaamde bètalactamasen, die penicillines en bepaalde cefalosporines kunnen afbreken. Ook bestaat er het gevaar van afname van de kolonisatieresistentie. De term 'kolonisatieresistentie' wordt gebruikt voor de mate waarin lichaamseigen bacteriën weerstand kunnen bieden tegen nieuwe ziekteverwekkende bacteriën. Een veelgebruikt cefalosporine is cefazoline, dat bij diverse typen operaties kan worden ingezet.

Treedt er na de operatie een infectie op, dan dient men de patiënt zodanig te behandelen dat er bactericide serum- c.q. weefselconcentraties ontstaan. Maar dan spreekt men niet meer van profylaxe, maar van therapie.

Behalve een juist profylactisch gebruik van bepaalde antibiotica bij operatieve ingrepen in het ziekenhuis, is profylaxe in een aantal gevallen geïndiceerd bij een bepaalde groep risicopatiënten.

Genoemd kunnen worden preventie van bacteriële endocarditis bij patiënten met hartafwijkingen. Deze zogenaamde endocarditisprofylaxe is noodzakelijk bij patiënten die als gevolg van een aangeboren of verworven afwijking van het hart of de grote vaten, een verhoogde kans hebben op endocarditis na een diagnostische of therapeutische ingreep waarbij een bacteriële infectie kan ontstaan. Het risico op endocarditis hangt af van de cardiale afwijking, de aard van de ingreep en het micro-organisme dat daarmee samenhangend in de circulatie komt. De profylaxe moet zo veel mogelijk zijn gericht op het micro-organisme dat naar verwachting in de bloedbaan zal komen (voornamelijk streptokokken, enterokokken en *Staphylococcus aureus*). Genoemde profylaxe komt in aanmerking voor patiënten die een endocarditis al eerder hebben doorgemaakt of die een bepaalde klepafwijking hebben, een mitralisklepprolaps met insufficiëntie vertonen, een aortastenose en/of -insufficiëntie te zien geven, of bij patiënten die een aangeboren hartafwijking of een hypertrofische obstructieve cardiomyopathie hebben.

Tabel 16.1 Antimicrobiële profylaxe

Stofnaam	Merknaam
amoxicilline	
benzylpenicilline	Penidural
cefazoline	Kefzol
clindamycine	Dalacin C
flucloxacilline	Floxapen
gentamicine	Garamycin
metronidazol	Flagyl
tobramycine	Obracin

Profylaxe wordt geadviseerd bij ingrepen in de mond, in de bovenste luchtwegen, operatieve ingrepen in de tractus digestivus of tractus urogenitalis en bij ingrepen in geïnfecteerd weefsel, zoals incisies van huidabcessen en bij het ontlasten van furunkels. Veelgebruikte middelen bij endocarditisprofylaxe zijn amoxicilline, benzylpenicilline en flucloxacilline. Omdat de richtlijnen regelmatig worden aangepast, is het verstandig om de richtlijnen antimicrobiële therapie van het ziekenhuis waar men mee te maken heeft erop na te slaan.

Andere risicogroepen die in aanmerking komen voor profylactische therapie zijn bijvoorbeeld zwangere vrouwen die drager zijn de van bètahemolytische streptokok groep B, patiënten bij wie een recidief van acuut reuma voorkomen dient te worden, hemodialysepatiënten bij wie een arterioveneuze shunt wordt ingebracht en patiënten met honden- en kattenbeten.

Soms is profylaxe met antibiotica ook geïndiceerd voor patiënten die op speciale afdelingen liggen. Een bekend voorbeeld is de intensivecareafdeling. Dit zijn afdelingen met de meest zieke mensen, vaak gekoppeld aan een relatief hoog antibioticagebruik. Het risico op infectie voor patiënten die op zo'n afdeling liggen kan dus groot zijn. Dit is een van de redenen om dit soort afdelingen niet al te groot te maken.

Een andere vorm van profylaxe is het van tevoren vaccineren van de risicopatiënten, bijvoorbeeld tegen influenza, kinkhoest, meningitis, pneumokokken, pokken, polio, hondsdolheid, enzovoort. Het is hierbij noodzakelijk dat de bedreigde patiënt (ruim) tevoren wordt gevaccineerd. Is dit niet mogelijk, dan zal men met een specifiek antiserum moeten werken, bijvoorbeeld antitetanusserum (zie ook hoofdstuk 15).

Deel C
Pijn en verdoving

17 Analgetica

17.1 Pijn

'Pijn is wat de patiënt zegt dat het is en treedt op wanneer hij zegt dat het optreedt.' Op deze wijze wordt de pijn niet geverifieerd door de arts of verpleegkundige maar uiteindelijk door de patiënt zelf bepaald.

Voor het begrip 'pijn' zijn verscheidene definities voorhanden. Bovenstaande uitspraak zegt niets over het al dan niet optreden van weefselbeschadiging, wat in de definitie van de IASP (International Association for the Study of Pain) wel duidelijk tot uiting komt: 'Pijn is een onplezierige sensorische en emotionele beleving die wordt geassocieerd met een daadwerkelijke of dreigende beschadiging van weefsel, dan wel wordt beschreven in termen van een dergelijke beschadiging.'

Uit beide definities komt duidelijk naar voren dat pijn een subjectief gegeven is: zowel lichamelijke als psychische factoren bepalen de pijnbeleving.

17.1.1 Ontstaan van pijn

In de perifere weefsels bevinden zich zenuwuiteinden die gespecialiseerd zijn in het waarnemen van weefselbeschadiging. Deze zenuwuiteinden komen veel voor in de huid, bij de bloedvaten en de vliezen. Men noemt ze nociceptoren (pijnreceptoren). Er zijn verschillende typen nociceptoren, sommige reageren op sterke druk, andere op lichte druk, temperatuur en chemische substanties die in beschadigd weefsel voorkomen. Tot de chemische substanties die vrijkomen, behoren histamine en bradykinine. Prostaglandines versterken de invloed van met name bradykinine op de zenuwuiteinden. De pijn wordt dus intenser. De pijnprikkel wordt langs twee verschillende zenuwbanen doorgegeven aan het centrale zenuwstelsel, de C-vezels en de A-deltavezels. Verder transport van de prikkels door het ruggenmerg loopt via verschillende banen. Het waarnemingscentrum van pijn ligt in de hersenen. Sinds een aantal jaren weet men dat het lichaam stoffen produceert die lijken op morfine, zoals endorfinen en enkefalinen. Zij hebben een soortgelijk maar veel zwakker effect. De plaats waar endorfinen en opiaten hun effect uitoefenen noemt men *opiaatreceptoren*. Deze liggen in het centrale zenuwstelsel en in de darmen.

17.1.2 Soorten pijn en pijnbestrijding

Globaal kan men twee soorten pijn onderscheiden:
* acute (of subacute) pijn;
* chronische pijn, deze kan goedaardig of kwaadaardig zijn.

Afhankelijk van het soort pijn benadert men de pijn (medicamenteus) verschillend. Pijn van nociceptieve aard reageert goed op klassieke analgetica (opiaten, NSAID's en paracetamol), terwijl neurogene pijn (zenuwpijn) hier nauwelijks of niet mee bestreden kan worden Bij neurogene pijn wordt vooral gebruikgemaakt van middelen die werken op de zenuw of de zenuwgeleiding. Voorbeelden zijn gabapentine, pregabaline (anti-epileptica) en amitryptiline (tricyclisch antidepressivum).
De behandeling van chronisch maligne pijn (pijn bij kanker) heeft de laatste jaren een belangrijke evolutie doorgemaakt. Een van de belangrijkste aspecten hierbij is dat men geen afwachtende houding aanneemt, maar de pijn assertief benadert.
Men wacht met medicamenteuze pijnstilling niet tot een pijnstiller is uitgewerkt alvorens een volgende dosering te geven, maar men doseert zodanig dat de patiënt 24 uur per etmaal pijnvrij kan zijn.
Naast de medicamenteuze behandeling van pijn met analgetica zijn er verschillende andere manieren waarop chronische pijn aangepakt wordt:
* TENS: transcutane elektrische neurostimulatie;
* blokkade van zenuwwortels, sympathische ganglia: hiervoor worden alcohol 50-96% en fenol 5-7% gebruikt;
* psychotherapie;
* chirurgie, radiotherapie of chemotherapie bij patiënten met kanker;
* fysiotherapie;
* acupunctuur.

In een groot aantal ziekenhuizen functioneert tegenwoordig een pijnteam, waarin zeer uiteenlopende disciplines zitting hebben: een neuroloog, een anesthesioloog, een orthopeed, een internist (reumatoloog), een fysiotherapeut, een klinisch psycholoog, een chirurg, een psychiater, een ziekenhuisapotheker.

Gezien de vaak complexe pijnklachten van de patiënten die zich presenteren is deze multidisciplinaire benadering zeer wenselijk.

17.2 Perifeer aangrijpende analgetica

17.2.1 Perifeer aangrijpende analgetica in engere zin

Perifeer aangrijpende analgetica worden vooral voor de (sub)acute pijn en pijn bij reuma gebruikt.

Paracetamol

Paracetamol is een goede pijnstiller, die antipyretisch (koortsverlagend), analgetisch (pijnstillend) maar niet antiflogistisch (ontstekingsremmend) werkt. Waarschijnlijk werkt paracetamol op centraal niveau, het remt namelijk de prostaglandinesynthese in de perifere weefsels niet. Voor incidenteel gebruik is het een goede pijnstiller, het mist namelijk de bijwerkingen op het maag-darmkanaal en de bloedstolling. Leverbeschadiging na chronisch gebruik van 3-4 g per dag is gerapporteerd. Een groot nadeel van paracetamol is dat het bij inname van meer dan 6 g ineens (zoals bij suïcidepogingen) behoorlijk levertoxisch is. Grotere hoeveelheden veroorzaken irreversibele levernecrose. Door in het ziekenhuis bij overdosering snel te handelen door het intraveneus toedienen van acetylcysteïne is de schade aanzienlijk te beperken. Dit dient wel op geleide van de paracetamolspiegels in het bloed gebeuren.

Acetylsalicylzuur

Acetylsalicylzuur, de oudst bekende pijnstiller, heeft naast een analgetische en antipyretische ook nog een sterke ontstekingsremmende werking. Het remt bovendien de trombocytenaggregatie (samenklontering van bloedplaatjes). De voornaamste bijwerking is de irritatie van het maag-darmslijmvlies; die kan variëren van maagpijn, misselijkheid, enzovoort tot bloedverlies en ulcera (zweren).

Om dit effect te verminderen, heeft men goed in water oplosbare vormen ontwikkeld (Aspro® Bruis, Alka-Seltzer® en Ascal®). Hoewel de frequentie van maag-darmbezwaren bij deze toedieningsvormen theoretisch minder zou moeten zijn, blijkt in de praktijk dat het risico van maagbloedingen en ulcera nog steeds aanwezig is. Dit komt doordat acetylsalicylzuur, maar ook de NSAID's (zie paragraaf 17.2.2), de productie van de prostaglandines remmen die een beschermende invloed hebben op het maagslijmvlies (eigenlijk behoort acetylsalicylzuur tot de groep prostaglandinesynthetaseremmers – zie hierna).

Wat betreft interacties dient de invloed van salicylaten op orale anticoagulantia vermeld te worden. Het effect van bijvoorbeeld acenocoumarol en fenprocoumon wordt versterkt, waardoor de kans op en de hevigheid van bloedingen toenemen.

Het geven van acetylsalicylzuur aan kinderen met griep, waterpokken of een soortgelijke infectie wordt afgeraden in verband met het kunnen optreden van het reyesyndroom. Deze zeldzame combinatie van een acute lever- en hersenbeschadiging geeft een hoge kans op overlijden (20-30%). In het buitenland (Verenigde Staten en Groot-Brittannië) heeft dit geleid tot het uit de handel nemen van kinderaspirine. Een goed alternatief voor kinderen is paracetamol, dat als zetpil, smelttablet en in vloeibare vorm als drank verkrijgbaar is. Door bovengenoemde bijwerkingen en de matige pijnstilling wordt acetylsalicylzuur nauwelijks nog gebruikt als pijnstiller. Carbasalaatcalcium en acetylsalicylzuur worden (in lage doseringen) tegenwoordig voornamelijk toegepast als trombocytenaggregatieremmer. Bijvoorbeeld als secundaire preventie na een TIA of CVA, een myocardinfarct of bij acuut coronair syndroom. Het remmende effect op de aggregatie wordt veroorzaakt door een irreversibele binding aan de bloedplaatjes. Doordat andere NSAID's alleen reversibel aan trombocyten kunnen binden, kunnen ze niet als trombocytenaggregatieremmer worden toegepast.

17.2.2 NSAID's

Niet-steroïde anti-inflammatoire geneesmiddelen (NSAID's) worden vaak gebruikt ter bestrijding van pijn en ontsteking bij degeneratieve en inflammatoire gewrichtsaandoeningen. De geneesmiddelen die tot deze groep behoren, werken analgetisch, ontstekingsremmend en hebben een koortsverlagend effect. In feite behoren de salicylaten ook tot deze groep, maar voor de overzichtelijkheid zijn ze apart behandeld. Het analgetische effect berust op remming van de synthese van prostaglandine in het beschadigde weefsel. Cyclo-oxygenase (COX), ook wel prostaglandine-endoperoxidesynthetase genoemd, is het centrale enzym in de prostaglandinesynthese. Er zouden ten minste twee isovormen bestaan, namelijk COX-1 en COX-2. Verondersteld wordt dat de prostaglandinesynthetaseremmers hun ontstekingsremmende effect uitoefenen door remming van COX-2 en dat remming van COX-1 de ongewenste gastro-intestinale bijwerkingen zou veroorzaken.

De voornaamste oorzaak van het afnemen van de pijn is gelegen in het feit dat ten gevolge van een verminderde prostaglandineproductie de directe werking van onder andere bradykinine op de zenuwuiteinden afneemt.

Behalve op prostaglandines hebben NSAID's ook effecten op verschillende ontstekingsmediatoren. Algemeen wordt aangenomen dat de diverse NSAID's elkaar wat werkzaamheid betreft niet veel ontlopen. Patiënten die onvoldoende reageren op het ene preparaat kunnen goed reageren op een ander.

De bijwerkingen die het meest frequent gemeld worden, zijn van gastro-intestinale aard (ulcera, bloedingen). Wat voor het effect geldt, geldt ook voor de bijwerkingen. Een patiënt kan bij het ene NSAID meer last hebben van bijwerkingen dan bij het andere. Uiteraard is het optreden van bijwerkingen ook dosisafhankelijk.

Op interactiegebied dient men de nodige voorzichtigheid te betrachten ten aanzien van anticoagulantia, en antihypertensiva zoals RAAS-remmers en diuretica.

Veelgebruikte NSAID's zijn diclofenac, met name goed werkzaam tegen koliekpijnen, ibuprofen, indometacine, ketoprofen en naproxen.

Ibuprofen wordt algemeen als het minst ulcerogeen beschouwd, hoewel er stemmen opgaan dat bij voldoende hoge dosering dit net zo schadelijk is als de andere NSAID's.

Celecoxib en etoricoxib zijn COX-2-selectieve NSAID's. In therapeutische dosering remmen ze de trombocytenaggregatie niet. Ten slotte willen we hier meloxicam nog vermelden, omdat dat in de praktijk nog veel wordt gebruikt. Aan deze stof, behorend tot de oxicamderivaten, wordt een verhoogde COX-2-selectiviteit toebedeeld. Echter, de claim dat hierdoor minder gastro-intestinale bijwerkingen optreden is onvoldoende onderbouwd.

Ter voorkoming van NSAID-gerelateerde ulcera kan tegenwoordig gekozen worden uit drie mogelijkheden. Een onderhoudsbehandeling met een protonpompremmer of H_2-antagonist (zie hoofdstuk 38) of het gebruik van misoprostol, een analoog middel van het natuurlijk voorkomende prostaglandine E_1 dat maagzuurremmende en mucosabeschermende eigenschappen heeft. Het grote bezwaar van de toepassing van misoprostol is het feit dat het beschermende effect alleen optreedt in voldoende hoge dosering (800 µg/dag), waarbij de bijwerkingen (diarree, winderigheid) leiden tot hoge therapieontrouw.

17.2.3 Combinatiepreparaten

Gezien de nierproblemen die zich in het verleden hebben voorgedaan met fenacetine, dient men voorzichtig te zijn met combinaties van analgetica. Gesuggereerd wordt dat de combinatie acetylsalicylzuur en paracetamol wellicht tot een nierfunctiestoornis (analgeticanier) kan leiden. Combinatiepreparaten als Saridon® (propyfenazon, paracetamol en coffeïne) en Witte Kruis®-preparaten zijn zeker niet beter dan alleen paracetamol, ze kunnen zelfs veel meer bijwerkingen geven. Van de combinatie paracetamol 500 mg + codeïne 20 mg (tot 6 dd) wordt in de praktijk wel een extra goede pijnstilling gezien. De dosering van codeïne kan nog verhoogd worden. Men dient in dit verband wel met obstipatie (ten gevolge van codeïne) rekening te houden. Dit kan voorkomen worden door tegelijkertijd een laxeermiddel voor te schrijven.

17.3 Analgetica met effect op de opiaatreceptoren (opioïden)

Zoals is opgemerkt, liggen de opiaatreceptoren in de hersenstam, het ruggenmerg en het spijsverteringskanaal. De opiaten (*morfinomimetica*) hebben op deze receptoren een werking die analoog is aan die van morfine, men spreekt van agonisten.
Antagonisten werken het effect van morfine op de opiaatreceptor tegen. Behalve agonisten en antagonisten zijn er ook geneesmiddelen die behalve een agonistisch ook een antagonistisch effect hebben, vandaar de naam partiële antagonisten. Doorgaans vertonen de opiaten een sterk pijnstillend effect. Ze werken niet antipyretisch of ontstekingsremmend.
Naast pijnstilling geven ze euforie (gevoel van welbehagen). Ze hebben talloze bijwerkingen, de voornaamste zijn: ademhalingsdepressie, sedatie, misselijkheid, braken en

obstipatie. Van belang bij langdurig gebruik is de neiging tot gewenning en het optreden van geestelijke en lichamelijke afhankelijkheidsverschijnselen na het stopzetten van de therapie.

Morfine is nog steeds het meest gebruikte centraal werkende analgeticum. Het nadeel van morfine bij de chronische pijnbestrijding is de relatief korte werkingsduur. Dit is met het introduceren van morfinepreparaten met gereguleerde afgifte verminderd. MS Contin® dient tweemaal daags gedoseerd te worden. Naast MS Contin® is een ander morfinepreparaat met vertraagde afgifte in de handel, Kapanol®. Dit is een capsule die micropellets bevat die morfine vertraagd afgeven. Met name het kunnen openen van de capsules is belangrijk voor patiënten die slikproblemen hebben of afhankelijk zijn van sondevoeding. Verder is het vaak mogelijk morfine retardtabletten rectaal toe te dienen.

Voorbeelden van agonisten zijn codeïne en heroïne. Codeïne wordt vooral in combinatie met paracetamol voor de bestrijding van chronische pijn gebruikt. Incidenteel wordt heroïne nog gebruikt bij patiënten met pijn na een hartinfarct.

Stoffen die zowel een agonistische als een antagonistische werking hebben zijn pentazocine en buprenorfine. Pentazocine heeft als nadeel dat het psychomimetische bijwerkingen heeft, bijvoorbeeld hallucinaties. Buprenorfine is een zeer krachtig analgeticum, dat in de chronische pijnbestrijding zeer goed (sublinguaal en als pleister) gebruikt kan worden. Ademhalingsdepressie treedt slechts zeer incidenteel op. Buprenorfine is, vanwege het plafondeffect (het effect dat na verzadiging van de receptoren geen toename van werking meer wordt bereikt na een extra dosis), geen alternatief voor opioïden bij hogere doseringen.

Naast bovenstaande geneesmiddelen is er nog een aantal synthetisch ontwikkelde agonisten: fentanyl, alfentanil en sufentanil zijn uiterst krachtige opiaten, die in de anesthesiologie worden toegepast. Tegenwoordig worden bij de behandeling van chronisch hevige pijn (kankerpijn) fentanylpleisters gebruikt. Uit deze pleister wordt per tijdseenheid een bepaalde hoeveelheid fentanyl afgegeven.

- Oxycodon is geregistreerd voor chronische hevige pijn die behandeling met een opioïd noodzakelijk maakt, en bij acute hevige postoperatieve pijn.
- Tramadol is geregistreerd voor matige tot hevige acute en chronische pijn.
- Pethidine is matig en kortdurend werkzaam; het wordt tamelijk veel in de verloskunde gebruikt en kan bij chronische toediening convulsies geven (waarschijnlijk ten gevolge van stapeling van de metaboliet norpethidine).
- Methadon wordt als substitutie van heroïne bij verslaafden gebruikt.

Wanneer door een opioïde agonist een ademhalingsdepressie is ontstaan, kan een opiaatantagonist zoals naloxon, worden gebruikt. Dit is echter weinig effectief bij een ademhalingsdepressie ontstaan door buprenorfine.

17.4   Medicamenteuze pijnbestrijding bij de patiënt met kanker

Bij 50-70% van de patiënten met kanker in een vergevorderd stadium ontstaan pijnklachten. In ongeveer 75% van de gevallen wordt de pijn veroorzaakt door het tumorproces. Uit deze cijfers blijkt dat het hebben van kanker praktisch gelijk staat met het lijden van pijn. Om het leven van de kankerpatiënt enigszins draaglijk te maken is een verantwoorde, adequate pijnstilling van groot belang. Derhalve worden door de pijnteams *protocollen* gehanteerd betreffende de 'medicamenteuze pijnbestrijding bij de patiënt met kanker'. Deze protocollen worden meestal opgesteld door deskundigen van de integrale kankercentra. Een voorbeeld van zo'n protocol wordt hieronder gegeven.

Uiteraard dient de oorzaak van de pijn duidelijk te zijn. Indien de ene fase geen effect heeft, dient de arts naar de volgende behandelfase over te stappen.

Fase 1:
- acetylsalicylzuur;
- paracetamol;
- NSAID.

Men geeft dus of het een of het ander. Indien bovenstaande pijnstillers onvoldoende effect sorteren, kan men ze combineren met de middelen van fase 2.

Fase 2:
- middelen uit fase 1 combineren met codeïne;
- tramadol.

Fase 3:
- morfine ;
- oxycodon ;
- fentanyl.

In fase 3 begint men met een lage dosering morfine oraal (bijvoorbeeld tablet, drankje). Men titreert aan de hand van de pijn de dosering. Indien de dosering afdoende is, schakelt men over van morfine een morfinepreparaat met vertraagde afgifte. Waarbij de patiënt ook nog de beschikking heeft over snelwerkende morfinetabletten, die zo nodig erbij kunnen worden ingenomen (rescuemedicatie).

Fase 4:
Indien men met bovenstaand schema niet uitkomt, kan in overleg met het pijnteam naar andere maatregelen gezocht worden. Voorbeelden hiervan zijn zenuwblokkades en intraveneuze, epidurale of intrathecale toediening van opiaten.

17.5 Epidurale en intrathecale toediening van opiaten

Indien de pijnstilling via de normale toedieningswegen onvoldoende effect heeft en/of indien de bijwerkingen te ernstig zijn, dient men bepaalde medicamenten uit de groep der opiaten epiduraal of intrathecaal toe. *Epiduraal* wil zeggen tussen de dura mater (harde hersenvlies) en de wand van het wervelkanaal. *Intrathecaal* betekent binnen de hersen(ruggenmergs)vliezen (figuur 17.1).

Intrathecaal of epiduraal toegediende geneesmiddelen veroorzaken analgesie (afwezigheid van pijn) door activering van opiaatreceptoren op het niveau van het ruggenmerg en niet op dat van de hersenen. De katheter wordt in de epidurale ruimte of binnen de dura mater gelegd en wordt meestal subcutaan naar een reservoir (injectiekamer of 'port') geleid, dat gelokaliseerd wordt op de grote borstspier. Voor continue toediening over perioden variërend van enkele weken tot enkele maanden worden vaak draagbare pompjes gebruikt.

De voornaamste bijwerkingen (problemen) van epidurale of intrathecale toediening zijn: jeuk, urineretentie, het niet goed liggen van de katheter, het verstopt zijn van de katheter. Misselijkheid, braken en ademhalingsdepressie worden weinig gezien. De geneesmiddelen die gebruikt worden voor deze toedieningswijze zijn morfine, buprenorfine, maar ook lokale anesthetica. Belangrijk is dat deze aseptisch worden afgevuld (en aangevuld met NaCl 0,9%). Bovendien mogen ze geen conserveermiddelen bevatten.

17.6 Overige geneesmiddelen bij pijnbestrijding

Zoals aan het begin van dit hoofdstuk werd vermeld, vertonen tricyclische antidepressiva ook een analgetische werking en worden met succes gebruikt bij pijnen die ontstaan ten gevolge van een directe beschadiging van een perifere zenuw (waarschijnlijk werken ze via serotonine).

Figuur 17.1

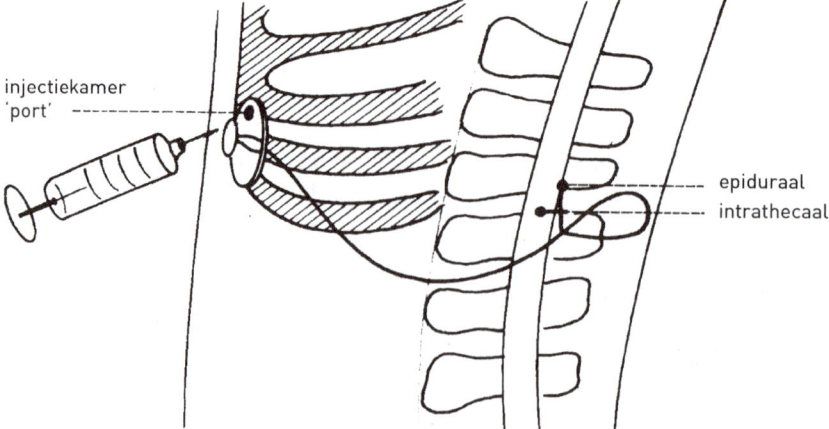

injectiekamer 'port'

epiduraal
intrathecaal

Anti-epileptica zoals carbamazepine, gabapentine en pregabaline kunnen hier ook worden toegepast.

Tabel 17.1 Analgetica

	Stofnaam	Merknaam
	paracetamol	Panadol
NSAID's	aceclofenac	Biofenac
	acetylsalicylzuur	Aspirine, Aspro, Alka-Seltzer
	carbasalaatcalcium	Ascal
	celecoxib	Celebrex
	dexibuprofen	Seractil
	dexketoprofen	Stadium
	diclofenac	Cataflam, Voltaren
	etoricoxib	Arcoxia
	fenylbutazon	
	flurbiprofen	Froben
	ibuprofen	Brufen, Advil, Nurofen
	indometacine	Indocid
	ketoprofen	Orudis, Oscorel
	lumiracoxib	Prexige
	meloxicam	Movicox
	nabumeton	Mebutan
	naproxen	Aleve
	piroxicam	Brexine
	sulindac	
	tiaprofeenzuur	Surgam
opioïden	alfentanil	Rapifen
	buprenorfine	Temgesic
	codeïne	
	dextropropoxyfeen	Depronal
	fentanyl	Actiq, Durogesic
	hydromorfon	Palladon
	methadon	Symoron
	morfine	Oramorph, Kapanol, MS Contin (retard)
	nicomorfine	Morzet
	oxycodon	Oxycontin (retard), Oxynorm
	pentazocine	Fortral
	pethidine	
	piritramide	Dipidolor
	sufentanil	Sufenta
	tramadol	Tramal, Tramagetic
combinatiepreparaten	acetylsalicylzuur/paracetamol	Chefarine
	diclofenac/misoprostol	Arthrotec
	paracetamol/codeïne	
	paracetamol/coffeïne	Finimal, Panadol plus
	paracetamol/tramadol	Zaldiar
middelen bij neurogene pijn	amitriptyline	Sarotex, Tryptizol
	carbamazepine	Tegretol
	duloxetine	Cymbalta
	gabapentine	Neurontin
	pregabaline	Lyrica

18   Anesthetica

Leerdoelen:
Inzicht krijgen in verschillende narcosestadia.
Kennismaken met de verschillende soorten anesthesie en narcose.
Kennis verwerven omtrent de toepassing van hulpstoffen bij narcose en lokale anesthesie.
Benodigde tijd: 2 uur.

Anesthetica zijn geneesmiddelen die verdovend werken. Men kan ze onderscheiden in anesthetica die gebruikt worden om een *algehele anesthesie* te geven en anesthetica die een *lokale* verdoving veroorzaken.

18.1   Systemische anesthetica

Met de middelen die men tot de systemische anesthetica rekent, kan een patiënt onder narcose worden gebracht. Narcose is een toestand van bewusteloosheid die, naarmate men meer van het middel toedient, dieper wordt, terwijl deze gepaard gaat met een toenemende pijnstilling, reflexloosheid en spierverslapping. Deze toestand is een gevolg van een reversibele remming van diverse zenuwcentra in de hersenschors en de daaronder liggende gebieden. Niet alle gebieden in de hersenen worden in eerste instantie geremd: hoe hoger de dosering van het anestheticum, hoe dieper de narcose, hoe meer zenuwcentra worden geremd.

Een narcose wordt in vier stadia verdeeld. Deze stadia zijn bij de oudere narcosemiddelen, zoals ether en chloroform, duidelijk te onderscheiden. Bij de moderne anesthesie wordt de narcose zó snel ingezet dat men deze vier stadia niet meer als zodanig kan waarnemen.

Bij het begin van de toediening van het anestheticum treedt allereerst een toestand van pijnloosheid in, gevolgd door een bewustzijnsvernauwing en een slaaptoestand. Op dat moment zijn de hogere hersencentra geremd. In het tweede stadium (excitatiestadium) worden de centra van de sensorische coördinatie geremd, wat zich uit in het verlies van het vermogen op uitwendige prikkels te reageren. In het derde stadium worden de centra van de motorische coördinatie geremd, waardoor er sprake is van een verlies van de spiertonus, allereerst van de kleine spiergroepen, vervolgens van de grote spiergroepen en uiteindelijk van de intercostale spieren (de tussenribspieren die bij de ademhaling een belangrijke 'mechanische rol' spelen). Het laatst worden de belangrijke vitale centra geremd, zoals het adem-, hart- en vasomotorisch centrum. Stopt men met het toedienen van het anestheticum, dan ziet men dezelfde stadia in omgekeerde volgorde verdwijnen.

Het is duidelijk dat ieder soort operatie zijn eigen narcosediepte zal dienen te hebben (spiertonus).

Er kunnen zowel bij het begin als bij het einde van de narcose vervelende bijwerkingen optreden ten gevolge van de gebruikte narcosemiddelen. Om deze verschijnselen zo veel mogelijk tegen te gaan, geeft men tegenwoordig een basisnarcoticum, dat vaak in lage dosering wordt toegediend en derhalve een lichte narcose geeft. De andere gewenste effecten, zoals de pijnstilling en de spierverslapping, worden bewerkstelligd door middel van pijnstillende middelen (analgetica) respectievelijk spierrelaxantia. Daarnaast worden stoffen gebruikt die het autonome zenuwstelsel dempen, bijvoorbeeld neuroleptica.

Het voordeel van het gebruik van een combinatie van diverse middelen, naast het basisanestheticum, is dat men van dit basismiddel minder hoeft toe te dienen en dat men na de operatie de patiënt nog op een doeltreffende manier kan nabehandelen met een pijnstiller en/of een spierrelaxans.

De basisanesthetica kan men indelen in twee groepen:
- inhalatieanesthetica, die per inhalatie worden toegediend;
- overige systemische anesthetica, die intraveneus (of soms rectaal) worden toegediend.

18.1.1 Inhalatieanesthetica

Inhalatieanesthetica hebben met elkaar gemeen dat ze snel via de longen worden opgenomen, zodat het middel ook snel naar de hersenen gevoerd kan worden. Ze verschillen met name in inductiesnelheid, spierverslappende en analgetische werking. Bij aanvang moet er hoog gedoseerd worden, om de narcose te onderhouden kan met lage doseringen volstaan worden.

Ether en chloroform waren de eerste anesthetica. Ze zijn, vanwege hun vele bijwerkingen, volledig vervangen door een aantal nieuw ontwikkelde preparaten.

Hoe beter het anestheticum in vet oplosbaar is, des te sneller zal het werken. Maar hoe beter het in water oplosbaar is, des te beter het door het bloed wordt opgenomen. Goed in vet oplosbare middelen zullen dus niet goed door het bloed worden opgenomen; daarom moet men de vluchtige anesthetica onder overdruk toedienen.

Men onderscheidt in de groep van inhalatieanesthetica dampvormige, gehalogeneerde middelen (halothaan, enfluraan, desfluraan, isofluraan, sevofluraan) en lachgas. Een gedeelte van de gehalogeneerde verbindingen wordt in de lever omgezet; de hierbij gevormde afbraakproducten worden vervolgens via lever en/of nieren en ook via de long uitgescheiden. De afbraakproducten kunnen leiden tot het optreden van leverfunctiestoornissen.

Halothaan

Halothaan is van oudsher een veelgebruikt basisanestheticum dat gemakkelijk ontleedt. Het voordeel van halothaan is dat het geen of nagenoeg geen excitatiestadium geeft, terwijl het een duidelijk remmende invloed heeft op stimulerende vaguswerkingen, zodat de hypersecretie van speeksel en van de slijmklieren in de luchtwegen wordt geremd.

Een groot nadeel is de kans op leverbeschadiging als een patiënt binnen korte tijd bij twee operatieve ingrepen halothaan krijgt toegediend. Goede afzuiging van de uitademingsgassen van de patiënt is noodzakelijk, om te voorkomen dat het personeel op de operatiekamer aan het middel wordt blootgesteld.

Enfluraan, isofluraan en sevofluraan

De werking van deze middelen komt overeen met die van halothaan. Het excitatiestadium is echter wat sterker dan bij halothaan. Als voordeel ten opzichte van halothaan geldt een betere pijnstilling en spierrelaxatie en er is een geringere invloed op de ademhaling, bloeddruk en hartritme.

Lachgas

Lachgas heeft een relatief zwakke anesthetische werking zonder spierverslappende eigenschappen, maar met een goed analgetisch effect. Door deze eigenschappen kan het ter sedering worden toegepast bij kleine ingrepen in de tandheelkunde en bij kno-patiënten zonder dat bewustzijnsverlies optreedt.

18.1.2 Overige systemische anesthetica

Zeer kortwerkende barbituraten worden gebruikt als intraveneus anestheticum. De inspuiting van deze kortwerkende barbituraten geeft een progressieve remming van diverse hersencentra (dat ziet men ook indien bij een suïcidepoging een overdosering barbituraten is ingenomen: de patiënt raakt in coma, het ademcentrum wordt uitgeschakeld; de patiënt is als het ware onder narcose, echter in die gevallen onder narcose van een langwerkend barbituraat, zodat deze narcose lang zal voortduren, met alle gevolgen van dien).

Door de snelle, intraveneuze toediening is onmiddellijk sprake van een sterke verdeling van het geneesmiddel over de hersenen, waardoor de diverse narcosestadia niet meer afzonderlijk worden waargenomen en de patiënt zeer snel buiten bewustzijn raakt. Men kan barbituraten ook rectaal toedienen, hoewel dan de resorptie langer duurt en niet voorspelbaar is.

De barbituraten worden voornamelijk gebruikt als basisnarcoticum, in hoofdzaak bij de inleiding van een narcose of als narcoticum bij kortdurende ingrepen. Er bestaat een aantal contra-indicaties voor het gebruik van barbituraten, zoals ernstige lever- en nierfunctiestoornissen, circulatiestoornissen ten gevolge van hoge ouderdom, shock, anemie, hypo- of hypertensie, decompensatio cordis en andere aandoeningen van de hartspier, en de ziekte van Parkinson. Voorzichtigheid is geboden bij sepsis en toxische toestanden.

Barbituraten hebben bijna geen bijwerkingen, afgezien van tromboflebitis op de plaats waar het geneesmiddel in de ader is gespoten (ten gevolge van de hoge pH van het oplosmiddel). Bij onvoldoende premedicatie is sprake van hoest en laryngospasmen. Braken komt zelden voor.

Overdosering leidt tot depressie van de ademhaling, tot apneu en tot daling van de bloeddruk. Het meest gebruikte barbituraat is thiopental.

Propofol is een sterk lipofiel geneesmiddel dat wordt toegediend in een olie-in-wateremulsie met sojaolie als hulpstof. Door de snel intredende en korte werking met een minimale opstapeling bij langdurig gebruik behoort het tot de veilige middelen uit deze groep. De korte werking heeft als voordeel dat patiënten na de anesthesie snel weer helder zijn en weinig nadelige effecten ervaren. Postanesthetisch braken wordt bij het gebruik van propofol minder vaak gezien dan bij sommige andere systemische anesthetica. Propofol heeft geen analgetische eigenschappen. Bij gelijktijdige intraveneuze toediening van vetten dient de hoeveelheid daarvan te worden verlaagd.

Bij patiënten die een verhoogd risico hebben op het 'fat overload'-syndroom, dient de plasmalipidenconcentratie te worden gecontroleerd.

Twee andere systemische anesthetica zijn esketamine en etomidaat. Esketamine veroorzaakt een goede pijnstilling en somnolente toestand bij intacte farynxreflexen. Dit kan echter gepaard gaan met bijzonder onaangename dromen. Etomidaat wordt gebruikt om anesthesie te induceren. Net als bij propofol is het oplosmiddel een vetemulsie.

Het benzodiazepine midazolam wordt ook intraveneus toegediend voor de inductie van een volledige anesthesie. Eventueel kan de door een benzodiazepine geïnduceerde anesthesie worden beëindigd door toediening van flumazenil. Dit is een benzodiazepineantagonist die voor een zeer snel ontwaken na een narcose met een benzodiazepine kan zorgen.

18.1.3 Hulpmiddelen bij de narcose

Bij iedere narcose wordt van tevoren premedicatie gegeven. De premedicatie begint de dag voor de operatie en bestaat meestal uit het toedienen van sedativa, om de angst van de patiënt voor de operatie te verminderen. Meestal worden hiervoor benzodiazepines zoals met name midazolam en in mindere mate diazepam en lorazepam gebruikt. Deze geneesmiddelen hebben weiding invloed op de ademhaling en de circulatie. Wel moet rekening gehouden worden met het mogelijk optreden van een tijdelijk verlies van het recente geheugen.

Van de tijdens de narcose gebruikte hulpstoffen zijn de belangrijkste:
- spierrelaxantia;
- analgetica.

Spierrelaxantia

Tijdens chirurgische ingrepen worden perifeer werkende spierrelaxantia gebruikt, de zogenaamde neuromusculair werkende spierrelaxantia. De overdracht van zenuwimpulsen naar de spier vindt plaats met behulp van de neurotransmitter acetylcholine. Als acetylcholine zich bindt aan de acetylcholinereceptor ontstaan achtereenvolgens depolarisatie, koppeling van het actine-myosinecomplex (met behulp van calcium) en spiercontractie. Acetylcholine wordt afgebroken door acetylcholinesterase. De acetylcholinereceptoren zijn te verdelen in muscarine- en nicotinereceptoren.

Perifeer werkende spierrelaxantia blokkeren de cholinerge nicotinereceptoren op de neuromusculaire eindplaat van de spier waardoor contractie niet plaatsvindt. Op basis van het werkingsmechanisme worden ze ingedeeld in niet-depolariserende stoffen en depolariserende stoffen.

Bij de eerste groep (*niet-depolariserende spierverslappers*) ziet men een onmiddellijke spierverslapping, die geantagoneerd kan worden door cholinesteraseremmers (neostigmine, eventueel in combinatie met atropine). Tot deze groep behoren: atracurium, cisatracurium, mivacurium, pancuronium, rocuronium en vecuronium.

De tweede groep (*depolariserende spierverslappers*) geeft een langzaam intredende spierverslapping en de werking ervan kan niet door cholinesteraseremmers worden geantagoneerd, integendeel: deze zullen de werking zelfs versterken. Tot deze groep behoort suxamethonium.

Analgetica

Tijdens de operatie worden opiaten als analgeticum gebruikt. De belangrijkste opiaten die hierbij worden gebruikt zijn de fentanylanaloga: alfentanil, fentanyl, remifentanil en sufentanil. Met hoge intraveneuze doses van deze fentanylanaloga kan zowel inductie als onderhoud van de anesthesie worden bereikt. Ze worden vaak gebruikt in combinatie met andere anesthetica. Opiaten zijn behandeld in hoofdstuk 17.

18.2   Lokale anesthetica

Lokale anesthetica worden gebruikt om een plaatselijke gevoelloosheid voor pijnprikkels te bewerkstelligen zonder dat daarbij een gestoord bewustzijn optreedt. Het effect dat men met lokale anesthetica kan bereiken is als volgt te onderscheiden:

- de anesthesie wordt veroorzaakt door een *vermindering van de prikkelbaarheid* van de uiteinden van de zenuwbanen in het te verdoven gebied, dus zuiver lokaal; of
- de anesthesie wordt veroorzaakt door het *onderbreken van de prikkelgeleiding* van de zenuwbanen ergens tussen het centrale zenuwstelsel en het uiteindelijke gebied, bijvoorbeeld door inspuiting van het lokale anestheticum in het ruggenmerg, waardoor een bepaald perifeer gebied onder verdoving wordt gebracht.

De toepassing vindt plaats via verschillende methoden.

18.2.1 Toepassingsmethoden van lokale anesthetica

Oppervlakteanesthesie

Alle slijmvliezen van het lichaam kunnen door het plaatselijk toedienen van lokale anesthetica gevoelloos gemaakt worden: wondvlakken, slijmvliezen van oog-, neus-, mond- en keelholte, van het rectum, van de urethra, enzovoort. Bij deze methode kan de toegediende stof echter snel geresorbeerd worden, zodat de werking slechts kort is. Door applicatie op de huid kan sensibilisatie optreden. Bij de keuze van het middel zal daarmee rekening moeten worden gehouden, aangezien de meeste middelen een onderlinge kruisovergevoeligheid vertonen. Een uitzondering in deze is pramocaïne. Dit is dan ook het enige middel dat zonder recept van een arts verkrijgbaar is. Toepassingen zijn anesthesie tijdens ingrepen in de keel-, neus- en oorheelkunde, verloskunde, mondchirurgie, tandheelkunde; oculair bij tonometrie, verwijderen van corpora aliena van cornea en conjunctiva en proefpassen van contactlenzen. Verder onder andere ter voorbereiding van diagnostische procedures (scopie), bij pijn en jeuk van huid- en slijmvliezen.

Infiltratieanesthesie

Bij infiltratieanesthesie spuit men het lokale anestheticum in het te verdoven gebied. Daardoor worden allerlei zenuwvertakkingen beïnvloed in het doorgeven van de prikkels naar centrale gebieden. Men maakt dus geen gebruik van de speciale kennis van het verloop van één bepaalde zenuwbaan. Toepassingen zijn onder andere in de knoheelkunde en in de tandheelkunde.

Geleidingsanesthesie

Bij geleidingsanesthesie spuit men het lokale anestheticum in de omgeving van een perifere zenuw, zodat het gebied dat zijn prikkels doorgeeft aan deze bepaalde zenuwbaan gevoelloos wordt. Hierbij wordt duidelijk gebruikgemaakt van het anatomische verloop van een bepaalde zenuwbaan. Het is dus mogelijk dat op een andere plaats wordt ingespoten dan daar waar het gebied is dat gevoelloos gemaakt moet worden. Deze vorm van anesthesie wordt ook wel aangeduid als perifere zenuwblokkade en wordt vooral toegepast bij een operatie aan de extremiteiten.

Spinale en lumbale anesthesie

Bij spinale en lumbale anesthesie wordt het lokale anestheticum in het lumbale of sacrale gedeelte van het wervelkanaal ingespoten. Daardoor wordt de geleiding door de zenuwwortels onmogelijk gemaakt. Het is duidelijk dat op deze wijze grote gebieden perifeer ongevoelig gemaakt kunnen worden. Daardoor is deze methode geschikt voor grotere operaties. Men kan zowel binnen als buiten de dura mater inspuiten (subdurale respectievelijk epidurale anesthesie).

18.2.2 Werkingsduur en bijwerkingen

De werkingsduur van een lokaal anestheticum is afhankelijk van de tijd dat het middel op de plaats van verdoving aanwezig is. Zijn er veel bloedvaten in het desbetreffende gebied, dan zal het anestheticum snel via deze bloedvaten worden weggevoerd. Dit wordt nog bevorderd doordat sommige lokale anesthetica een vaatverwijdende werking hebben, waardoor de doorbloeding van het te verdoven gebied toeneemt. Een snellere afvoer, dus een kortere werkingsduur, is hiervan het gevolg. In zo'n geval zal men het anestheticum combineren met een geneesmiddel dat een vasoconstrictie geeft, bijvoorbeeld epinefrine (adrenaline) of norepinefrine (noradrenaline).

Epinefrine kan dan echter bijverschijnselen geven, onder andere een stimulering van het hart (tachycardie). Daarom mag de totale hoeveelheid toegediend epinefrine niet meer zijn dan 0,2 mg (20 ml bij een concentratie van 1:10.000).

Cocaïne, dat voornamelijk in oogdruppels en bij ingrepen in de neus wordt toegepast, heeft een vaatvernauwend effect, zij het in geringe mate. Hierdoor is er bij gebruik van dit middel geen extra toevoeging van epinefrine noodzakelijk. Ook verklaart dit het geslonken of verdwenen neusschot bij cocaïnesnuivers.

Gevaarlijk is de inspuiting van een lokaal anestheticum gecombineerd met epinefrine in ledematen met slechts een aanvoerend en een afvoerend bloedvat. Voorbeelden van zulke lichaamsdelen zijn vingers, tenen, neus, oor en penis. Door vasoconstrictie kan een zodanig bloedtekort optreden dat in het betreffende lichaamsdeel necrose optreedt.

Vaatvernauwende middelen mogen ook niet gebruikt worden bij algemene anesthesie met halothaan, omdat deze stof het hart voor adrenaline sensibiliseert. Ook bij lumbale anesthesie mogen geen vasocontrictiva worden toegevoegd.

18.2.3 Gebruikte middelen

Articaïne
Articaïne wordt gebruikt bij de intraorale infiltratie- en geleidingsanesthesie in de tandheelkunde en bij intrathecale anesthesie. Het middel heeft een werkingsduur van 1-3 uur.

Bupivacaïne en levobupivacaïne
Bupivacaïne en levobupivacaïne worden bij de geleidingsanesthesie en de lumbale anesthesie gebruikt omdat ze een zeer langdurige werking hebben (5-8 uur, in combinatie met epinefrine 15 uur). Worden ook in combinatie met morfine gebruikt in infuuspompen voor epiduraal gebruik voor pijnstilling bij terminale patiënten.

Cocaïne
Cocaïne wordt alleen nog gebruikt bij de oppervlakteanesthesie in de oogheelkunde en in de kno-praktijk. Het heeft een snelle, maar kortdurende werking, waarbij mydriasis (pupilvergroting) optreedt (pupilverwijding). Het verlaagt de intraoculaire druk en heeft zoals gezegd een vaatvernauwende werking.

Lidocaïne

Lidocaïne wordt gebruikt bij infiltratie- en geleidingsanesthesie, lumbale of regionale anesthesie bij kleine chirurgische ingrepen. De anesthetische werking treedt in na ongeveer vijf minuten en houdt bijna anderhalf uur aan. Het heeft als bijwerking op het hart dat de refractaire periode (periode waarin het hart even tot rust kan komen tussen twee contracties) wordt verlengd. Het vermindert de prikkelbaarheid en de prikkelgeleiding van het hart. Het wordt dan ook in de cardiologie gebruikt bij bepaalde ritmestoornissen, maar moet dan wel intraveneus worden toegediend.

Mepivacaïne

Mepivacaïne wordt gebruikt bij infiltratie- en geleidingsanesthesie en lumbale anesthesie bij kleine chirurgische ingrepen. Het heeft een snelle en langdurige werking. Het veroorzaakt geen plaatselijke vaatverwijding, zodat adrenaline overbodig is.

Tabel18.1   Lokale anesthetica

anestheticum	ester of amide	A (min)	B (min)	Maximale dosis per methode			
				oppervlakte-anesthesie (%)	infiltratie-anesthesie (%)	geleidings-anesthesie (%)	lumbale anesthesie (%)
bupivacaïne (1976)	amide	8	400			0,25 à 0,5	2 mg/kg in 4 uur 400 mg/ 24 uur
lidocaïne (1947)	amide	5	70	oog: 4	0,25 à 0,5	1 à 2	200 mg, met vasoconstrictivum: 500 mg
				kno: 2 à 10	tandheelkunde: 2 à 3		
				urologie: 2			
mepivacaïne (1957)	amide	4	90		0,5	0,5 à 2	350 mg
					tandheelkunde: 2 à 3		
oxybuprocaïne (1954)	ester			oog: 0,4			
				kno: 1			
				urologie: 0,2			
prilocaïne (1963)	amide	3	98		2	1 à 2	400 mg, met vasoconstrictivum: 600 mg
					tandheelkunde: 3		
							600 mg

A = minimale inwerkingstijd in minuten.
B = werkingsduur in minuten bij geleidingsanesthesie.
NB De concentraties betreffen de zoutzure verbindingen 1% oplossing = 1 g/100 ml = 10 mg/ml

Oxybuprocaïne

Oxybuprocaïne wordt voornamelijk toegepast in de keel-, neus- en oorheelkunde, alsmede in de oogheelkunde ter verdoving van de slijmvliezen.

Pramocaïne

De chemische structuur van pramocaïne wijkt duidelijk af van die van de andere lokale anesthetica. Het is het aangewezen middel voor gebruik in zalven, aangezien het geen kruisovergevoeligheid vertoont.

Prilocaïne

Prilocaïne is een lokaal anestheticum dat een geringe toxiciteit heeft. Het wordt gebruikt bij de infiltratie- en geleidingsanesthesie, alsook bij de lumbale oppervlakteanesthesie en wordt veel toegepast in de tandheelkunde.

Vermeld dient te worden dat ook de bètablokkers (zie hoofdstuk 28) een sterke lokaal anesthetische werking bezitten. Ze worden echter niet als zodanig gebruikt.

18.2.4   De keuze van lokale anesthetica

Voor de keuze van een lokaal anestheticum zijn onder meer van belang de snelheid waarmee de stof het weefsel verlaat en hoe snel het anestheticum wordt afgebroken, welke dosis voor het bereiken van de anesthesie nodig is en of het toevoegen van een vasoconstrictieve stof is vereist.

In de regel wordt gebruikgemaakt van de kleinste hoeveelheid en de laagste concentratie. Voor de oppervlakteanesthesie is lidocaïne geschikt (ter verdoving van de slijmvliezen van de neus-keelholte, de luchtwegen, de urinewegen, de conjunctiva). Voor inspuiting zijn geschikt mepivacaïne, bupivacaïne, lidocaïne en prilocaïne. Lidocaïne heeft een beperkte werkingsduur en de werking treedt vrij snel in, bupivacaïne daarentegen heeft een lange werkingsduur, maar het duurt aanzienlijk langer voordat het middel gaat werken.

In tabel 18.1 zijn gegevens over diverse lokale anesthetica opgenomen.

19   Hypnotica

Leerdoel: Inzicht krijgen in de betekenis van slaap voor het lichaam, in de gevolgen van slapeloosheid en in de mogelijkheden die geneesmiddelen kunnen bieden.
Benodigde tijd: 1 uur.

19.1   Slaap en droom

Slaap kan worden gedefinieerd als een fysiologische, periodiek terugkerende toestand van relatieve bewegingloosheid met verminderde reacties op prikkels. Het verschil met een toestand van narcose is duidelijk: uit de slaap kan men te allen tijde gewekt worden en onmiddellijk (betrekkelijk) fit wakker worden. Bij de narcose is dit niet het geval. De kennis van de anatomie en de fysiologie van de gebieden waarin de slaap wordt gereguleerd is de laatste jaren sterk toegenomen. Men is tegenwoordig in staat de gebieden aan te wijzen waarin de slaap, het waken en het dromen gereguleerd worden. Vroeger heeft men de slaap altijd afgeschilderd als een passief gebeuren, terwijl men het wakker zijn als een actief gebeuren beschouwde. Tegenwoordig denkt men hier anders over.

Voor een beter begrip van de werking van slaap moeten we verder ingaan op de fysiologie van de hersenen. In het centrale gedeelte van de hersenstam (gelegen tussen het ruggenmerg en de hersenen) bevindt zich een langgerekt, dicht netwerk van korte zenuwcellen, de formatio reticularis (FR) genaamd (figuur 19.1). De FR werkt als een waaksysteem. Het vormt een buffer tussen het ruggenmerg (dat de prikkels van elders uit het lichaam moet doorgeven aan de hersenen) en de hersenen zelf. De FR is namelijk in staat om, wanneer te veel prikkels uit het ruggenmerg naar de hersenen worden doorgegeven, deze prikkels af te zwakken, maar ook om de hersenschors te activeren wanneer er een prikkel van buiten komt, zodat de hersenen hierop kunnen reageren.

In de buurt van de FR bevindt zich ook het limbisch systeem. Dit is een gebied waarin onze emoties, angsten en vreugden zetelen. Dat dit limbisch systeem een rol speelt bij het slapengaan of wakker worden staat vast.

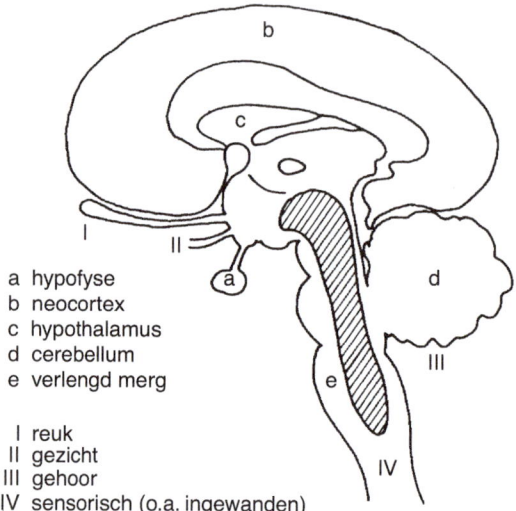

a hypofyse
b neocortex
c hypothalamus
d cerebellum
e verlengd merg

I reuk
II gezicht
III gehoor
IV sensorisch (o.a. ingewanden)

Figuur 19.1 Formatio reticularis (gearceerd) en omgeving, met verschillende toegangswegen van zintuiglijke prikkels

19.1.1 Meten van de slaap

In de hersenen vinden steeds kleine 'stroomontladingen' plaats, die men kan meten met behulp van elektroden die op de hoofdhuid geplakt worden. Sinds enige decennia is men in staat de diepte van de slaap te meten met behulp van een elektro-encefalogram (eeg).

Het is gebleken dat er tijdens de slaap diverse soorten eeg's te noteren zijn. Wanneer de persoon wakker en ontspannen is, zijn heel snelle golfjes te zien met een kleine amplitude (uitslag van de golfbeweging). Als hij in slaap valt, dan worden deze golfjes trager, met een grotere amplitude, totdat de persoon diep in slaap is; dan zijn trage golven te zien met een zeer grote amplitude (figuur 19.2).

19.1.2 Slaaparchitectuur

De slaap is onder te verdelen in de rem-slaap en non-rem-slaap. Rem staat voor rapid eye movement, want tijdens deze droomfase vinden snelle oogbewegingen plaats. De non-rem-slaap bevat vier stadia (figuur 19.2). Een slaapcyclus duurt ongeveer anderhalf uur en bevat vijf verschillende slaapstadia, één remstadium en vier non-remstadia. Voor een goede nachtrust is het belangrijk dat het lichaam vier à vijf keer een slaapcyclus doorloopt. Men noemt dit de slaaparchitectuur (figuur 19.3).

De slaaparchitectuur verandert met de leeftijd. Naarmate de leeftijd toeneemt, wordt een persoon vaker wakker en wordt stadium 4 wordt meestal niet bereikt. Voor een oudere volwassene is dit een normale slaaparchitectuur.

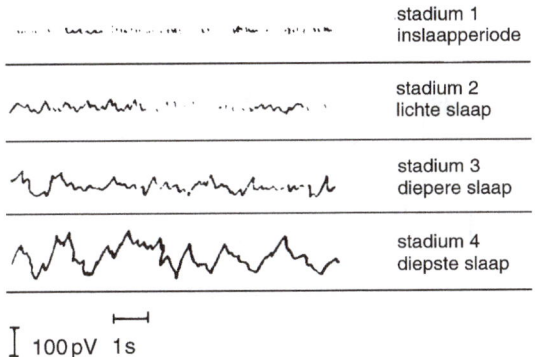

Figuur 19.2   Encefalografische weergave van de slaap

19.1.3   Slow wave sleep of diepe slaap

De diepe slaap wordt ook wel slow wave sleep genoemd. De diepe slaap vindt vooral plaats in het begin van de nacht. Opvallend is dat gedurende de diepe slaap 80% van onze dagelijkse productie van groeihormonen plaatsvindt. Men veronderstelt dat de groei maar ook het herstel van celfuncties dan plaatsvindt. Een goede diepe slaap wordt ook noodzakelijk geacht als voorbereiding op de droomslaap. Jonge kinderen hebben meer diepe slaap dan volwassenen, bejaarden hebben haast geen diepe slaap meer.

Men gaat er tegenwoordig van uit dat de diepe slaap het belangrijkste deel van de slaap is. Indien iemand weinig slaap heeft gehad, zal het lichaam in eerste instantie de slow wave sleep inhalen voordat de rem-slaap ingehaald wordt. Daarnaast vindt men bij schizofrenie, chronisch alcoholisme, unipolaire depressie en mentale retardatie verminderde slow wave sleep.

19.1.4   Dromen

Na de diepe slaap ziet men het eeg weer veranderen in de richting van stadium 1. Daarna gaat de slaap over in de rem-slaap of droomfase. De rem-slaap of droomfase is voornamelijk van belang voor het verwerken van opgenomen kennis en indrukken van overdag. De droomfase wordt ook wel de paradoxale slaap genoemd, want de hersenen zijn zeer actief. Het eeg vertoont een beeld van iemand die wakker is, hoewel hij veel moeilijker wakker te krijgen is dan tijdens de diepste slaap. Toen men eenmaal wist hoe men kon zien of een persoon droomde, heeft men allerlei proeven uitgevoerd. Men is erachter gekomen dat de mens ongeveer 20% van zijn slaap per nacht in een droomtoestand doorbrengt. De droomperiode is niet een aaneengesloten geheel, maar bestaat uit droomfasen die vier- tot zesmaal per nacht voorkomen.

De eerste remperiode treedt gewoonlijk zestig à negentig minuten na het inslapen op, de volgende remperioden gemiddeld na telkens negentig minuten (gewone slaap). De eerste remperiode duurt doorgaans kort (5 à 10 minuten), de volgende remperioden

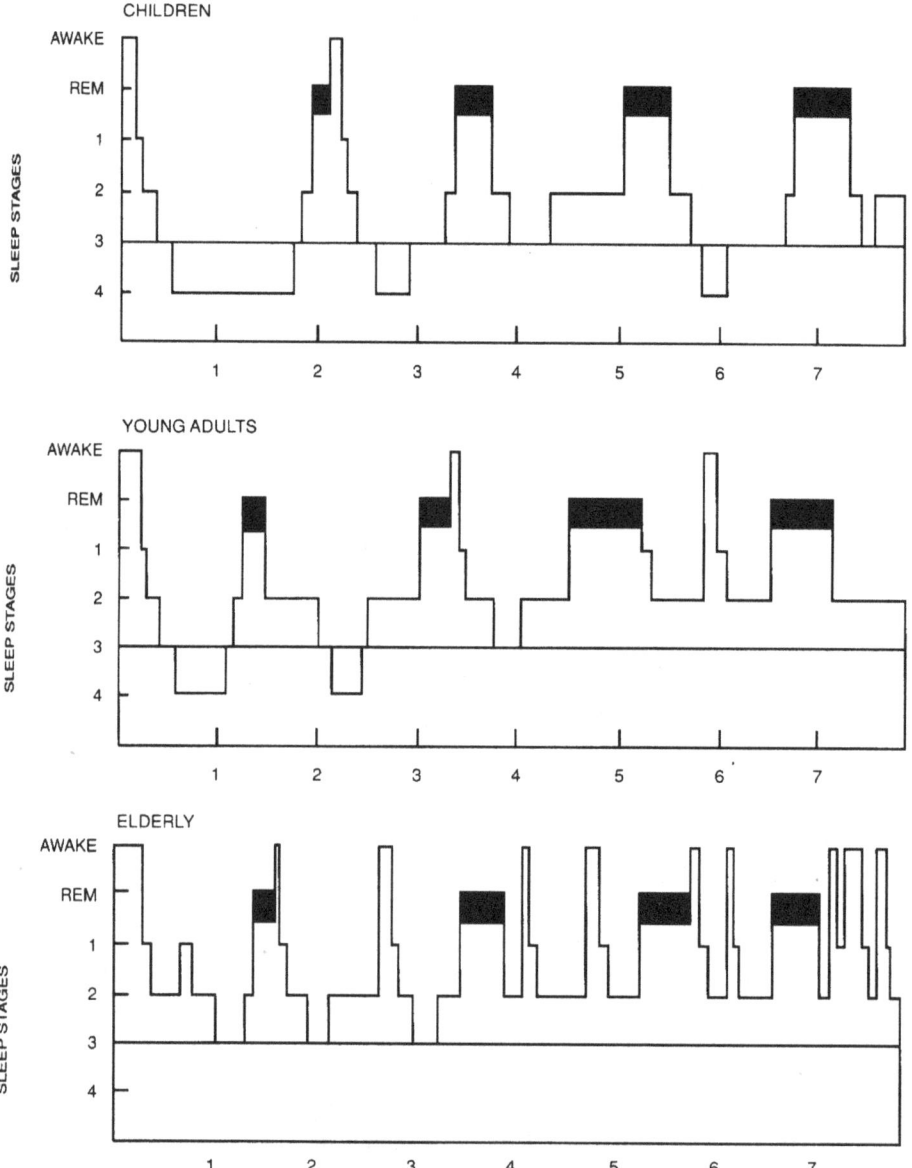

Figuur 19.3   Slaaparchitectuur

duren gemiddeld steeds iets langer, zodat de laatste meestal twintig à dertig minuten beslaat.

Vóór de geboorte neemt de droom het grootste gedeelte van de slaap in beslag. De pasgeborene slaapt gedurende ongeveer 40% van de totale slaapperiode in de rem-slaap (vandaar het frequente 'gezichten trekken' van een slapende baby). De volwas-sene slaapt gedurende 20 à 25% van de slaapperiode in de droomtoestand. Ook bij de volwassene ziet men een toename van de beweeglijkheid (motoriek) van handen, voeten en de spieren van het gelaat. Vingers bewegen; er worden 'gezichten getrokken'. De basale spierspanning van de overige skeletspieren neemt af, met name van de nekspieren.

Tijdens de droom is er sprake van grote verschillen op in hartslag, ademhaling en bloeddruk, meestal gepaard gaande met respectievelijk versnelling en verhoging. Ook kunnen bij mannen tijdens droomperioden erecties optreden, zonder dat dit verband houdt met een erotische inhoud van de droom. Ze zijn ook aanwezig bij niet-erotische of zelfs onaangename dromen.

Er is verband gelegd tussen dromen waarin sprake is van angst of fysische inspanning en nachtelijke angineuze aanvallen. Ook is bekend dat de maagsapsecretie bij patiënten met een maagzweer gedurende de paradoxale slaap is verhoogd. Het is zeker niet ondenkbaar dat personen die een zwak hart hebben tijdens een droom waarin zij angst of zware inspanning denken mee te maken, plotseling een hartaanval kunnen krijgen.

Wanneer men iemand wakker maakt tijdens een droom, weet hij meestal tamelijk goed een nauwkeurig verslag van de droominhoud te geven. Wanneer men iemand wekt nadat zijn remperiode één of enkele minuten voorbij is, blijken er slechts fragmentarische of helemaal geen herinneringsbeelden aan de juist gepasseerde droomtoestand te bestaan. Iemand die 's morgens wakker wordt en zich precies weet te herinneren wat hij gedroomd heeft is dus waarschijnlijk midden in deze droom wakker geworden.

Het is zeer goed mogelijk dat men gedurende vier à zes droomperioden steeds verschillende situaties aan zich voorbij ziet gaan. Het is echter ook mogelijk een soort vervolgverhaal op te bouwen: droom 2 volgt op droom 1 en droom 3 weer op droom 2, enzovoort.

Het is inmiddels wel bewezen dat de droomfase een zeer belangrijk gedeelte van de slaap is. Men heeft proeven genomen met personen die men liet slapen tot het moment waarop zij in een droomfase terechtkwamen (dit kon men op het eeg zien). Op het moment dat de proefpersoon dreigde te gaan dromen maakte men hem wakker. Daarna liet men hem weer slapen tot hij opnieuw begon te dromen. Hierbij bleek dat de periode tussen het in slaap vallen en het weer optreden van een droom steeds korter werd indien men de persoon telkens wakker maakte op het moment dat hij wilde gaan dromen. Ten slotte moest men hem continu wakker houden om de entree van de rem-slaap te belemmeren. Wanneer men de proefpersoon daarna weer normaal liet slapen, bleek dat hij gedurende de eerstvolgende nachten veel langere tijd in een remfase doorbracht dan normaal: hij haalde de verloren rem-slaap in. Tijdens deze inhaalperiode bleken de dromen vaak angstwekkend en onaangenaam te zijn. Er traden nachtmerries op.

Voor een optimaal geestelijk functioneren zijn diepe slaap en dromen onmisbaar. Wanneer men mensen totaal van slaap berooft, worden zij in de loop van de eerstvolgende etmalen in toenemende mate emotioneel labiel, angstig en achterdochtig. Ten slotte gaan ze hallucineren.

Eén herstelslaap is al voldoende voor een volledig herstel, hoewel gedurende een aantal nachten, zoals gezegd, de hoeveelheid droomfasen vergroot zal blijken te zijn en de droominhoud onaangenaam.

19.2   Slaapmiddelen (hypnotica)

Alvorens op de bestaande slaapmiddelen in te gaan, worden in het kort de criteria beschreven waaraan een ideaal slaapmiddel zou moeten voldoen. Het ideale slaapmiddel zou in korte tijd een slaap teweeg moeten brengen die kwantitatief noch kwalitatief afwijkt van een normale slaap en het zou de functies van het lichaam tijdens de slaap niet mogen beïnvloeden. Het mag geen onaangename bijwerkingen geven op het moment van ontwaken, zoals een kater, hoofdpijn, slaperigheid of moeheid. Het mag ook niet tot verslaving leiden, het moet een grote therapeutische breedte hebben (zie hoofdstuk 4), terwijl de normale slaaparchitectuur (slow wave sleep en rem-slaap) niet verstoord mag worden.

Hoewel sommige slaapmiddelen redelijk tegemoetkomen aan deze wensen, geldt voor alle huidige middelen dat ze niet als optimaal kunnen worden beschouwd. De keuze van het slaapmiddel is afhankelijk van de aard van de slapeloosheid. Aangezien 80% van de slaapstoornissen van emotionele aard is, is het vanzelfsprekend het beste om met minder emoties, met minder stress overdag te leven. Aan de andere kant zal iemand die door pijn uit de slaap wordt gehouden eerder iets hebben aan een pijnstiller dan aan een slaapmiddel. Daarnaast is het goed om te kijken of er geen middelen worden gebruikt die de slaap negatief beïnvloeden. Alcohol, drugs en sommige voedingsmiddelen (koffie, thee) kunnen slapeloosheid veroorzaken. Bij met name oudere volwassen is het belangrijk om uit te leggen dat de slaaparchitectuur verandert. Oudere mensen zijn vaker wakker gedurende de nacht. Dit hoeft niet te betekenen dat ze een slechte nachtrust hebben gehad en dat dit het functioneren overdag nadelig beïnvloedt. Als ouderen mensen zich hier zorgen over gaan maken, kan dit juist resulteren in slapeloosheid.

Het is duidelijk dat voor de juiste keuze van het slaapmiddel een goed inzicht in de oorzaak en de aard van de slapeloosheid noodzakelijk is.

19.2.1   Gevaren en nadelen

Een behandeling van slapeloosheid met behulp van slaapmiddelen brengt een aantal gevaren en nadelen met zich mee. Het normale prestatievermogen kan ongunstig worden beïnvloed, vooral bij mensen die monotoon of fijnmotorisch werk verrichten (lopende band, horlogemaker).

Het is duidelijk dat aan deze mensen een slaapmiddel moet worden gegeven dat op het moment van ontwaken volledig is uitgewerkt.

Een ander nadeel van een behandeling met slaapmiddelen is het optreden van de zogenaamde 'hangover'. Naarmate de dosis van het slaapmiddel hoger is of het tijdstip van de inname dichter bij het moment van ontwaken ligt, treden er restverschijnselen op van slaperigheid, duizeligheid, bemoeilijkte concentratie, hoofdpijn of katergevoel. Men moet hierbij bedenken dat slaapmiddelen in de lever kunnen worden afgebroken, waarbij dan metabolieten ontstaan die weliswaar vaak minder werkzaam zijn, maar die een veel langere verblijfsduur in het lichaam hebben, zodat ze nog dagen later slaperigheid veroorzaken. Van diazepam is bijvoorbeeld bekend dat het wordt omgezet in een metaboliet die een halfwaardetijd heeft van 75 à 100 uur!

Het regelmatig innemen van een slaapmiddel kan een gewoonte worden: het gaat op een gegeven moment tot het slaapritueel behoren. Indien het tabletje niet genomen wordt, is de persoon er vast van overtuigd dat hij niet zal kunnen slapen. Daarom neemt hij iedere avond trouw zijn tabletje, maar op het moment dat hij werkelijk een slaapmiddel nodig heeft neemt hij een dubbele dosis, waarna deze verdubbelde dosis weer in het ritueel kan worden opgenomen. Dit kan leiden tot verslaving. Elk slaapmiddel is een potentieel verslavingsmiddel. Een slaapmiddel dient dan ook maximaal twee à drie weken gebruikt te worden, daarna is het optimale effect verdwenen. Beter is het om in de routine van het inslapen het nuttigen van een beker melk of iets dergelijks aan te bevelen. Een slaapmiddel is bedoeld om een verstoord slaappatroon te doorbreken. En tijdens het gebruik dient de oorzaak van de slapeloosheid aangepakt te worden.

Hoewel het niet vaak voorkomt, kan het gebeuren dat de patiënt niet alleen voor het slapengaan een slaappil neemt, maar ook overdag. Hierdoor wordt de gewenning zo groot dat er steeds grotere hoeveelheden slaapmiddelen nodig zijn om hetzelfde effect te krijgen.

Grote problemen kunnen ontstaan indien men met een slaapmiddel wil stoppen. De eerste nachten zal men meestal nog slechter slapen dan voor de inname van het slaapmiddel. Dit slechter slapen zal in het algemeen moeilijker te overwinnen zijn naarmate het slaapmiddel langer geslikt is (reboundeffect). Onder het reboundeffect verstaat men het fenomeen dat na het stoppen met het hypnoticum de slapeloosheid in even sterke mate, zo niet erger, terugkomt met allerlei andere bijverschijnselen. De patiënt denkt niet meer zonder slaapmiddel te kunnen. Daarom wordt geadviseerd slaapmiddelen niet langer dan veertien dagen te gebruiken, en bij het stoppen de gebruiker in te lichten over wat hem of haar te wachten staat.

Na langdurig gebruik (langer dan vier maanden) kunnen bij stoppen onthoudingsverschijnselen optreden. In het algemeen blijken de kortwerkende slaapmiddelen meer tot verslaving te leiden dan matig lang- of langwerkende middelen, waarschijnlijk doordat na de inname van een dosis kortwerkend slaapmiddel het effect sneller te bemerken valt. De onthoudingsverschijnselen zijn een rusteloze, angstig gespannen geestestoestand, overmatig zweten, misselijkheid, braken, trillerigheid, ernstige slapeloosheid en verstoring van de reflexen.

Als laatste nadeel van het gebruik van slaapmiddelen kan genoemd worden de interactie met andere centraal werkende (genees)middelen, zoals alcohol, fenothiazinederivaten en antihistaminica.

Er is een aantal soorten slaapmiddelen bekend. Maar het zijn tegenwoordig voornamelijk de benzodiazepines die bij slaapstoornissen worden gebruikt.

Bij het maken van een keuze voor een slaapmiddel wordt vaak naar de werkingsduur, dus naar de halfwaardetijd gekeken. De middelen met een korte halfwaardetijd zouden theoretisch de voorkeur verdienen. Het is echter niet zo gemakkelijk: middelen die snel uit het bloed verdwijnen, kunnen nog lang op de plaats van werking, dat wil zeggen in de hersenen, aanwezig blijven en daar een slaapverwekkend effect hebben. Middelen met een korte halveringstijd kunnen metabolieten hebben met een zeer lange halveringstijd. En ten slotte treedt het zogenaamde reboundeffect bij middelen met een korte halveringstijd eerder op dan bij middelen met een lange halveringstijd. Een keuze is dus in feite zeer moeilijk te maken.

Medicamenteus ingrijpen is daarom pas aangewezen als de niet-medicamenteuze adviezen onvoldoende effect hebben. Niet-medicamenteuze adviezen bestaan uit voorlichting over een normaal slaappatroon en slaaphygiëne. Een goede slaaphygiëne betekent dat er wordt gekeken naar een juist dag-nachtritme, de omgeving waarin iemand slaapt (bijvoorbeeld goede kwaliteit matras een hoofdkussen), voedingsgewoonte en lichaamsbeweging.

19.2.2 Benzodiazepines

Als er een slaapstoornis wordt geconstateerd waarbij medicamenteus ingrijpen nodig is, dan zijn benzodiazepines de hypnotica van eerste keus. Het zijn relatief veilige geneesmiddelen (zelfmoord plegen met deze middelen is praktisch onmogelijk), maar evenmin als de andere hypnotica zijn het ideale slaapmiddelen. De benzodiazepines en/of hun werkzame metabolieten, hebben doorgaans een lange halfwaardetijd. Op het eerste gezicht lijkt dit een prettige bijkomstigheid, omdat dan de hele nacht de werking tot uitdrukking kan komen, maar hierdoor kunnen benzodiazepines zorgen voor een negatieve invloed op de alertheid, het concentratievermogen en de motorische vaardigheid overdag. Het typische van het gebruik van benzodiazepines is dat de gebruiker minder goed in staat is fijnmotorisch werk te verrichten ('priegelwerk', autorijden en dergelijke) zonder dat hij zich daarvan bewust is. Het blijkt bijvoorbeeld dat iemand die een benzodiazepine als slaapmiddel heeft genomen de volgende dag meer moeite heeft om de auto in het verkeer letterlijk en figuurlijk in het rechte spoor te houden, vandaar ook dat in de apotheek dit soort geneesmiddelen wordt voorzien van een sticker waarop staat vermeld dat dit middel de rijvaardigheid kan beïnvloeden. Alcohol versterkt de werking.

Met betrekking tot de psychische en lichamelijke afhankelijkheid van benzodiazepines komen steeds meer gegevens beschikbaar, die erop wijzen dat deze verslaving veel vaker voorkomt dan algemeen wordt aangenomen. De belangrijkste reden daarvoor is waarschijnlijk dat benzodiazepines de slaaparchitectuur van de gebruiker ernstig verstoren. Zij blokkeren met name de diepe slaap, zodat van echt herstellen tijdens de slaap geen sprake is. Dat is ook de reden dat deze slaapmiddelen niet langer dan veertien dagen (maar zeker niet langer dan twee maanden) gebruikt dienen te worden.

Er is een groot aantal benzodiazepines op de markt (zie tabel 19.1).

Het langst werkzame middel is flurazepam. Bij bejaarden heeft het een halfwaardetijd die kan oplopen tot tweehonderd uur. Het spierverslappende effect van dit middel kan, indien het elke avond wordt ingenomen, door cumulatie sterk op de voorgrond treden. Vallen met als gevolg heupfracturen is beschreven. Flunitrazepam valt onder de bepalingen van de Opiumwet.

Voor het maken van een keuze gaat de voorkeur uit naar temazepam of nitrazepam in een lage dosering van 10 respectievelijk 2,5 mg. Reden hiervoor is het beperkte effect (bij incidenteel gebruik) de dag na inname. Bij ouderen wordt vaak volstaan met een lagere dosering. Bij kinderen worden benzodiazepines bij hoge uitzondering voorgeschreven.

Tabel 19.1   Benzodiazepines en benzodiazepineachtigen

Stofnaam	Merknaam
alprazolam	Xanax
bromazepam	
chloordiazepoxide	
clorazepinezuur	Tranxene
diazepam	Stesolid, Valium
flunitrazepam	Rohypnol
flurazepam	Dalmadorm
lorazepam	Temesta
lormetazepam	Noctamid, Loramet
midazolam	Dormicum
nitrazepam	Mogadon
oxazepam	Seresta
prazepam	Reapam
temazepam	Normison
zolpidem	Stilnoct
zopiclon	Imovane

19.2.3   Melatonine

Melatonine is een lichaamseigen stof. Het wordt geproduceerd door de pijnappelklier. Er is onderzoek gedaan naar gebruik van het middel bij jetlag. Vanuit onderzoek is hier voldoende gunstig effect te zien. In 2007 is in Europa een melatoninetablet met gereguleerde afgifte geregistreerd voor kortdurende behandeling van primaire slapeloosheid zonder een vastgestelde oorzaak. Daarnaast wordt melatonine ook wel gebruikt bij mensen met ADHD en een slaapstoornis. Hier is alleen weinig onderzoek naar gedaan.

19.2.4   Niet-hypnotica met een slaapverwekkende werking

Er is een groot aantal stoffen dat als (bij)werking een slaapinducerende werking heeft. Te denken valt aan de oudere *antihistaminica*, die bijvoorbeeld bij hooikoorts worden gegeven, en de oudere natuurlijke producten, zoals *valeriaan*, dat in diverse vormen onder verschillende namen in de handel is. Men moet altijd bedenken dat bij de werking van een slaapmiddel de placebowerking sterk meespeelt.

19.3   Conclusie

Er kan worden geconcludeerd dat er een groep nuttige producten aanwezig is, waarmee de arts de meeste slaapstoornissen kan doorbreken. Verstandig gebruik is echter noodzakelijk! Hypnotica en sedativa zijn onschadelijk bij kortdurend gebruik; bij chronisch gebruik echter kunnen schadelijke effecten worden verwacht. Overigens blijken de meeste benzodiazepines maar betrekkelijk kort hun werking te houden. Mede daarom moeten zij als slaapmiddel niet langer dan twee weken gebruikt worden.

Deel D
Geneesmiddelen voor het brein

20   Psychofarmaca

Leerdoel: Inzicht verwerven in de complexiteit van psychische aandoeningen en in de werking en bijwerkingen van diverse psychofarmaca.
Benodigde tijd: 3 uur.

20.1   Inleiding

Psychische aandoeningen horen bij het menselijke bestaan. Al in de Oudheid was er sprake van aandoeningen zoals hysterie, manie en psychose. Geneesmiddelen die deze ziektebeelden kunnen verlichten kennen we echter pas vrij kort. Zo zijn de antipsychotica en de therapeutische werking van lithium halverwege pas de vorige eeuw ontdekt. De antidepressiva zijn pas daarna op de markt gekomen.

De fysiologie van de hersenen is erg ingewikkeld. De hersenen bestaan uit een complex netwerk van diverse afzonderlijke gebieden. Inzichten in de werking van de afzonderlijke hersengebieden en de relaties tussen deze gebieden zijn voortdurend aan ontwikkeling onderhevig. De theorieën over de afwijkingen in de hersenen die een rol spelen bij de diverse aandoeningen veranderen regelmatig.
In een simplistische benadering kan men in ieder geval spreken van betrokkenheid van het limbisch systeem. Het limbisch systeem reguleert emotie, genot en motivatie van gedrag. De amygdala en hippocampus zijn onderdeel van dit systeem. De hypothalamus speelt ook een rol. De hypothalamus is een belangrijk schakelstation van alle binnenkomende zintuiglijke signalen en staat onder invloed van het limbisch systeem. Het limbisch systeem plakt als het ware een gevoel aan de binnengekomen signalen. De prefrontale cortex is verantwoordelijk voor de uitvoering van ons gedrag naar aanleiding van de sensorische input. Ook onze cognitie wordt vanuit de prefrontale cortex geregeld.
Als de connectie tussen de hypothalamus en de prefrontale cortex minder functioneert, geeft dit een afvlakking van het gevoel. Verandering van de relatie tussen de hypothalamus en het limbisch systeem kan leiden tot psychotische verschijnselen.

Tabel 20.1 Effecten van de verschillende aangrijpingspunten van psychofarmaca

stimulatie serotoninesysteem	vermindering depressie
	vermindering angst
	misselijkheid en braken
	hoofdpijn
	slapeloosheid
	agitatie
	bloedingen
	anorexie
	verminderd libido
stimulatie noradrenalinesysteem	vermindering depressie
	tremor
	tachycardie
blokkade noradrenerge receptoren	orthostatische hypotensie
	duizeligheid
	sedatie
blokkade dopaminerge receptoren	vermindering psychoses
	extrapiramidale verschijnselen
	galactorroe
	libidoverlies
blokkade histaminereceptoren	gewichtstoename
	sedatie
blokkade acetylcholinerge receptoren	tachycardie
	droge mond
	obstipatie
	visusstoornissen
	urineretentie
	duizeligheid
	verwardheid

In de hersenen wordt de communicatie tussen de hersengebieden gereguleerd door signaaloverdracht tussen zenuwcellen. Deze overdracht vindt plaats met behulp van neurotransmitters. Neurotransmitters zijn boodschapperstoffen die door de ene zenuw worden afgegeven en binden aan receptoren op het volgende zenuwlichaam.

Elke neurotransmitter heeft specifieke hersengebieden waar hij werkzaam is. Indirect oefenen ze ook invloed uit op elkaar. Door dit complexe netwerk is er nog veel onduidelijk over de fysiologie van de hersenen, de pathologie van psychische aandoeningen en het werkingsmechanisme van de psychofarmaca.

Een verandering in het functioneren van hersengebieden treedt op wanneer een zenuwcel meer of minder neurotransmitter dan normaal afgeeft. Hierdoor verandert de signaaloverdracht van de ene zenuwcel naar de andere.

De belangrijkste neurotransmitters die een rol spelen bij psychische aandoeningen zijn de monoamines dopamine, noradrenaline en serotonine en het gamma-aminoboterzuur (GABA). De monoamines hebben voornamelijk een stimulerende werking op signaaloverdracht tussen zenuwen, GABA daarentegen werkt remmend. In tabel 20.1 zijn de symptomen die ontstaan na stimulatie of blokkade van de verschillende neurotransmissiesystemen weergegeven.

20.2 Psychische aandoeningen

Psychische aandoeningen komen veelvuldig voor in de algemene bevolking, maar zijn vaak moeilijk te diagnosticeren. Ze worden officieel ingedeeld volgens de DSM-IV (Diagnostic and Statistical Manual of Mental Disorders, ed. IV). Vaak is er echter sprake van overlap van ziektebeelden waardoor het moeilijk is om tot een duidelijke diagnose te komen. Er bestaan (nog) geen biochemische tests om deze aandoeningen vast te stellen en ook de beeldvormende technieken spelen nog nauwelijks een rol in de diagnostiek. Om een diagnose te stellen, wordt daarom gebruikgemaakt van gevalideerde vragenlijsten.

De meeste psychische aandoeningen zijn chronisch en zorgen voor een zware ziektelast voor de patiënt en hun omgeving. Door de zware ziektelast is de incidentie van suïcide, en daardoor de mortaliteit van deze aandoeningen, erg hoog.

Van de meeste psychische aandoeningen is bekend dat ze voor een deel genetisch zijn bepaald. De aandoening hoeft echter niet altijd tot uiting te komen. Het daadwerkelijk tot uiting komen hangt meestal samen met bepaalde grote gebeurtenissen in het leven van de patiënt of wordt getriggerd door het gebruik van drugs, alcohol en geneesmiddelen.

Voor de behandeling van psychische aandoeningen worden psychotherapeutische en gedragsgerichte interventies gecombineerd met farmacotherapie. De behandeltechniek die de voorkeur heeft verschilt per ziektebeeld. Soms is farmacotherapeutische stabilisatie nodig voordat een patiënt open kan staan voor psychotherapie.

In deze paragraaf worden de belangrijkste psychische aandoeningen en de verschillende farmacotherapeutische behandelopties kort besproken. In de volgende paragraaf wordt verder ingegaan op de afzonderlijke geneesmiddelgroepen.

20.2.1 Schizofrenie

Een psychose is het vertekend waarnemen van de realiteit. Dit kan optreden in de vorm van hallucinaties, wanen (verstoring van de inhoud van het denken) en verwardheid in het denken zelf. Dit zijn de zogenaamde positieve symptomen.

Een psychose kan een endogene of exogene oorzaak hebben. Voorbeelden van exogene psychoses zijn het delier, psychose door middelen (misbruik) of door verwonding. De exogene psychoses zijn over het algemeen volledig herstelbaar en farmacotherapeutische interventie is meestal niet noodzakelijk.

Schizofrenie is het herhaaldelijk optreden van psychoses. De ziekte begint vaak tussen het 20e en 30e levensjaar en komt evenveel voor bij mannen als bij vrouwen. Bij het chronische beloop van schizofrenie ontstaan in de loop van de tijd ook de zogenaamde negatieve symptomen zoals affectieve vervlakking (vlakke stemming), verlies van initiatief, apathie en spraakarmoede.

De positieve symptomen ontstaan door een dopaminerge disregulatie in de limbische hersengebieden, maar zijn ook onderhevig aan invloeden van andere neurotransmitters. Het is nog onduidelijk welke neurotransmitters dat precies zijn. De negatieve symptomen vinden hun oorsprong in de prefrontale cortex, het mechanisme is onduidelijk en de behandeling van deze symptomen is lastiger dan de behandeling van de positieve symptomen.

Voor de behandeling van schizofrenie kan men kiezen tussen de klassieke antipsychotica of de atypische antipsychotica. Hun werking op de positieve symptomen is vergelijkbaar. De atypische middelen claimen meer effect te hebben op de negatieve symptomen, dit is echter nooit hard bewezen. De keuze tussen deze twee groepen wordt doorgaans gemaakt op basis van hun bijwerkingenprofiel. Als laatste behandeloptie kan gekozen worden voor het atypische geneesmiddel clozapine. Vanwege de bijwerkingen is dit middel voornamelijk gereserveerd voor moeilijk behandelbare schizofrenie.

20.2.2 Stemmingsstoornissen

Stemmingsstoornissen zijn onder te verdelen in een verminderde stemming (depressie) en een verhoogde stemming (manie). Wanneer deze stemmingsniveaus elkaar afwisselen, spreekt men van een bipolaire stoornis (manische depressie).

Depressie

Er is sprake van een depressieve episode indien een patiënt gedurende minstens twee weken zonder duidelijke oorzaak (zoals een sterfgeval) minimaal vijf van de onderstaande symptomen heeft, waaronder in ieder geval één van de twee kernsymptomen. De kernsymptomen zijn sombere stemming en verlies van interesse of plezier. Overige symptomen die kunnen optreden zijn gevoelens van waardeloosheid/schuld, suïcidale gedachten, concentratieproblemen, slaapproblemen, verandering van eetlust, vermoeidheid of agitatie/remming.

Een depressieve episode verdwijnt vaak vanzelf binnen een halfjaar, maar er is 50% kans dat een patiënt nog een depressieve episode krijgt. Bij 5-10% van de patiënten is er sprake van een chronische aandoening. Vrouwen hebben tweemaal zoveel kans op het krijgen van een depressie.

Bij depressie is het evenwicht tussen serotonine, noradrenaline en in mindere mate dopamine in het limbisch systeem verstoord. Antidepressiva herstellen dit evenwicht. Onder invloed van antidepressiva verandert de gevoeligheid van de zenuwcellen voor neurotransmitters. Dit is een proces dat in de loop van enkele weken optreedt. Het duurt dus enkele weken voordat het antidepressieve effect zichtbaar is.

Voor de behandeling van een matige depressie gaat de voorkeur uit naar een selectieve serotonineheropnameremmer (SSRI) of een serotonine-noradrenalineheropnameremmer (SNRI). Bij onvoldoende effectiviteit wordt geswitcht naar een middel uit een andere groep antidepressiva.

Bij een ernstige depressie wordt vaker gekozen voor een tricyclisch antidepressivum (TCA). Indien een TCA onvoldoende werkzaam is, kan mirtazapine of lithium toegevoegd worden. Bij therapieresistente depressies kan als laatste stap een niet-selectieve monoamineoxidaseremmer (MAO-remmer) voorgeschreven worden. Deze middelen zijn goed werkzaam tegen depressies, maar vanwege hun ernstige bijwerkingen niet officieel geregistreerd in Nederland. Een voorbeeld van zo'n middel is tranylcypromine. Tegenwoordig worden bij een milde depressie steeds vaker zonder recept verkrijgbare preparaten met sint-janskruid gebruikt. Dit kruidenpreparaat is effectief, maar kan de werking van andere geneesmiddelen, waaronder antidepressiva, sterk beïnvloeden en moet daarom met terughoudendheid toegepast worden.

Manie en bipolaire stoornis

Bij een manie is er sprake van een duidelijk herkenbare periode met een abnormale en voortdurend verhoogde, expansieve of prikkelbare stemming. Deze dient gedurende ten minste een week aanwezig te zijn en gepaard te gaan van minimaal drie van de volgende symptomen: verhoogd gevoel van eigenwaarde/grootheidsideeën, afgenomen behoefte aan slaap, verhoogde spraakzaamheid, eenvoudig af te leiden aandacht, overmatig bezig zijn met aangename activiteiten (zoals seks en koopwoede) en psychomotore agitatie. Een manie kan soms ontaarden in een psychose.

Als depressie en manie elkaar afwisselen, spreekt men van een bipolaire stoornis. De bipolaire stoornis start meestal rond het 21e levensjaar. De ziekte komt evenveel voor bij beide geslachten.

Behandeling van de bipolaire stoornis gebeurt met zogenaamde stemmingstabilisatoren.

Het merendeel van de geneesmiddelen in deze groep is in eerste instantie voor een andere (niet-psychiatrische) aandoening geregistreerd. Lithium is de belangrijkste vertegenwoordiger van deze groep. Andere stemmingstabilisatoren zijn de anti-epileptica valproaat, carbamazepine en lamotrigine en verschillende atypische antipsychotica. Vaak is een combinatie van lithium of valproaat met een antipsychoticum nodig om een patiënt goed in te stellen. Antidepressiva moeten met beleid gebruikt worden tijdens de depressieve fase van een bipolaire stoornis, ze kunnen namelijk een manie uitlokken.

20.2.3   Angststoornissen

Angst is een gezond fysiologisch fenomeen dat de mens helpt in situaties waar gevaar dreigt. Het bestaat uit een psychische en fysieke component. De fysieke component is vooral noradrenerg bepaald en leidt tot symptomen zoals verhoogde hartfrequentie, zweten en verhoogde alertheid. Op neuraal niveau zijn naast noradrenaline de neurotransmitters serotonine en GABA in de hersenstam en amygdala betrokken. GABA is een remmende neurotransmitter die emoties dempt. GABA wordt gestimuleerd door bepaalde anxiolytica, maar ook door alcohol.

Wanneer er sprake is van bovenmatige angst die interfereert met het normale dagelijkse leven, spreekt men van een angststoornis. Er bestaande verschillende soorten angst: de gegeneraliseerde angststoornis waarbij patiënten altijd nerveus en gespannen zijn en tobben over allerlei kleine dagelijkse gebeurtenissen, de paniekstoornis, fobieën zoals sociale fobie en specifieke fobieën (pleinvrees, vliegangst) en de obsessieve compulsieve persoonlijkheidsstoornis ('dwangneurose') die gekenmerkt wordt door dwangmatige gedachten en handelingen. De posttraumatische stressstoornis wordt hier buiten beschouwing gelaten.

Angststoornissen zijn goed behandelbaar. Behalve uitgebreide niet-farmacotherapeutische interventies wordt er primair gebruikgemaakt van serotonerg werkende antidepressiva, zoals SSRI's, clomipramine en venlafaxine. Het duurt enkele weken voordat de werking van deze serotonerge middelen intreedt. Eventueel kan in deze periode ter ondersteuning kortdurend een benzodiazepine worden gebruikt. Benzodiazepines worden verder toegepast bij angststoornissen waarbij serotonerge antidepressiva onvoldoende effectief blijken.

Het anxiolyticum buspiron is alleen effectief bij gegeneraliseerde angst en wordt ingezet als serotonerg werkende antidepressiva onvoldoende effect hebben. Bij specifieke vormen van sociale fobie, zoals podiumvrees, kan de bètablokker propranolol worden ingezet.

20.2.4 Attention-deficit hyperactivity disorder (ADHD)

ADHD is een aandachtstekortstoornis met hyperactiviteit. ADHD ontstaat doorgaans voor het 7e levensjaar en komt bij minder dan 4% van de kinderen in Nederland voor, vaker bij jongens dan bij meisjes. Bij de meeste kinderen vermindert de hyperactiviteit tijdens de adolescentie. De aandachtsproblemen blijven vaak ook op volwassen leeftijd aanwezig. Vanwege de ernstige gedragsproblemen vormt deze ziekte een grote belasting voor het gezinsleven.

Behandeling vindt vooral plaats met methylfenidaat. Hiervan is het kortwerkende preparaat Ritalin® en de langer werkende producten Concerta®, Equasym® en Medikinet® op de markt. Het voordeel van het duurdere Concerta® is dat het eenmaal daags gedoseerd kan worden. Atomoxetine is een recentelijk geïntroduceerd geneesmiddel voor de behandeling van ADHD. De meerwaarde in werking en veiligheid ten opzichte van methylfenidaat is nog niet duidelijk.

20.3 Psychofarmaca

De indeling van psychofarmaca geschiedt van oudsher op basis van het ziektebeeld waarbij ze in eerste instantie werden toegepast. Met alle voortschrijdende inzichten is deze indeling enigszins achterhaald, maar ze wordt nog steeds gehanteerd. In tabel 20.2 is deze indeling weergegeven.

Psychofarmaca oefenen hun werking uit door verschillende neurotransmittersystemen te beïnvloeden. De belangrijkste werkingsmechanismen zijn blokkade van dopamine- en noradrenalinereceptoren en stimulatie van het serotonerge en noradrenerge systeem. De neurotransmitters acetylcholine en histamine hebben geen grote invloed op de psychische aandoeningen zelf, maar worden wel geblokkeerd door diverse psychofarmaca. Zo zijn zij verantwoordelijk voor een aantal bijwerkingen van deze middelen.

20.3.1 Antipsychotica

De belangrijkste indicatie voor het gebruik van antipsychotica is schizofrenie. Verschillende antipsychotica zijn ook geregistreerd voor de behandeling van een delier, psychotische depressie, manie en gedragsstoornissen bij dementie en verstandelijk gehandicapten. In de praktijk worden antipsychotica ook ingezet om zeer angstige en geagiteerde patiënten te kalmeren. Antipsychotica kunnen verdeeld worden in twee groepen: de klassieke antipsychotica en de atypische antipsychotica.

Klassieke antipsychotica

De klassieke antipsychotica zijn de oudste psychofarmaca. Halverwege de vorige eeuw zijn ze ontdekt en ze nemen nog steeds een prominente plaats in bij de behandeling van schizofrenie. De klassieke antipsychotica hebben allemaal een antidopaminerge werking, deze is verantwoordelijk voor het reduceren van de positieve symptomen zoals hallucinaties. De snelheid waarmee de werking intreedt, is verschillend per positief symptoom. Als eerste vermindert de angst en agitatie. In de loop van vier tot zes weken verdwijnen ook de hallucinaties en tot slot de wanen. Ze hebben nauwelijks effect op de negatieve symptomen.

De klassieke antipsychotica zijn te verdelen in de hoogpotente en laagpotente antidopaminerge middelen. De hoogpotente middelen blokkeren al in lage doseringen het grootste gedeelte van het dopaminerge circuit in de hersenen en hebben nauwelijks affiniteit voor andere neurotransmitters. Zij geven voornamelijk antidopaminerge bijwerkingen zoals extrapiramidale symptomen. Het belangrijkste hoogpotente antipsychoticum is haloperidol.

Zuclopentixol, flufenazine en flupentixol zijn de belangrijkste laagpotente klassieke antipsychotica. Behalve hun antidopaminerge werking blokkeren deze middelen in mindere mate ook andere neurotransmitters zoals noradrenaline, acetylcholine en histamine. Hun bijwerkingenprofiel is hierdoor veelzijdiger: naast extrapiramidale symptomen kunnen deze middelen ook sedatie, gewichtstoename en orthostatische hypotensie geven.

Extrapiramidale symptomen zijn bewegingsstoornissen. Ze ontstaan, net zoals de ziekte van Parkinson, door een disbalans tussen de neurotransmitters dopamine en acetylcholine. Er zijn verschillende soorten bewegingsstoornissen. Naast parkinsonisme, dat qua symptomen vergelijkbaar is met de ziekte van Parkinson, kan de patiënt last hebben van acathisie (bewegingsonrust), acute dystonie (verkramping van bijvoorbeeld kaak) en tardieve dyskinesie. Tardieve dyskinesie ontstaat bij langdurig gebruik van (hoge doseringen) klassieke antipsychotica en uit zich in de vorm van onwillekeurige samentrekkingen van mond-, tong- en gezichtsspieren (stereotiepe 'smakkende mond'). Bewegingsstoornissen kunnen heel hinderlijk en stigmatiserend zijn voor de patiënt. Door het anticholinergicum biperideen (Akineton®) verminderen de meeste extrapiramidale symptomen; het middel wordt vaak toegevoegd om hoger te kunnen doseren.

Atypische antipsychotica

De atypische antipsychotica zijn relatief nieuwe geneesmiddelen voor de behandeling van schizofrenie. De atypische antipsychotica hebben een veel complexer werkingsmechanisme dan de klassieke middelen: ze grijpen aan op meerdere neurotransmitters, waaronder histamine, acetylcholine, serotonine en noradrenaline. Elk atypisch middel heeft een ander spectrum van neurotransmitters waar het affiniteit voor heeft. Alleen risperidon heeft een duidelijk antidopaminerge component, de overige middelen grijpen nauwelijks aan op dit systeem. De atypische antipsychotica zouden, afgezien van een effect op de positieve symptomen, mogelijk meer verbetering geven van de negatieve symptomen. Dit is echter alleen voor clozapine bewezen.

Door hun geringe blokkade van het dopaminerge systeem geven de atypische antipsychotica weinig extrapiramidale bijwerkingen. Andere bijwerkingen zoals sedatie, orthostatische hypotensie, gewichtstoename (en daardoor het verhoogd risico op het ontstaan van diabetes) staan meer op de voorgrond. Deze gewichtstoename is niet gering, bij olanzapine en clozapine kan dit 10-20 kg zijn. De gewichtstoename en het verhoogde risico op het ontstaan van diabetes maken deze middelen sterk verdacht voor het ontstaan van het metabool syndroom (diabetes, hart- en vaatafwijkingen). Hart- en vaatziekten vormen daarom een relatieve contra-indicatie voor het gebruik van deze nieuwere antipsychotica.

Clozapine wordt ook onder de atypische middelen geschaard, maar heeft een status aparte. Het is ontdekt in de jaren zeventig van de vorige eeuw en is dus het oudste atypische middel, maar wordt pas als derde keus voorgeschreven in verband met de ernstige bijwerkingen die het middel kan hebben op het bloedbeeld. Bekende voorbeelden zijn agranulocytose en granulocytopenie die mogelijk fataal kunnen aflopen. Hierdoor dient bij gebruik van dit middel het bloedbeeld van de patiënt frequent gemonitord te worden.

Een van de belangrijkste oorzaken van falen van therapie bij schizofrenie is de therapieontrouw van de patiënt. Van enkele klassieke antipsychotica en het atypische risperidon zijn depotinjecties op de markt, deze kunnen de behandelaar en de patiënt ondersteunen in de continuïteit van de therapie.

20.3.2 Antidepressiva

De oudste antidepressiva zijn de tricyclische middelen (TCA) en de niet-selectieve monoamineoxidaseremmers (MAO-remmers). De belangrijkste ontwikkeling was die van de selectieve serotonineheropnameremmers (SSRI's in de jaren tachtig van de vorige eeuw. Meer recentelijk zijn aan het arsenaal van antidepressiva mirtazepine en de serotonine-noradrenalineheropnameremmers (SNRI's) toegevoegd.

Antidepressiva worden ingezet bij de behandeling van depressie, angststoornissen, neuropathische pijnen en boulimia. Voor welke aandoening een antidepressivum werkzaam is, is afhankelijk van het werkingsmechanisme.

Al deze middelen beïnvloeden het serotonerge en/of noradrenerge neurale netwerk. Ze zorgen voor een adaptatie van de receptoren waarop serotonine en adrenaline aangrijpen. Deze aanpassing, en dus de antidepressieve werking, treedt op in de loop van een paar weken. De somatische bijwerkingen, zoals hoofdpijn, misselijkheid en braken (zie tabel 20.1) treden echter direct op en kunnen erg hinderlijk zijn. Deze bijwerkingen zijn doorgaans van voorbijgaande aard. In het begin van de behandeling zou er, vooral bij de SSRI's, sprake kunnen zijn van een verhoogd risico op suïcide. Dit komt waarschijnlijk doordat de middelen in de eerste dagen al wel de passiviteit van de patiënt verminderen, maar nog nauwelijks effect hebben op de depressiviteit.

Switchen van het ene middel naar het andere dient voorzichtig te gebeuren in verband met het risico van overstimulatie van het serotonerge systeem (het zogenaamde serotoninesyndroom). Symptomen die bij dit syndroom kunnen optreden zijn hyperreflexie, myoclonus, verwarring, agitatie en koorts.

Tricyclische antidepressiva (TCA)

In tabel 20.2 staan de belangrijkste vertegenwoordigers van deze groep opgesomd. De TCA's remmen in verschillende mate de heropname van noradrenaline en/of serotonine tijdens de signaaloverdracht tussen zenuwcellen. Ze stimuleren zo het serotonerge en/of noradrenerge systeem. Sommige blokkeren ook een specifieke noradrenerge receptor (alfa-1). Clomipramine is een TCA dat voornamelijk de serotonerge heropname remt en wordt daarom ook bij angststoornissen toegepast.

De bijwerkingen van TCA's worden niet alleen door bovenstaande werkingsmechanismen bepaald, maar ook door blokkade van acetylcholinerge en noradrenerge receptoren (zie tabel 20.1). De anticholinerge bijwerkingen zoals verwardheid en tachycardie maken deze middelen minder geschikt voor gebruik bij ouderen.

De bijwerkingen van TCA's treden al op bij subtherapeutische doseringen. Omdat de antidepressieve werking pas na enkele weken intreedt en de bijwerkingen niet als therapeutische graadmeter gebruikt kunnen worden, dient de juiste dosis van deze middelen op geleide van de bloedspiegel vastgesteld te worden.

Door een kinidineachtige werking op het hart zijn TCA's erg toxisch bij overdosering: vertraging van de geleiding kan leiden tot ritmestoornissen en hartstilstand. Andere symptomen bij intoxicatie zijn ademhalingsdepressie, bewustzijnsdaling en convulsies. De TCA's zijn effectief in de behandeling van depressie, maar door hun toxiciteit zijn ze niet meer het middel van eerste keus.

Selectieve serotonineheropnameremmers (SSRI))

Zoals de naam al zegt, remmen deze middelen specifiek de heropname van serotonine tijdens de signaaloverdracht tussen zenuwcellen. Ze hebben hun effectiviteit bewezen in matige depressies. Vanwege hun serotonerge werking hebben deze middelen een prominente plaats in de behandeling van angststoornissen. (Zie tabel 20.2 voor de verschillende SSRI's.)

SSRI's hebben een aantal voordelen ten opzicht van TCA's. Ze zijn eenvoudig te doseren zonder dat bloedspiegels bepaald hoeven te worden en ze zijn relatief veilig bij overdosering omdat ze nauwelijks invloed hebben op de hartgeleiding. Bij overdosering kunnen ze wel net als TCA's convulsies geven. De belangrijkste bijwerkingen, naast misselijkheid, braken en hoofdpijn, zijn seksuele bijwerkingen en een verhoogd risico op bloedingen.

De middelen verschillen onderling vooral in werkingsduur: fluoxetine is langwerkend en paroxetine is vrij kort werkend. Daarnaast verschillen deze middelen in de mate waarin ze interacties geven met andere geneesmiddelen. Fluoxetine, paroxetine en fluvoxamine remmen bepaalde leverenzymen waardoor de afbraak van veel andere geneesmiddelen vertraagd kan worden. Citalopram en sertraline doen dit nauwelijks.

Overige antidepressiva

Tot de groep van serotonine-noradrenalineheropnameremmers (SNRI's) behoren venlafaxine en duloxetine. Deze middelen hebben een werkingsmechanisme vergelijkbaar met TCA's: ze remmen zowel de heropname van serotonine als noradrenaline. Het grote voordeel van deze nieuwere (en duurdere) middelen is dat ze nauwelijks effect hebben op andere neurotransmitters. Ze geven minder bijwerkingen en zijn veiliger in gebruik vergeleken met TCA's. Belangrijkste bijwerking, naast misselijkheid, braken en hoofdpijn, is bloeddrukstijging. Met venlafaxine is ondertussen veel ervaring opgedaan, duloxetine is nog te nieuw om een duidelijke plaats te hebben.

Mirtazapine is een antidepressivum dat niet de heropname van neurotransmitters remt, maar direct werkt op serotoninereceptoren op de zenuwcel. Daarnaast blokkeert het histaminereceptoren. Doordat mirtazapine het serotonerge systeem op een andere manier beïnvloedt, is het ook geregistreerd voor toevoeging aan andere antidepressiva wanneer die onvoldoende effectief blijken te zijn. Specifieke bijwerkingen van mirtazapine zijn gewichtstoename en sedatie. Van deze laatste bijwerking wordt tegenwoordig steeds vaker gebruikgemaakt door mirtazapine toe te passen als slaapmiddel.

20.3.3 Stemmingsstabilisatoren

In deze paragraaf wordt alleen de stemmingstabilisator lithium besproken. Lithium is het oudste en meest gebruikte geneesmiddel bij de behandeling van stemmingstoornissen zoals de manie en bipolaire stoornis. Het heeft ook een antidepressieve werking. Het werkingsmechanisme is nog onbekend.

Lithium is een element dat chemisch nauw verwant is aan natrium en kalium. Hierdoor staat het sterk onder invloed van de vocht- en elektrolytenhuishouding van het lichaam. Het heeft een smalle therapeutische breedte, waardoor intoxicaties gemakkelijk kunnen optreden. Monitoring van de bloedspiegels dient daarom met regelmaat plaats te vinden, in ieder geval wanneer er veranderingen zijn in de nierfunctie, de vochtinname van de patiënt (bijvoorbeeld in warme zomers en bij koorts) en bij veranderingen in co-medicatie die een invloed heeft op de elektrolytenhuishouding (diuretica, NSAID's en ACE-remmers).

De belangrijkste bijwerkingen van lithium zijn voorbijgaande misselijkheid en braken, dorst, gewichtstoename en polyurie en tremor. Frequente controle van de schildklier is vereist omdat lithium een reversibele hypothyreoïdie kan geven.

Bij intoxicatie staan in eerste instantie symptomen als maag-darmklachten, apathie en spierzwakte op de voorgrond, bij ernstige overdosering kunnen ook convulsies en bewustzijnsdaling optreden.

20.3.4 Anxiolytica

De belangrijkste vertegenwoordigers van deze groep zijn de benzodiazepines. Daarnaast is in Nederland het anxiolyticum buspiron geregistreerd. Buspiron is een serotonerg werkend anxiolyticum dat ingezet wordt bij de behandeling van de gegeneraliseerde angststoornis indien antidepressiva hierbij onvoldoende werkzaam zijn. Het heeft nauwelijks bijwerkingen.

De benzodiazepines verminderen de angstige symptomen doordat ze emoties afvlakken. Dit doen ze bij zowel negatieve als positieve emoties. Vanwege deze eigenschap en het optreden van afhankelijkheid worden ze bij voorkeur zo kort mogelijk toegepast, maximaal gedurende twee maanden. Vooral de langer werkende benzodiazepines, zoals alprazolam, lorazepam en oxazepam worden gebruikt als anxiolyticum. De langere werkingstijd wordt bij de meeste benzodiazepines veroorzaakt doordat ze in het lichaam omgezet worden in actieve metabolieten. Bij ouderen, die geneesmiddelen niet meer zo efficiënt uit het lichaam kunnen verwijderen, kunnen deze middelen stapelen en voor extra sedatie zorgen. Oxazepam heeft geen actieve metaboliet en heeft de voorkeur bij gebruik bij ouderen.

De benzodiazepines zijn relatief veilig, ook bij overdosering. Combinatie met alcohol is echter riskant: alcohol versterkt de dempende werking van benzodiazepines op de ademhaling. Flumazenil is een antidotum dat gebruikt kan worden bij een intoxicatie, maar dit dient met terughoudendheid te gebeuren. Bij intoxicatie met benzodiazepines in combinatie met antidepressiva en antipsychotica werken de benzodiazepines beschermend tegen de convulsieve werking van de andere psychofarmaca. Flumazenil haalt deze beschermende werking dan ook weg.

20.3.5 Psychostimulantia

Het enige geregistreerde psychostimulerende geneesmiddel is methylfenidaat. Methylfenidaat is een sympathicomimeticum dat het centrale zenuwstelsel stimuleert. Het lijkt in farmacologische eigenschappen op de en valt onder de Opiumwet. Dit middel wordt veelvuldig toegepast bij de behandeling van ADHD, maar het werkingsmechanisme is onbekend. Methylfenidaat zorgt dat de patiënt rustiger wordt en zich beter kan concentreren. Het geneest ADHD niet, het verlicht enkel de symptomen. Vanwege de opwekkende eigenschappen dient het niet in de loop van de dag gedoseerd te worden. In verband met de sympathicomimetische eigenschappen is methylfenidaat gecontra-indiceerd bij hart- en vaatziekten.

Tabel 20.2 Indeling van de psychofarmaca

	Groep	Stofnaam	Merknaam
antipsychotica	klassieke antipsychotica	broomperidol	Impromen
		flufenazine	Anatensol
		flupentixol	Fluanxol
		haloperidol	Haldol
		penfluridol	Semap
		perfenazine	
		pimozide	Orap
		pipamperon	Dipiperon
		zuclopentixol	Cisordinol
	atypische antipsychotica	aripiprazol	Abilify
		clozapine	Leponex
		olanzapine	Zyprexa
		quetiapine	Seroquel
		risperidon	Risperdal
		sertindol	Serdolect
antidepressiva	tricyclische antidepressiva	amitriptyline	Tryptizol
		clomipramine	Anafranil
		imipramine	
		nortriptyline	Nortrilen
	SSRI's	citalopram	Cipramil
		escitalopram	Lexapro
		fluoxetine	Prozac
		fluvoxamine	Fevarin
		paroxetine	Seroxat
		sertraline	Zoloft
	MAO-remmers	moclobemide	
		tranylcypromine	Parnate
	overige antidepressiva	duloxetine	Cymbalta
		venlafaxine	Efexor
		mirtazapine	Remeron

Tabel 20.2   Indeling van de psychofarmaca (vervolg)

	Groep	Stofnaam	Merknaam
anxiolytica	benzodiazepines	alprazolam	Xanax
		diazepam	Valium
		lorazepam	Temesta
		oxazepam	Seresta
	overige anxiolytica	buspiron	Buspar
stemmings-stabilisatoren		lithium	Priadel, Litarex, Camcolit
psychostimulantia		atomoxetine	Strattera
		hydroxyboterzuur	Xyrem
		methylfenidaat	Ritalin
			Concerta
			Equasym
			Medikinet
		modafinil	Modiodal

21   Anti-epileptica

Leerdoelen:
- Inzicht krijgen in het belang van de behandeling van epilepsie.
- Inzicht krijgen in het nut van de serumspiegelbepaling.
- Inzicht krijgen in het gebruik van anti-epileptica als profylaxe en als therapie bij een aanval.

Benodigde tijd: 1 uur.

Het doel van medicatie bij epilepsiepatiënten is het voorkomen van aanvallen (insulten). Elk insult zal, behalve de eventuele hersenbeschadiging door zuurstoftekort, het ontstaan van de volgende aanval bevorderen.

Het juist doseren van anti-epileptica is dan ook van uitermate groot belang. Te laag doseren kan aanleiding geven tot insulten. Te hoog doseren leidt tot ongewenste toxische effecten. Om dit toxische gebied te vermijden, blijkt het bij sommige patiënten nodig te zijn meer dan één geneesmiddel tegen epilepsie voor te schrijven. In het algemeen verdient echter monotherapie met slechts één geneesmiddel de voorkeur, aangezien de anti-epileptica veel interacties veroorzaken (onder andere met anticoagulantia, orale anticonceptiva, corticosteroïden en met elkaar).

Anti-epileptica kunnen elkaars afbraak remmen of juist versnellen, waardoor te hoge respectievelijk te lage bloedspiegels van het andere geneesmiddel kunnen ontstaan. Bij combinatietherapieën is het daarom van belang regelmatig de bloedspiegels te controleren en zonodig de doseringen aan te passen.

De relatie tussen dosis en effect is sterk individueel bepaald. Factoren die hierbij onder andere een rol spelen, zijn de resorptie in de darm, de enzymgereguleerde afbraak en de eliminatie uit het lichaam. Doordat deze van patiënt tot patiënt kunnen wisselen, kan een serumspiegel van belang zijn bij het bepalen van het therapiebeleid.

Ook bij bijwerkingen en/of toename van het aantal insulten worden serumspiegels bepaald. We kunnen daarmee ook informatie verkrijgen over een al dan niet progressief verloop van de ziekte en over het al dan niet juist opvolgen van de voorgeschreven medicatie of het eventueel optreden van een interactie. In tabel 21.1 zijn de anti-epileptica weergegeven, waarvan de therapeutische grenzen bekend zijn.

Tabel 21.1 Therapeutische serumspiegels voor anti-epileptica

Anti-epilepticum	Serumspiegel
clobazam	0,03-0,3 mg/l
actieve metaboliet	0,3-3 mg/l
clonazepam	0,03-0.06 mg/l
carbamazepine	5-10 mg/l
ethosuximide	40-90 mg/l
fenobarbital	15-40 mg/l
fenytoïne	8-20 mg/l
lamotrigine	0,5-4,5 mg/l
oxcarbazepine	
hydroxycarbazepine (actieve metaboliet)	10-40 mg/l
valproïnezuur	50-100 mg/l
vigabatrine	geen therapeutisch venster bekend

Bij iedere wijziging van de medicatie zal telkens het effect van ieder geneesmiddel afzonderlijk bepaald moeten worden. Het gelijktijdig verhogen of verlagen van de dosering van verschillende geneesmiddelen kan tot een voor de arts moeilijk te interpreteren beeld van de patiënt leiden.

De instelling van een anti-epilepticum is erg belangrijk. De keuze van het anti-epilepticum hangt onder andere af van de aard van de epilepsie. Om epileptische aanvallen te voorkomen, zijn carbamazepine en valproïnezuur in het algemeen middelen van eerste keus. Is de patiënt hier goed op ingesteld, dan zal hij niet zomaar worden omgezet naar een ander middel.

Fenytoïne, lamotrigine, levetiracetam, oxcarbazepine, topiramaat, gabapentine en pregabaline zijn middelen van tweede keus. Ze zijn niet minder werkzaam dan de middelen van eerste keus, maar hebben op basis van overige eigenschappen niet de voorkeur. Fenytoïne heeft bijvoorbeeld een ongunstiger bijwerkingenprofiel dan carbamazepine en valproïnezuur. Daarnaast kan fenytoïne zich onvoorspelbaar gedragen in het lichaam, waardoor onder- of overdosering relatief snel kan ontstaan. Fenobarbital is behandeling van eerste keus bij pasgeborenen. Voor volwassenen is het een derdekeusmiddel.

Wanneer de insulten zich herhalen zonder dat het bewustzijn terugkeert of waarbij de trekkingen langer duren dan vijf minuten, spreekt men van een *status epilepticus*. Als aanvalsbehandeling bij een status epilepticus zijn diazepam of clonazepam intraveneus of rectaal middelen van eerste keus. Vanwege de uitgebreide ervaring met diazepam wordt het middel als veilig beschouwd. We moeten er bij zo'n acute situatie wel op bedacht zijn dat de patiënt reeds fenobarbital toegediend gekregen kan hebben. Diazepam na gebruik van fenobarbital kan leiden tot een ernstige ademhalingsdepressie.

Een hoofdstuk apart vormt de behandeling van epilepsie tijdens de zwangerschap. Bekend is dat tijdens de zwangerschap het aantal insulten afneemt. Een verklaring zou kunnen zijn dat de folinezuurspiegel – een metaboliet van foliumzuur – lager

Tabel 21.2 Anti-epileptica

Stofnaam	Merknaam
carbamazepine	Tegretol
clobazam	Frisium
clonazepam	Rivotril
diazepam	Valium, Stesolid
ethosuximide	Ethymal, Zarontin
felbamaat	Taloxa
fenobarbital	
fenytoïne	Diphantoïne
gabapentine	Neurontin
lamotrigine	Lamictal
levetiracetam	Keppra
oxcarbazepine	Trileptal
pregabaline	Lyrica
primidon	Mysoline
topiramaat	Topamax
valproïnezuur	Depakine
vigabatrine	Sabril

ligt tijdens de zwangerschap. Verder is ook bekend dat de fenytoïnespiegel tijdens de zwangerschap vaak hoger is bij gelijke dagdosis. Een serumspiegelbepaling is dan ook bij zwangerschap geïndiceerd.

Tijdens de zwangerschap zal de behandeling vaak moeten worden voortgezet. Er zijn aangeboren (teratogene) afwijkingen beschreven bij gebruik van anti-epileptica. Echter, het optreden van insulten is minstens zo nadelig voor de ontwikkeling van de vrucht als voor de moeder. Het streven is tijdens een zwangerschap uit veiligheidsoverwegingen uit te komen met monotherapie met carbamazepine.

Het zal duidelijk zijn dat het instellen van de patiënt op anti-epileptica met grote zorgvuldigheid moet gebeuren, enerzijds omdat anders het beoogde effect niet of onvoldoende wordt bereikt, anderzijds omdat het hier gaat om een chronisch, vaak levenslang gebruik van vrij sterk werkende geneesmiddelen. Van groot belang is de patiënt goed te motiveren zodat hij – ook wanneer hij een tijdlang geen klachten heeft gehad – zijn geneesmiddelen volgens voorschrift blijft innemen.

22 Antiparkinsongeneesmiddelen

Leerdoel: Inzicht krijgen in de achtergronden van de therapeutische mogelijk-heden bij de ziekte van Parkinson.
Benodigde tijd: 1 uur.

22.1 Ziekte van Parkinson

De ziekte van Parkinson werd in 1817 door Parkinson voor het eerst beschreven. Hij wordt gekenmerkt door een aantal stoornissen in de motoriek van de patiënt, met name hypokinesie (bewegingsarmoede), rigiditeit (verhoging van de spanning in de dwarsgestreepte spieren), traagheid, een maskergelaat, spraak- en slikstoornissen, speekselvloed en tremoren.

Bij de ziekte van Parkinson treedt een geleidelijke degeneratie op van de dopamine-producerende neuronen in de substantia nigra. Hierdoor wordt het evenwicht tussen de neurotransmitters dopamine en acetylcholine in de hersenen (in de basale ganglia) verstoord waardoor de bovengenoemde symptomen ontstaan.

Om de diagnose ziekte van Parkinson te stellen, moeten ten minste twee van de volgende vier symptomen aanwezig zijn: bewegingsarmoede/traagheid, rigiditeit, (rust)tremor en houdingsstoornissen. De ziekte van Parkinson is een chronische, on-geneeslijke en invaliderende ziekte, die bovendien het risico op dementie verhoogt (35-55% van de patiënten).

22.2 Geneesmiddelen

De behandeling van de ziekte van Parkinson is uitsluitend symptomatisch en gericht op verbetering of handhaving van het zelfstandig functioneren van de patiënt. De ziekte wordt in verschillende stadia ingedeeld. In stadium I is doorgaans geen medica-tie nodig en kan (indien nodig) worden volstaan met training van de ADL (algemene dagelijkse levensverrichtingen). De medicamenteuze behandeling bestaat uit het sti-muleren van de dopamineactiviteit met behulp van dopaminerge parkinsongenees-middelen (dit heeft vooral invloed op de traagheid en rigiditeit). Daarnaast kunnen parasympathicolytische parkinsonmiddelen worden toegepast, die vooral werkzaam zijn tegen de tremor en speekselvloed.

Het doel van de behandeling is de kwaliteit van leven te verbeteren door de symptomen tot een aanvaardbaar niveau terug te brengen.

Initiële behandeling

Wanneer de ziekte lichte beperkingen geeft, kan gestart worden met amantadine of een parasympathicolyticum, zoals selegiline.

Amantadine oefent via de parasympathicus zijn werking uit, zonder de cognitieve functies te verstoren. De antiparkinsonwerking werd bij toeval ontdekt toen het gebruikt werd ter voorkoming van griep, waarvoor het aanvankelijk geïntroduceerd is. Amantadine wordt ook toegepast ter vermindering van de ernst van de motorische complicaties.

Selegiline is een middel dat de afbraak van dopamine in de hersenen remt en daardoor ook bruikbaar is om, vooral in de beginfase van de ziekte, parkinsonverschijnselen te bestrijden.

Vervolgbehandeling

Bij het toenemen van de symptomen wordt de medicatie aangepast. Er kan dan worden gekozen voor een dopamineagonist of voor levodopa. In latere stadia kan gekozen worden voor een combinatie van beide middelen.

Het tekort aan dopamine kan niet aangevuld worden door orale of parenterale toediening van dopamine. Dit is te wijten aan het feit dat dopamine niet door de bloed-hersenbarrière heen dringt en dus niet in het hersenweefsel kan komen.

In 1961 werd voor het eerst getracht de ziekte van Parkinson te behandelen door het toedienen van *levodopa*, een stof die in het lichaam in dopamine wordt omgezet en die wel door de bloed-hersenbarrière heen dringt. Het probleem was echter dat de omzetting van levodopa in dopamine in het hele lichaam zo snel en massaal verliep dat er slechts weinig levodopa beschikbaar was voor het binnendringen in de hersenen, zodat er grote hoeveelheden levodopa (4 à 5 g/dag) moesten worden toegediend om werkzame concentraties in de hersenen te verkrijgen, waardoor er veel bijwerkingen optraden.

Het was dan ook een logische stap dat men, om de hoeveelheid levodopa te verminderen, geprobeerd heeft de omzetting van levodopa in dopamine buiten de hersenen zo veel mogelijk te blokkeren. Dit leidde tot de ontwikkeling van de *dopadecarboxylaseremmers*. Toediening van de combinatie van levodopa en een decarboxylaseremmer maakt het mogelijk de dosering van levodopa met een factor 4 à 5 te verminderen, met als gevolg een belangrijke vermindering van de bijwerkingen. Dergelijke preparaten zijn Madopar®, Sinemet® en Stalevo®.

Eiwitrijk voedsel kan de werking van levodopa in belangrijke mate verminderen. Daarom zal ook aan het dieet ruim aandacht moeten worden besteed.

Behalve levodopa, al of niet gecombineerd met een decarboxylaseremmer, kunnen ook dopamineagonisten gegeven worden. Deze stoffen prikkelen rechtstreeks de dopaminereceptoren.

Voorbeelden hiervan zijn het bromocriptine, pramipexol en ropinirol. Bij combinatie van een dopamineagonist en levodopa is de werking beter en langer en kan men teruggaan naar een lagere dosering van het oorspronkelijk ingestelde middel.

Bij ernstige tremoren die onvoldoende reageren op de ingestelde medicatie kan verbetering worden bereikt door het toedienen van geneesmiddelen die behoren tot de groep van de parasympathicolytica.

Als antiparkinsongeneesmiddel worden alleen parasympathicolytica met een overwegend centrale werking toegepast, onder andere biperideen, trihexyfenidyl en dexetimide. In het algemeen valt het therapeutisch effect van deze middelen in het niet bij het effect van levodopa. Bovendien hebben de parasympathicolytica veel nare bijwerkingen, zoals verstoring van de cognitieve functies (denkvermogen), urineretentie en oogboldrukverhoging (glaucoom).

Het is jammer dat de effectiviteit van levodopa, al dan niet gecombineerd met decarboxylaseremmers, na een aantal jaren kan afnemen. Vooral bij het optreden van dit 'wearing off'-effect, kan een COMT-remmer als entacapon aan de behandeling worden toegevoegd.

Ondanks deze toevoeging zal uiteindelijk de werkzaamheid van levodopa toch verminderen en dat is de reden waarom men zo laat mogelijk begint met deze levodopapreparaten. Men probeert in eerste instantie uit te komen met de genoemde parasympathicolytica, selegiline of het amantadine. Voor elke patiënt zal daarna in elk stadium de voor hem meest geschikte combinatie moeten worden gezocht.

Apomorfine wordt in combinatie met levodopa toegepast bij therapieresistente gevallen van de ziekte van Parkinson. Apomorfine kan niet oraal worden toegediend vanwege een te groot first-passeffect. Een ander nadeel is dat de patiënt last krijgt van braakneigingen, die door apomorfine kunnen worden opgewekt. De braakneigingen kunnen worden bestreden door het toedienen van domperidon als anti-emeticum.

22.3   Parkinsonisme

Een aantal geneesmiddelen heeft als bijwerking verschijnselen die sterk lijken op de ziekte van Parkinson (extrapiramidale prikkeling). Deze geneesmiddelen behoren veelal tot de groep van de neuroleptica en antidepressiva. Ook zware metalen kunnen deze typische verschijnselen veroorzaken. Dergelijke extrapiramidale symptomen reageren niet op de toediening van levodopa. Ze kunnen meestal worden bestreden door verlaging van de dosering of door combinatie met een van hier beschreven parasympathicolytica.

Tabel 22.1   Geneesmiddelen bij de ziekte van Parkinson

Groep	Stofnaam	Merknaam
dopa-precursors	levodopa/benserazide	Madopar
	levodopa/carbidopa	Sinemet
	levodopa/carbidopa/entacapon	Stalevo
parasympaticolytica	biperideen	Akineton
	dexetimide	Tremblex
	trihexyfenidyl	Artane
overige	amantadine	Symmetrel
	apomorfine	
	bromocriptine	Parlodel
	entacapon	Comtan
	pergolide	Permax
	pramipexol	Sifrol
	rasagiline	Azilect
	ropinirol	Requip
	selegiline	Eldepryl
	tolcapon	Tasmar

Deel E
Hormonen

23 Hypofyse- en hypothalamushormonen

Leerdoelen:
- Kennis verwerven omtrent de hormonen die vrijkomen uit het hypothalamus-hypofyseorgaan.
- Kennis verwerven omtrent het regulatiemechanisme van hormonen.

Benodigde tijd: 2 uur.

Centraal bij de regeling van het hormonale evenwicht staat het hypothalamo-hypofysaire systeem. De hypofyse is een kleine klier die is gelegen midden in de schedel, tegen de hypothalamus aan. De hypofyse is via een 'steeltje' verbonden met de hypothalamus. Dit is een belangrijk onderdeel van de hersenen, waar een groot aantal stoffen wordt gevormd die invloed hebben op de hormoonhuishouding, stemming en stress. Het zijn in het algemeen de zogenaamde *releasing-hormonen* uit de hypothalamus die de hypofyse activeren tot het afscheiden van de hypofysehormonen.

De hypofysehormonen worden onderverdeeld naar het gedeelte van de hypofyse waaruit zij afkomstig zijn: uit de adenohypofyse (hypofysevoorkwab) of uit de neurohypofyse (hypofyseachterkwab).

De adenohypofyse scheidt de adrenocorticotrope hormonen (ACTH en afgeleiden) en gonadotrope hormonen (FSH en LH), groeihormoon, prolactine en thyreotroop hormoon af. De neurohypofyse geeft twee hormonen af die in de hypothalamus worden geproduceerd: vasopressine en oxytocine.

De hypothalamus produceert ook een groot aantal hormonen, zoals gonadoreline (LH-RH) en afgeleide verbindingen zoals busereline en gosereline, naast hormonen zoals octreotide en somatostatine.

Verschillende releasing-hormonen uit de hypothalamus en de hormonen uit de hypofyse zijn als geneesmiddel verkrijgbaar. Belangrijke hypofysehormonen zijn:

- *ACTH* (corticotropine), wordt niet meer gebruikt sinds het synthetische tetracosactide in de handel is en de bijnieren aanzet tot productie van bijnierschorshormonen. Het wordt voornamelijk gebruikt als diagnosticum bij bijnierschorsfunctiestoornissen.

- *Somatropine*, wordt gebruikt bij kinderen met verminderde lengtegroei, omdat het de groei van de epifysaire schijven van de lange beenderen stimuleert.
- *Vasopressine*, is verdrongen door synthetische gelijkwerkende stoffen zoals desmopressine en terlipressine. Deze stoffen zijn geïndiceerd bij zeer verschillende ziektebeelden, zoals diabetes insipidus, enuresis noctura (bedplassen), bloedende oesofagusvarices en lichte vormen van hemofilie A.
- *Oxytocine*, veroorzaakt uteruscontracties en kan daarom gebruikt worden bij de inleiding van de baring, maar ook bij het uitdrijven van de vrucht bij intra-uteriene vruchtdood of bij overmatig bloedverlies tussen de geboorte van het kind en die van de moederkoek. Indien het in de vorm van een neusspray wordt gegeven, kan het de borstvoeding stimuleren.
- *FSH* stimuleert de follikelgroei en follikelrijping in het ovarium bij de vrouw en de ontwikkeling van de testisbuisjes en stimulatie van de spermatogenese bij de man.
- *LH* induceert de ovulatie bij de vrouw en stimuleert de ontwikkeling van een corpus luteum uit de resterende follikel en brengt bij de man de interstitiële cellen in de testes tot ontwikkeling en zet aan tot de productie van androgenen. Preparaten kunnen worden bereid uit de urine van zwangere vrouwen: choriongonadotrofine en uit de urine van vrouwen in de menopauze: menopauzegonadotrofine en urofollitrofine. Deze middelen kunnen ingezet worden bij infertiliteit van de vrouw en bij de man bij gestoorde spermatogenese. Ook worden deze stoffen veel toegepast bij ivf (in-vitrofertilisatie, reageerbuisbevruchting).

Het hypothalamushormoon gonadoreline (LH-RH, LH/FSH-RH), protireline (TRH) en soortgelijke stoffen zoals gosereline, busereline, nafareline worden gebruikt bij mannen voor de behandeling van gemetastaseerd prostaatcarcinoom en bij vrouwen voor de behandeling van endometriose, omdat deze stoffen de vorming van respectievelijk tetosteron en oestrogenen via een feedbacksysteem nagenoeg stilleggen. Indien ze intraveneus of subcutaan worden toegediend met behulp van een draagbaar infuuspompje, stimuleren ze echter de spermatogenese en de ovulatie. Hiervan wordt gebruikgemaakt bij ivf.

De hypothalamus maakt ook nog het somatostatine dat de secretie remt van vele stoffen, zoals maagzuur, pepsine, insuline, glucagon; die kan dus gebruikt worden bij de behandeling van maag-darmbloedingen.

Het hypothalamo-hypofysaire systeem stimuleert de verschillende eindorganen, zoals de geslachtsorganen, de bijnierschors en de schildklier tot de afgifte van hun hormonen (tabel 23.1).

23.1 Geslachtshormonen

Op grond van hun werking spreken we over androgenen, oestrogenen en progestagenen; deze zullen worden besproken in hoofdstuk 25.

Tabel 23.1   Het hypothalamo-hypofysaire systeem

Releasing-hormoon uit hypothalamus	Hormoon uit hypofyse	Orgaan waarop hypofysehormoon invloed uitoefent
LH/FSH-RH gonadoreline	LH (luteïniserend hormoon) FSH (follikelstimulerend hormoon)	ovaria, zaadcellen eicel
CRH (corticotrophin-releasing hormone)	ACTH (adrenocorticotroop hormoon)	bijnierschors
TRH (thyreotropin-releasing hormone)	TSH (thyroïdstimulerend hormoon)	schildklier
GRH (growth-hormone releasing hormone)	groeihormoon, somatotropine	stofwisselingsprocessen
	ADH (antidiuretisch hormoon, vasopressine)	nier
	prolactine	gonaden, melkklieren
	oxytocine	baarmoederspieren

23.2   Bijnierschorshormonen

De bijnierschorshormonen hebben een overwegend glucocorticoïde werking (cortison, hydrocortison).

Ze werken voornamelijk bevorderend op de gluconeogenese (aanmaak van glucose uit eiwit) door remming van de synthese en stimulering van de afbraak van eiwitten. Ze veroorzaken hierdoor een negatieve stikstofbalans en hebben een wat men noemt katabool effect. Ook hebben deze hormonen een antiflogistische werking.

Tevens scheidt de bijnier mineralocorticosteroïden af, zoals aldosteron en desoxycorton. Zij beïnvloeden het mineralenevenwicht, de vochthuishouding en de natrium- en kaliumuitscheiding.

23.3   Schildklierhormonen

Schildklierhormonen worden na te zijn gevormd uit jodium en tyrosine onder invloed van TSH afgegeven uit de schildklier aan de bloedbaan. Levothyroxine (T4) wordt als prohormoon in de perifere weefsels omgezet in de werkzame metaboliet T3, die ook direct ingenomen kan worden als liothyronine. Schildklierhormonen intensiveren in alle cellen in het lichaam de stofwisseling. De eiwitsynthese wordt erdoor beïnvloed, evenals bijvoorbeeld de prikkelgeleiding in het hart en de peristaltiek in de darmen. Thyreostatica hebben juist een remmend werking op de schildklier. De processen die door de schildklierhormonen worden gestimuleerd, worden door thyreostatica dus ook geremd. Veel gebruikte middelen zijn carbimazol en propylthiouracil. Soms worden geneesmiddelen uit beide groepen tegelijkertijd gebruikt.

De schildklieractiviteit wordt verlaagd of gestaakt met behulp van een thyreostaticum en de schildklierhormonen worden aangevuld met levothyroxine.

23.4 Feedbackmechanisme

Bij een tekort van de eindorgaanhormonen zullen op het niveau van de hypothalamus releasing-factoren vrijkomen, die op hun beurt de hypofyse aanzetten tot de vorming van de reeds genoemde hypofysehormonen. Verder is de intensiteit van het vrijkomen van releasing-factoren onder meer afhankelijk van de leeftijd. Ook het limbische systeem zou hierbij betrokken zijn. In het limbische systeem zetelen onze emoties.

Als men ACTH toedient, wordt de bijnier aangezet tot extra productie van corticosteroïden. Deze verhoogde productie van corticosteroïden zal voor de hypothalamus een signaal betekenen om minder releasing-factoren los te laten, waardoor tevens een vermindering van de productie van ACTH en dus van corticosteroïden plaatsvindt. Op deze wijze tracht het lichaam het hormonale evenwicht te regelen: dit heet het feedbackmechanisme. Toediening van corticosteroïden aan een patiënt zal dus een belangrijke verschuiving in dit evenwicht betekenen. De bijnier zal dan stoppen met de productie van corticosteroïden. Bij langdurige onderdrukking van de bijnierfunctie zal deze slechts moeizaam weer op gang gebracht kunnen worden, met alle gevaren van dien; de bijnier wordt dan 'lui' (zie hoofdstuk 24).

Op dezelfde wijze zal onder invloed van progestagenen uit de ovaria of als geneesmiddel toegediend de hypofyse minder LH vormen, terwijl de FSH-spiegel pas daalt wanneer ook oestrogenen gegeven worden. Een combinatie van progestagenen en oestrogenen vinden we in de moderne orale anticonceptiva (de pil), die onder andere door de remming van FSH-productie de rijping van een eicel tegengaan. Het geneesmiddel clomifeen wordt toegepast bij steriliteit ten gevolge van een te grote circulerende hoeveelheid oestrogenen en dus een te sterke remming van de hypofyse. Clomifeen kan dit effect blokkeren, zodat weer voldoende FSH wordt uitgestort (figuur 23.1).

Figuur 23.1

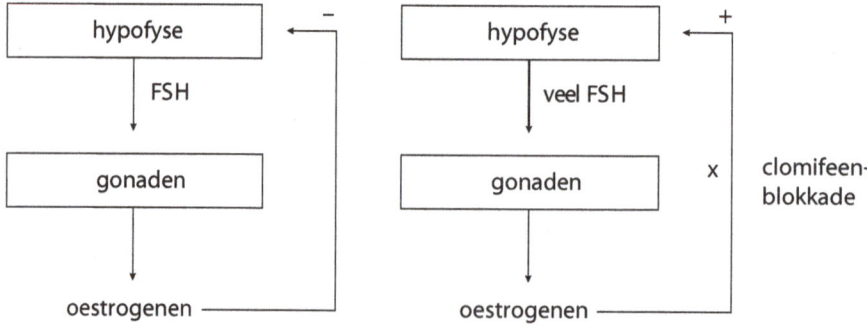

– = remming
+ = stimulatie

Tabel 23.2   Geneesmiddelen die de hypofyse-hypothalamushormonen beïnvloeden

Groep	Stofnaam	Merknaam
hypofysevoorkwabhormonen	choriongonadotrofine	Pregnyl
	choriongonadotrofine-alfa	Ovitrelle
	follitropine-alfa	Gonal-F
	follitropine-bèta	Puregon
	menopauzegonadotrofine	Menopur
	somatropine	Genotropin, Norditropin, Zomacton
	tetracosactide	Synacthen
	urofollitropine	Fostimon
hypofyseachterkwabhormonen	desmopressine	Minrin, Octostim
	terlipressine	Glypressin
hypothalamushormonen	busereline	Suprefact
	cetrorelix	Cetrotide
	ganirelix	Orgalutran
	gonadoreline	Lutrelef
	gosereline	Zoladex
	lanreotide	Somatuline
	leuproreline	Eligard, Lucrin
	nafareline	Synarel
	octreotide	Sandostatine
	pegvisomant	Somavert
	somatostatine	
	triptoreline	Decapeptyl, Pamorelin
schildklierhormonen	levothyroxine (T4)	Thyrax, Euthyrox, Eltroxin
	liothyronine (T3)	Cytomel
thyreostatica	carbimazol	
	kaliumjodide	
	propylthiouracil	
	thiamazol	Strumazol

24   Corticosteroïden

De mineralocorticoïden en de glucocorticoïden worden in het algemeen corticosteroïden genoemd. In hoofdstuk 23 hebben we opgemerkt dat deze corticosteroïden door de bijnierschors worden geproduceerd en dat deze productie voornamelijk onder invloed staat van het hormoon ACTH (adrenocorticotroop hormoon), dat uitgescheiden wordt door de hypofyse.

24.1   Werking

De werking van de corticosteroïden verdelen we in drie hoofdgroepen:
- mineralocorticoïde werking;
- glucocorticoïde werking;
- antiflogistische werking.

24.1.1   Mineralocorticoïde werking

De mineralocorticoïde werking houdt in dat corticosteroïden ingrijpen op de mineralenhuishouding.
De terugresorptie van natrium in de nier wordt bevorderd ten koste van een sterkere uitscheiding van kalium met de urine. Er kunnen dus een hypernatriëmie en een hypokaliëmie ontstaan. Door de hypernatriëmie wordt er ook extra vocht vastgehouden in het lichaam, zodat ook oedeem kan optreden.
De bijnierschors produceert twee corticosteroïden die deze werking vertonen:
- aldosteron;
- desoxycorticosteronacetaat (DOCA).

De afgifte van aldosteron wordt met name geregeld door het renine-angiotensine-aldosteronsysteem (RAAS), het hormoon ACTH heeft hier nauwelijks invloed op. Het renine-angiotensine-aldosteronsysteem wordt nader uitgelegd in hoofdstuk 29. Aldosteron kan niet gebruikt worden als geneesmiddel omdat de stof een zeer korte halfwaardetijd heeft. Het synthetische fludrocortison lijkt behoorlijk op aldosteron en wordt niet zo snel afgebroken. Bij een bijnierschors die te weinig hormonen aanmaakt, past men meestal dit corticosteroïd toe.

24.1.2 Glucocorticoïde werking

De glucocorticoïde werking is het effect op de koolhydraat-, eiwit- en vetstofwisseling. Cortisol (hydrocortison) is het glucocorticoïde hormoon dat de bijnierschors produceert onder invloed van het hormoon ACTH. Dit hormoon wordt uit de hypofyse vrijgemaakt doordat de hypothalamus corticotropin-releasing hormone (CRH) afgeeft. Is de hoeveelheid cortisol in het lichaam hoog, dan zal er minder CRH worden afgegeven. De hoeveelheid cortisol is niet constant over de dag. 's Nachts wordt er meer cortisol geproduceerd dan overdag. Cortisol is een antagonist van insuline. Het bevordert enerzijds de vorming van glucose uit eiwitten, maar het remt anderzijds het gebruik van glucose in het lichaam. Dit betekent dat de eiwitafbraak in het lichaam wordt bevorderd en dat de nodige energie voor de opbouw van celeiwitten niet of verminderd ter beschikking komt. De patiënt komt dan in een katabole fase, met andere woorden: in een afbraaksituatie van het lichaam. De corticosteroïden bevorderen tevens de afbraak van vetten.

24.1.3 Ontstekingsremmende werking

Corticosteroïden worden meestal gebruikt vanwege hun antiflogistische (ontstekingsremmende) werking. Er is aangetoond dat alle mogelijke vormen van belasting, beschadiging of aanval op het lichaam, zoals infecties, koude, verbrandingen, schrik, maar ook operaties en transplantaties, tot een verhoogde afgifte van ACTH uit de hypofyse leiden en dus tot een verhoogde afgifte van corticosteroïden door de bijnier. Gebleken is dat deze verhoogde afgifte van corticosteroïden in de bloedbaan, bij het verloop van de verschijnselen die volgen op de aanval op het lichaam, een beschermende rol speelt. Men kan het hypothalamo-hypofysair-adrenale systeem het best beschouwen als een poging van het organisme om al te heftige reacties, die tot de ondergang van het lichaam zouden kunnen leiden, te beteugelen. Met andere woorden: een poging tot stabilisatie van het hele levende systeem. Een belasting, beschadiging of aanval op het lichaam noemt men stress. Het lichaam reageert hierop met een alarmsituatie, de 'stressreactie'. Deze reactie zal echter beteugeld moeten worden door corticosteroïden (antistressreactie).

Het beste kunnen we dit hele systeem illustreren aan de hand van een voorbeeld. Het transplanteren van een nier zal door het lichaam van de ontvanger ervaren worden als het inbrengen van een vreemd lichaam en het eigen lichaam zal dan ook proberen deze nier uit te stoten (stressreactie). Het hypothalamo-hypofysair-adrenale systeem zal meestal niet in staat zijn deze uitstoting te voorkomen (antistressreactie). We kunnen dit systeem echter met behulp van extra corticosteroïden steunen, waardoor deze uitstoting kan worden afgeremd. Hiervoor zijn onder andere hoge doseringen corticosteroïden nodig.

In dit geval kunnen we zeggen dat er sprake is van een zeer gunstige invloed van het gebruik van corticosteroïden, maar dat hoeft niet altijd het geval te zijn. Indien een bacterie het lichaam binnendringt (stress), neemt het organisme hiertegen maatregelen in de vorm van mobilisatie van leukocyten en het activeren van het immuunsysteem (stressreactie). Geeft men deze patiënten hoge doseringen corticosteroïden, dan zullen deze afweerreacties van het lichaam geremd worden, met andere woorden: er vindt geen mobilisatie van leukocyten noch een activering van het immuunsysteem plaats (antistressreactie). Het immuunsysteem wordt zelfs onderdrukt, waarbij het ziektegevoel van de patiënt verdwijnt. Men zegt dan: de corticosteroïden maskeren de ziekteverschijnselen. Dit is een groot gevaar indien men niet bedacht is op een infectie: deze zal pas in een zeer laat stadium ontdekt worden. Een eventueel optredende infectie zal, gezien het feit dat het afweermechanisme van de patiënt onderdrukt is, altijd behandeld moeten worden met bactericide (bacteriedodende) antibiotica.

Hieruit blijkt duidelijk dat de corticosteroïden niet de oorzaak van de ziekte behandelen, maar wel de verschijnselen wegnemen. Er is sprake van een symptomatische therapie. Als we met deze symptomatische therapie stoppen terwijl de oorzaak nog steeds aanwezig is, zullen de verschijnselen in volle hevigheid terugkomen of verergeren.

Toepassingen

Zoals gezegd worden corticosteroïden vooral gebruikt vanwege hun antiflogistische werking. Ze worden daarom toegepast bij allerlei aandoeningen waarbij ontstekingsreacties een grote rol spelen.

1   Reumatoïde artritis

De gewrichtsontstekingen die bij deze aandoening optreden, kunnen goed reageren op oraal of parenteraal (intraveneus of door injectie rechtstreeks in het gewricht) toegediende corticosteroïden.

2   Astma

Bij deze luchtwegaandoening spelen ontstekingsreacties van het bronchiaalslijmvlies een grote rol. Men kan deze ontstekingsreacties onderdrukken met corticosteroïden. Deze worden dan via inhalatie toegediend (zie hoofdstuk 37). Bij ernstige astma-aanvallen kan ook gekozen worden voor orale of parenterale toediening.

3   Kanker

Bij een aantal vormen van kanker blijken corticosteroïden een gunstig effect te hebben. Ze werken dan niet echt als cytostaticum, maar ondersteunen de behandeling daarmee. Daarnaast worden ze ook gebruikt om misselijkheid en braken te voorkomen bij de behandeling met cytostatica.

4   Inflammatoire darmziekten

Bij darmziekten zoals colitis ulcerosa en de ziekte van Crohn treedt een ontsteking van het darmslijmvlies op. Corticosteroïden worden bij deze aandoeningen vooral rec-

taal ingezet (als klysma). Bij hevige symptomen wordt overgegaan op orale of parenterale toediening.

5 Huidaandoeningen

Vooral eczeem en psoriasis blijken goed te reageren op crèmes en zalven waarin corticosteroïden zijn verwerkt.

6 Auto-immuunziekte

Door het immuunsysteem te onderdrukken, kan het proces onderdrukt worden of
kan een dreigende afstoting van een transplantaat worden voorkomen.

Bijwerkingen

1 Wanneer een patiënt langdurig orale corticosteroïden gebruikt, zal ten gevolge
   van het feedbackmechanisme (zie hoofdstuk 23) zijn bijnier in slechts zeer geringe mate werken. Als nu plotseling wordt gestopt met de therapie met corticosteroïden kan de bijnier haar functie niet onmiddellijk weer optimaal vervullen.
   Wordt deze patiënt vervolgens aan stress onderworpen, dan kan de bijnier haar
   stabiliserende functie niet uitoefenen en kan de heftige reactie van het lichaam
   op een trauma fataal zijn. De consequentie hiervan is dat men een corticosteroïdentherapie altijd moet 'uitsluipen'. Dit betekent dat de dosering langzaam afge-
   bouwd dient te worden. Afhankelijk van de hoogte van de dosering kan afbouwen
   vele weken tot zelfs maanden duren.
2 Bij een corticosteroïdentherapie moet men er altijd op bedacht zijn dat men een
   infectie te laat waarneemt, doordat de verschijnselen hiervan gemaskeerd worden.
3 Een zeer ernstige bijwerking van de glucocorticosteroïden is de osteoporose (ont-
   kalken van het skelet). Dit kan aanleiding geven tot het inzakken van de wervels,
   met irreversibele afwijkingen als gevolg. Om osteoporose te voorkomen, wordt
   aan patiënten die langer dan drie maanden hooggedoseerd glucocorticosteroïden gebruiken geadviseerd een bisfosfonaat te gebruiken.
4 Er kunnen mineralocorticoïde effecten optreden, zoals hypokaliëmie en oedeem.
5 Er kunnen glucocorticoïde effecten optreden, zoals een verstoring van de glu-
   cosehuishouding. Vooral bij diabetici kan dit leiden tot een ontregeling van de
   bloedsuikerspiegel. Derhalve moet deze extra worden gecontroleerd.
6 Gebruik bij kinderen kan leiden tot groeistoornissen.
7 Ook gemoedsveranderingen onder corticosteroïdengebruik en verminderde
   wondgenezing moeten niet onderschat worden. Zo wordt dexamethason in de
   terminale behandelfase bij kanker gebruikt om naast onderdrukking van de misselijkheid en de remming van de tumorgroei, de gemoedstoestand van de patiënt
   te verbeteren.

Al deze verschijnselen zijn als bijwerking alleen van belang bij langdurige systemische
(niet-lokale) therapie met corticosteroïden. Gestreefd moet worden bij het gebruik van
corticosteroïden de kans op systemische bijwerkingen zo klein mogelijk te houden.

Daarom moet er zo vaak als kan gebruikgemaakt worden van lokale toedieningsvormen. Denk aan lokale toepassingen voor de huid, oog, oor, luchtwegen en de gewrichten. Ook dient zeer kritisch gekeken te worden naar de dosis, de duur van de behandeling, de toedieningsfrequentie, het tijdstip van toediening en de halfwaardetijd.

24.2 De verschillende beschikbare preparaten

De corticosteroïden die gebruikt worden in de geneeskunde verschillen onderling in effect. Fludrocortison, cortison en hydrocortison vertonen met name een mineralocorticoïde effect. Deze corticosteroïden worden vooral gebruikt bij substitutietherapie als bijvoorbeeld de bijnier minder goed werkt (ziekte van Addison). Worden de corticosteroïden gebruikt voor het anti-inflammatoire effect, dan moet zowel het mineralocorticoïde effect als het glucocorticoïde effect als ongewenst worden beschouwd.

Daarom heeft men gezocht naar corticosteroïden waarbij deze twee genoemde werkingen op de achtergrond treden en het anti-inflammatoire effect het voornaamste is. Dit heeft geleid tot de ontwikkeling van de groep van *deltacorticoïden*. Voorbeelden hiervan zijn *prednison*, *prednisolon* en *methylprednisolon*.

Later is de groep van de *gefluorideerde corticoïden* gekomen. Deze groep bevat nog minder mineralocorticoïde werking. Voorbeelden hiervan zijn onder andere *dexamethason*, *triamcinolon* en *betamethason*.

Voor orale toediening worden meestal prednison, prednisolon, of dexamethason gebruikt, terwijl dexamethason en triamcinolonacetonide vaak worden geïnjecteerd. Het gebruik van corticosteroïden in huidpreparaten komt aan de orde in hoofdstuk 40.

Tabel 24.1 Corticosteroïden voor systemisch gebruik

Groep	Stofnaam	Merknaam
mineralocorticoïden	fludrocortison	Florinef
glucocorticoïden	betamethason	Celestone
	cortison	
	dexamethason	Oradexon
	hydrocortison	Solu-Cortef
	methylprednisolon	Depo-Medrol, Solu-Medrol
	prednisolon	Di-Adreson-F
	prednison	
	triamcinolon	
	triamcinolonacetonide	Kenacort-A

25 Geslachtshormonen en anticonceptiva

Leerdoel: Kennisnemen van de diverse mogelijkheden voor gebruik van geslachtshormonen.
Benodigde tijd: 45 minuten.

25.1 Geslachtshormonen

De geslachtshormonen kan men verdelen in mannelijke geslachtshormonen (androgenen) en vrouwelijke geslachtshormonen (oestrogenen en progestagenen). Geslachtshormonen worden voornamelijk geproduceerd door de testes (testosteron) en de ovaria (oestrogenen en progesteron). De bijnier produceert bij beide geslachten kleine hoeveelheden androgenen.

25.1.1 Androgenen

Testosteron is een androgeen hormoon en evenals alle natuurlijke geslachtshormonen een steroïd. Dat is een soort 'basismolecuulskelet' dat bijvoorbeeld ook de corticosteroïden bezitten.

Testosteron wordt in de testis in de leydigcellen aangemaakt, hoewel de bijnier en het ovarium ook kleine hoeveelheden testosteron produceren. Het bevordert de ontwikkeling van de primaire en secundaire mannelijke geslachtskenmerken (*androgene* werking). Onder invloed van kleine hoeveelheden testosteron ziet men groei van de zaadblaas, prostaat en penis. Bij de vrouw is testosteron verantwoordelijk voor de libido, het ovulatieproces en de lichaamsbeharing.

Androgenen hebben tevens een werking op de stofwisseling. Ze hebben namelijk een eiwitsparende werking. Men noemt dit een *anabole* werking. Onder invloed van testosteron kan de hoeveelheid spiereiwit duidelijk toenemen. Andere werkingen van testosteron zijn groei en skeletrijping en remming van de productie van gonadotrope hormonen in de hypofysevoorkwab via het feedbackmechanisme.

Androgenen worden nog slechts zelden als geneesmiddel toegepast. Meestal betreft het bij de man een tekort aan eigen productie van testosteron (bijvoorbeeld na castratie en bij hypopituïtarisme). Bij hormonaal goed functionerende mannen heeft toedie ning van testosteron in hoge doseringen als zogenaamd afrodisiacum geen enkele zin en zal het niet leiden tot seksuele stimulatie. Impotentie berust namelijk niet op hormonale tekorten. Toedienen van androgenen aan sportlieden, met de bedoeling hun prestaties te vergroten (doping) staat ter discussie en is zeker niet vrij van bijwerkingen zoals water- en zoutretentie en daardoor oedeemvorming. Ook het geven van androgenen aan vrouwen ter behandeling van gemetastaseerd mammacarcinoom komt nog maar zelden voor.

Androgene stoffen hebben bij mannen nauwelijks bijwerkingen. Echter bij vrouwen en kinderen kunnen viriliserende of masculiniserende effecten optreden. Bij kinderen ziet men dan een vervroegde ontwikkeling van de mannelijke genitalia en een versnelde verkalking van de groeizones (de groei stopt eerder, de epifysaire schijven worden eerder gesloten, dus een uiteindelijk geringere lichaamslengte). Bij vrouwen treden verschijnselen op als het lager worden van de stem, toenemende beharing op het lichaam (bij hoge doses zelfs baardgroei), acne in het gezicht, groei van de clitoris en een verhoogde libido. Sommige van deze bijwerkingen zijn reversibel, sommige zijn echter irreversibel (clitoris, stem).

Genoemd kunnen worden testosteron en mesterolon.

25.1.2   Anti-androgenen

Tot de zogenaamde anti-androgenen behoren cyproteron, flutamide, bicalutamide en nilutamide. Zij blokkeren de androgeenreceptoren en remmen de afgifte van LH. Ze worden gebruikt bij gemetastaseerd prostaatcarcinoom, naast het gebruik van oestrogenen en LH-RH-analoga. Bij metastasering verdient hormonale behandeling de voorkeur boven chemotherapie.

Een ander indicatiegebied van cyproteron bij de man is behandeling van hyperseksualiteit (naast psychotherapie!). Bij de vrouw kan het gebruikt worden in combinatie met oestrogenen (de bekende Diane® pil) bij hirsutisme (overbeharing) en ernstige acne. Bijwerkingen (meestal van voorbijgaande aard) zijn lusteloosheid, gewichtsverandering, gespannen borsten, onregelmatige menstruatie (vrouw), verminderd voortplantingsvermogen en minder ejaculaat (man).

25.1.3   Oestrogenen

De voornaamste bij de mens voorkomende oestrogene stoffen zijn *oestron, oestradiol* en *oestriol.* Ook zij hebben een steroïdskelet en worden gemaakt in ovarium, placenta, testis en bijnier. Van de oestrogenen is ook een aantal analoga gesynthetiseerd, zodat naast het natuurlijke oestron, oestradiol en oestriol ook het synthetische ethinylestradiol en fosfestrol verkrijgbaar zijn.

De voornaamste werking betreft vooral bij de vrouw het induceren van de primaire en secundaire geslachtskenmerken: groei van de uterus, invloed op het slijmvlies van de baarmoederhals, op de vagina en op de borsten.

Ook de oestrogene stoffen beïnvloeden via een negatief feedbackmechanisme de afgifte van *gonadotrope* stoffen door de hypofyse. Gonadotrope stoffen zijn hormonen die vanuit de hypofyse, via de bloedbaan uiteindelijk de gonaden (geslachtsorganen) stimuleren tot secretie van geslachtshormonen. Hoge concentraties oestrogenen in het bloed veroorzaken een verminderde werking van de hypofyse wat betreft de gonadotrope secretie. Omgekeerd zetten lage oestrogeenspiegels in het bloed de hypofyse juist aan tot secretie van gonadotrope stoffen. Hierop berust de werking van de anticonceptiepillen. We komen hierop later terug.

Verder hebben oestrogenen in samenwerking met het later te behandelen progesteron een taak bij de handhaving van de zwangerschap. Er is eveneens een anabole werking op de eiwitstofwisseling, echter veel minder dan bij de anabole of androgene stoffen.

De belangrijkste bijwerkingen van oestrogenen zijn het optreden van misselijkheid, de verhoogde kans op trombo-embolische aandoeningen, risico op vorming van galstenen en de verhoogde kans op het optreden van endometriumhyperplasie en dus kans op maligne ontaarding en op mammacarcinoom. Dit kan voorkomen worden door een onttrekkingsbloeding op te wekken door cyclische toediening van progestagenen. Het is duidelijk dat het toedienen van oestrogenen aan mannen feminiserende verschijnselen te zien geeft, zoals gynaecomastie (borstvorming) en ook impotentie en vermindering van de libido.

Oestrogenen ondergaan een zogenaamde enterohepatische kringloop. Oestrogenen worden als conjugaten uitgescheiden in de darm, gehydrolyseerd door de darmflora en vervolgens weer geresorbeerd in de darm. Een aantal antibiotica tast de darmflora aan en doorbreekt daardoor de enterohepatische kringloop. Ook andere typen geneesmiddelen zoals anti-epileptica, tuberculostatica en griseofulvine zorgen ten gevolge van enzyminductie voor een versneld afbreken van oestrogenen. Door resorptiestoornissen kan de werkzaamheid van oestrogenen afnemen.

Oestrogenen worden op drie gebieden toegepast:
- Als eerste worden oestrogenen toegepast in anticonceptiva. Dit gebeurt meestal in combinatiepreparaten met een progestageen. Dit wordt later besproken.
- Ten tweede worden oestrogenen gebruikt als suppletie therapie. Dit gebeurt bij hypogonadisme (een ovariële insufficiëntie) en na de menopauze. Na de overgang is de oestrogeenproductie namelijk gedaald en wordt oestrogeensuppletie (bijvoorbeeld in pleisters) toegepast om postmenopauzale klachten (zoals 'opvliegers' en transpiratieaanvallen) te verminderen. Daarnaast worden ze ook toegepast bij het vertragen van de postmenopauzale osteoporose (vaak in combinatie met calciumzouten en vitamine-D-preparaten).
- Ten derde is gebleken dat de groei van een prostaatcarcinoom geremd kan worden door het toedienen van oestrogene stoffen. De oestrogenen remmen waarschijnlijk de androgeenproductie van de testis via de hypofyse en men kan met lage doseringen volstaan. Tumoren van de prostaat kunnen op deze wijze jarenlang in bedwang worden gehouden, terwijl er van werkelijke genezing geen sprake is. Genoemde toepassing raakt steeds meer op de achtergrond en antihormonen en gonadoreline-analogen zijn belangrijker geworden.

25.1.4 Anti-oestrogenen

Net als anti-androgenen de werking van de mannelijke geslachtshormonen beïnvloeden gaan anti-oestrogenen (op een andere wijze) de werking van oestrogenen tegen. Ook deze groep is (nog) niet zo groot. Zij omvat clomifeen en tamoxifen, zijn stoffen die zich in de hypothalamus aan de oestrogeenreceptoren hechten, waardoor uiteindelijk het feedbackmechanisme geremd wordt. Dit heeft een verhoogde afgifte is van FSH en LH tot gevolg, waardoor de geslachtsorganen worden gestimuleerd.

Het zal dan ook duidelijk zijn dat ze bruikbaar zijn bij steriliteit door anovulatie (ivf), waarbij dan wel de hypothalamus-hypofyse-ovaria-as moet functioneren. Het gebruik bij mannelijke infertiliteit verkeert nog in een experimenteel stadium.

Tamoxifen wordt niet zozeer voor bovengenoemde indicaties gebruikt als wel voor de palliatieve behandeling van postmenopauzale hormoongevoelige mammacarcinomen. Bijwerkingen die kunnen optreden zijn visusstoornissen, hoofdpijn, meerling-zwangerschap, vergroting van de ovaria.

NB. Bij overdosering treedt de ook aanwezige oestrogene werking op de voorgrond, met als gevolg remming van de secretie van gonadotrope hormonen.

25.1.5 Aromataseremmers

Aromataseremmers vallen ook onder de antihormonen. Het enzym aromatase (in 60-70% van de mamacarcinomen aanwezig) zorgt voor de omzetting van androsteendion en testosteron in respectievelijk oestron en oestradiol. Toediening van aromataseremmers zorgt dus voor lagere spiegels van oestron en oestradiol. Aromataseremmers worden toegepast bij een inoperabel of gemetastaseerd hormoongevoelig mammacarcinoom. Voorbeelden zijn anastrozol (Arimidex®), letrozol (Femara®) en exemestaan (Aromasin®).

25.1.6 Progestagenen

In 1910 reeds vonden Franse geleerden dat de functie van het corpus luteum (geel lichaam in de eierstok, dat ontstaat in de gesprongen Graafse follikel na uitstoting van het eitje en dat progesteron afscheidt) zich ook manifesteert wanneer geen bevruchting heeft plaatsgehad en wel door een zeer opvallend waarneembare structuurwijziging van het endometrium (slijmvlies van de baarmoeder).

De taak van het *progesteron* staat in nauw verband met de voortplanting, dus met de bevruchting van de eicel, de innesteling van het bevruchte eitje en het behoud van de zwangerschap. De sturing van dit proces is zeer ingewikkeld, het vindt namelijk plaats in de vagina, in de cervix, het endometrium, het myometrium en het centrale zenuwstelsel.

Ruwweg kan men de cyclus in twee gedeelten indelen, namelijk de fase vóór de ovulatie, waarbij de oestrogenen een belangrijke rol spelen en de fase ná de ovulatie, waarbij het endometrium in de progestatieve fase komt. Dit alles dient ter voorbereiding van het slijmvlies om de innesteling van het bevruchte eitje te bespoedigen. Vindt geen bevruchting plaats, dan daalt de productie van oestrogenen en progestagenen en volgt er een afbraakbloeding (menstruatie).

De baarmoeder verandert onder invloed van progesteron. Tijdens de ovulatie is de baarmoederhals zeer goed doordringbaar voor spermatozoa door de grote hoeveelheden slijm die geproduceerd worden. Kort daarna wordt het slijm echter taai en ondoorgankelijk. Het progesteron moet dus het slijmvlies zodanig omvormen dat de innesteling (nidatie) van het eitje kan plaatsvinden, maar tevens verhinderen dat de zwangerschap verstoord wordt. Dit gebeurt in nauw samenspel met de oestrogenen.

Bij de mens bedraagt de tijd tussen ovulatie en innesteling, dat is de tijd waarin het progesteron het endometrium kan voorbereiden, zeven dagen. Is een bevruchte eicel eenmaal ingenesteld, dan is voor de groei en voor het behoud van die innesteling progesteron onontbeerlijk. Na de derde maand begint de placenta steeds meer progesteron te maken. Waarschijnlijk is progesteron ook verantwoordelijk voor de remming van de contracties van de uterusspier, welke remming pas aan het einde van de zwangerschap bij de baring wordt opgeheven. Tevens remt het progesteron andere ovulaties, waarschijnlijk via het feedbackmechanisme in de hypofyse en de hypothalamus, waardoor de concentratie aan luteïniserend hormoon vermindert. Kortom, progesteron heeft als functie de bevruchting te bevorderen in samenwerking met de oestrogenen, de nidatie te bevorderen (progestageen effect) en de zwangerschap in stand te houden (gestageen effect). Daarbij behoort ook het verhinderen van verdere bevruchtingen.

Progesteron wordt in combinatie met oestrogene stoffen gebruikt bij menstruatiestoornissen, vooral bij de functionele uterusbloedingen en dysmenorroe, als anticonceptivum en cyclisch bij oestrogeensubstitutie na de menopauze om endometriumhyperplasie te voorkomen. Progestagene stoffen hebben ook een plaats in de palliatieve therapie van het gemetastaseerd endometriumcarcinoom.

Voorbeelden die genoemd kunnen worden zijn: lynestrenol, norethisteron, medroxyprogesteron en dydrogesteron.

25.2   Hormonale anticonceptiva

Hormonale anticonceptiva zijn stoffen die zwangerschap kunnen voorkomen. De eigenlijk werkzame stoffen zijn progestagenen, die meestal met oestrogenen worden gecombineerd. De orale anticonceptiva worden ook wel kortweg 'de pil' genoemd. Het belangrijkste aangrijpingspunt van deze hormonen is gelegen in de hypothalamus en hypofyse. Door onderdrukking van de vorming en uitscheiding van de gonadotrope hormonen FSH en LH komen eirijping en eisprong niet tot stand. Ook vindt er een verandering van het cervixslijm plaats, waardoor de zaadcellen tegengehouden worden (vorming van een barrière).

De verschillende hormonale anticonceptiva zijn als volgt in te delen:

1   parenterale hormonale anticonceptiva met depotwerking: deze bevatten alleen een progestagene component (medroxyprogesteron, de 'prikpil') en zijn vooral geïndiceerd als aan de therapietrouw getwijfeld wordt;

2   vaginale hormonale anticonceptie: ethinylestradiol/etonogestrel;
3   intra-uteriene hormonale anticonceptie: levonorgestrel;
4   transdermale hormonale anticonceptie: ethinylestradiol/norelgestromin;
5   orale hormonale anticonceptiva. Deze zijn onder te verdelen in:
  – éénfasepillen: tabletten met een vaste hoeveelheid werkzame stof/stoffen.
     Hierbij wordt onderscheid gemaakt tussen tabletten met alleen een progesta-
     gene component (desogestrel, de zogenaamde 'minipil') of een vaste combina-
     tie van oestrogene en progestagene componenten. Cerazette® wordt veelvuldig
     toegepast bij vrouwen die borstvoeding geven. Al naar gelang de hoeveelheid
     oestrogenen, kan een verdere onderverdeling worden gemaakt. Tabletten met
     50 μg oestrogenen (bijvoorbeeld Microgynon 50®), tabletten met minder dan
     50 μg, de zogenaamde sub-50-pil (bijvoorbeeld Microgynon 30®) en de sub-30-
     pil die minder dan 30 μg oestrogeen bevat (bijvoorbeeld Microgynon 20®);
  – tweefasepillen: dit preparaat heeft per strip (= cyclus) tabletten met twee ver-
     schillende verhoudingen oestrogeen/progestageen. Hierbij onderscheidt men
     de sequentiepil en de step-up-pil. Ovidol® is nog de enig overgebleven tweefa-
     sepil.
  – driefasepillen: dit is een combinatiepreparaat van progestagenen en oestro-
     genen, waarbij de verhouding tussen de componenten, afhankelijk van de cy-
     clusfase, in drie fasen verschillend is. Genoemd kunnen worden Trinordiol®
     en Trigynon®.

Behalve in hoeveelheid oestrogenen variëren de verschillende pilsoorten ook in soort
en hoeveelheid van het gebruikte progestageen.

Bij niet op tijd innemen van met name de twee- en driefasepillen is de kans op falen
van anticonceptie groter. Daartegenover staat dat de pillen die een zo gering mogelijke hoeveelheid oestrogeen en progestageen bevatten minder bijwerkingen hebben.
Zo kan een 'sub-50'-pil door niet-rokende vrouwen 15 à 20 jaar veilig gebruikt worden.
Voor rokende vrouwen is dit zeker vijf jaar minder in verband met de verhoogde kans
op late cardiovasculaire complicaties.

Toch heeft het zoeken naar werkzame anticonceptiva met zeer lage doses geslachtshormonen ook negatieve kanten, omdat het aantal klinisch relevante interacties ook
is toegenomen. Zo is de methode minder betrouwbaar bij gelijktijdig gebruik van onder andere laxantia, antibiotica, anti-epileptica en tuberculostatica. Uit epidemiolo-
gisch onderzoek is gebleken dat bij gebruik van een pil van de derde generatie die als
progestageen gestodeen of desogestrel bevat, het risico van veneuze trombo-embolie
tweemaal verhoogd is ten opzichte van de tweedegeneratiepil. Het extra risico bedraagt absoluut ongeveer 15 veneuze trombo-embolieën per 100.000 gebruiksters per
jaar. De bijwerkingen van anticonceptiva zijn dezelfde als die van de samenstellende
componenten afzonderlijk.

Naast de belangrijkste indicatie van anticonceptie worden deze middelen ook gebruikt voor bepaalde gynaecologische aandoeningen, zoals ovulatiebloedingen en
endometriose, middenpijn en dysmenorroe. Ook is er een combinatiepreparaat op de
markt (cyproteronacetaat en ethinylestradiol) dat voor de behandeling van hardnek-
kige acne, seborroe of licht hirsutisme bij de vrouw gebruikt kan worden.

Tabel 25.1 Hormonale anticonceptiva

Oestrogeen	Progestageen	Merknaam
ethinylestradiol	desogestrel	Marvelon, Ovidol
ethinylestradiol	drosperinon	Mercilon
ethinylestradiol	etonogestrel (vaginale ring)	Nuvaring
ethinylestradiol	gestodeen	Femodeen, Meliane, Minulet, Triodeen
ethinylestradiol	levonorgestrel	Lovette, Microgynon 20, Microgynon 30, Microgynon 50, Stediril, Trigynon, Trinordiol
ethinylestradiol	lynestrenol	Ministat
ethinylestradiol	norelgestromin (pleister)	Evra
ethinylestradiol	norethisteron	Modicon, Neocon, Trinovum
ethinylestradiol	norgestimaat	Cilest
	desogestrel	Cerazette
	etonogestrel (subcutaan staafje)	Implanon
	levonorgestrel	Norlevo
	medroxyprogesteron (i.m.)	Depo-Provera

Tabel 25.2 Hormoonpreparaten

Groep	Stofnaam	Merknaam
androgenen	mesterolon	Proviron
	testosteron	Andriol, Androgel, Striant, Sustanon, Testim, Tostran
oestrogenen	estradiol	Climara, Estrofem, Meno-implant, Systen, Zumenon
	estriol	Synapause E3
	ethinylestradiol	Lynoral
	geconjugeerde oestrogenen	Dagynil
	tibolon	Livial
progestagenen	dydrogesteron	Duphaston
	lynestrenol	Orgametril
	medroxyprogesteron	Provera
	norethisteron	Primolut-N
	progesteron	Progestan, Utrogestan

26 Insuline en diabetes mellitus

De bloedsuikerspiegel zal in normale omstandigheden weinig schommelen, zeker in verhouding tot de zeer wisselende toevoer van koolhydraten via het voedsel en ook in verhouding tot de zeer wisselende behoeften aan koolhydraten van het lichaam in verband met de te verrichten arbeid. Dit komt doordat een teveel aan glucose in het bloed opgeslagen wordt in de vorm van glycogeen (dat gebeurt voornamelijk in de lever). Deze opslag wordt bevorderd door insuline (figuur 26.1), een hormoon dat aangemaakt wordt in de eilandjes van Langerhans in de pancreas (alvleesklier). Hebben we echter een tekort aan suikers, dan wordt dat glycogeen afgebroken, waardoor het glucosegehalte in het bloed weer wordt genormaliseerd. Hiervoor is aantal hormonen beschikbaar; zij werken insuline tegen (insulineantagonisten), waaronder het groeihormoon, de glucocorticosteroïden, adrenaline en glucagon.

26.1 Diabetes mellitus

Bij de patiënt met *suikerziekte* (diabetes mellitus) is er sprake van een relatief of een absoluut tekort aan insuline. Het evenwicht tussen het gehalte aan insuline en de remmende hormonen is verbroken. Diabetes mellitus (DM) wordt onderverdeeld in twee typen. Bij type 1 is er sprake van een absoluut tekort aan insuline. De insulineproducerende cellen worden afgebroken, waardoor er te weinig insuline wordt geproduceerd. De oorzaak is onbekend. Men denkt dat er door een erfelijke factor een afweerreactie tegen het lichaam zelf wordt opgestart (auto-immuunreactie). Mensen met DM type 1 kunnen alleen met insuline worden behandeld. Naast type 1 bestaat er ook DM type 2, hierbij is er sprake van een relatief tekort aan insuline. Dit tekort wordt enerzijds veroorzaakt doordat de organen waar insuline op aangrijpt minder gevoelig zijn wor-

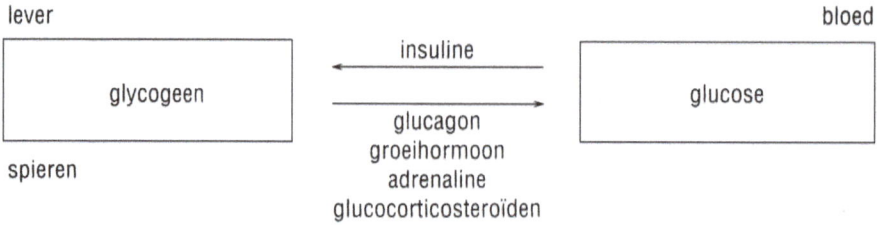

Figuur 26.1 Glucoseregelsysteem

den voor insuline (insulineresistentie), waardoor voor hetzelfde effect meer insuline nodig is. Anderzijds gaan de eilandjes van Langerhans steeds slechter werken omdat ze voortdurend maximaal gestimuleerd worden. De eilandjes van Langerhans hebben een behoorlijke overcapaciteit, dus het duurt een hele tijd (vaak wel 10 jaar) voordat de insulineproductie niet meer kan voldoen aan de vraag in het lichaam. Dan pas begint de persoon in kwestie te merken dat er iets aan de hand is. Kenmerken zijn veel drinken, vaak plassen en moeheid. Het proces is doorgaans al veel eerder begonnen wanneer de diagnose wordt gesteld. DM type 2 is meestal het gevolg van overgewicht. Mensen met DM type 2 kunnen worden behandeld met dieetmaatregelen (overgewicht verminderen), orale bloedglucoseverlagende middelen (zie hoofdstuk 27) en insuline. Bij een aantal diabetici is alleen dieet al voldoende om de bloedsuikerspiegel onder controle te krijgen en te houden. Is dit niet het geval, dan moet men overgaan tot het gebruik van orale bloedglucoseverlagende middelen of insuline.

De andere term voor DM type 2, 'ouderdomssuiker', is vandaag de dag in onbruik geraakt, doordat mensen op steeds jongere leeftijd deze vorm van DM ontwikkelen.

26.2   Insuline

Toen in 1921 de functie van insuline werd ontdekt, ontstond de mogelijkheid diabetici te behandelen door het bij hen optredende tekort aan eigen insuline aan te vullen met een vrijwel identieke stof.

Insuline is een eiwit dat gewonnen wordt uit de alvleesklier van runderen en varkens of synthetisch ('recombinant') kan worden bereid met behulp van bacteriën. Oraal toegediend is het niet werkzaam, omdat het net als de meeste eiwitten door maagsap wordt ontleed. Parenterale toediening is derhalve noodzakelijk.

Insuline verlaagt de glucoseconcentratie in het bloed doordat de processen waardoor de glucose aan het bloed onttrokken wordt, zoals het verbruik in de weefsels, de vorming van glycogeen in de lever en de vorming van lichaamsvet, worden versneld.

Het grote probleem bij het parenteraal toedienen van insuline ligt in het feit dat de afgifte van insuline uit de alvleesklier bij een gezond individu niet constant is, maar gedurende de dag afhankelijk van de behoefte wisselt. Dit zelfregulatieproces bij de patiënt met suikerziekte ontbreekt. De insuline die ingespoten wordt, komt, afhankelijk van de samenstelling van het preparaat, met een bepaalde vertraging in de bloedsomloop. Wanneer er te veel insuline is ingespoten leidt dit in korte tijd tot een hypoglykemische reactie ('hypo': een tekort aan glucose in het bloed).

Wanneer er te weinig insuline is ingespoten, is dat ook niet zonder risico: de patiënt kan in een hyperglykemisch acidotisch coma raken. Dit houdt in dat de wisselingen in het aanbod van glucose aan het lichaam en het verbruik ervan zo veel mogelijk constant gehouden moeten worden. De basis van iedere antidiabetische therapie is het dieet, ongeacht wat voor geneesmiddel eraan wordt toegevoegd. Daarnaast mag regelmatige (zelf)controle van de bloedsuikerspiegel niet ontbreken.

In het verleden konden de insulines alleen bereid worden uit dierlijk materiaal (varken, rund). Dit had als nadeel dat hierdoor, ook doordat de zuivering niet tot 100% mogelijk was, regelmatig bij patiënten antilichamen tegen deze vreemde lichaamseiwitten werden gevormd. Dankzij de ontwikkeling van de biochemie is men in staat een synthetische insuline te produceren die identiek is aan de humane, waardoor de vorming van antilichamen nog slechts zeer zelden voorkomt. Tevens is men nu niet meer afhankelijk van de levering van slachtafval (alvleesklieren van varkens en runderen) en is er geen kans meer op overdracht van virussen en andere deeltjes die bij de mens kunnen leiden tot ernstige ziekten.

Een tweede belangrijke ontwikkeling op dit gebied is de invoering van de 'insulinepen'. Deze pen bestaat uit een houder, waarin een patroon met insuline geplaatst wordt. Ook zijn er voorgevulde pennen op de markt. Met een instelknop kan de insuline op één eenheid nauwkeurig ingesteld worden en door een uiterst fijne injectienaald worden ingespoten. De patiënt hoeft bij het toedienen alleen nog maar op een knop te drukken. De patiënt kan daardoor ook op wisselende plaatsen op het lichaam injecteren, zodat er geen sprake meer hoeft te zijn van plaatselijke huidreacties.

Op dit moment bestaat ook de mogelijkheid om insuline te inhaleren. Of dit een doorbraak gaat worden is nog zeer de vraag.

26.3   Behandeling met insulines

Gewone insuline werkt betrekkelijk kort en daarom is er ook gezocht naar mogelijkheden om langer werkzame vormen te ontwikkelen. In het verleden werd dit bereikt door het toevoegen van zink en te variëren in de grootte van de insulinekristallen; vervolgens werd een langer werkend preparaat verkregen door de insuline aan *protamine* (een ander eiwit) te koppelen. Een zeer recente ontwikkeling zijn twee soorten insulines die maar eenmaal daags gegeven worden. Er is een vertraagde afgifte ontwikkeld. Eén insuline vormt een na injectie een moeilijk oplosbaar onderhuidproduct. Na toediening van deze insuline wordt de insuline langzaam afgegeven. Een andere langwerkende insuline bindt zich aan een eiwit in het lichaam, namelijk albumine. Vervolgens maakt de insuline zich hier langzaam van vrij en wordt dan afgegeven aan het lichaam. Aangezien de insulinebehoefte – die afhankelijk is van het gebruik van koolhydraten door de patiënt en van de door hem verrichte arbeid – van mens tot mens verschilt, moeten een dusdanige dosering en samenstelling van insulinepreparaten gekozen worden, die het bloedsuikergehalte gedurende de hele dag binnen

Tabel 26.1 Soorten insuline

	Stofnaam	*Merknaam*
inhalatie-insuline	insuline	Exubera
kortwerkend	insuline	Actrapid
		Humuline Regular
		Insuman infusat
		Insuman rapid
	insuline aspart	Novorapid
	insuline glulisine	Apidra
	insuline lispro	Humalog
middellang werkend	insuline	Humuline NPH
		Insulatard
		Insuman basal
langwerkend	insuline detemir	Levemir
	insuline glargine	Lantus
combinaties	insuline aspart/insuline aspart protamine	Novomix
	insuline gewoon/insuline isofaan	Humuline 30/70
		Insuman Comb 15, 25
		en 50
		Mixtard 10, 20, 30, 40
		en 50
	insuline lispro/insuline lispro protamine	Humalog Mix

aanvaardbare waarden brengen. De patiënt moet dus worden *ingesteld* op zijn insulinebehoefte, waarbij het gebruik van de hoeveelheid en de soorten insuline (vrij of gekoppeld) individueel wordt bepaald.

Op dit moment kan de arts uit een heel arsenaal aan insulines kiezen. De insulines worden onderverdeeld in kortwerkend, middellang werkend en langwerkend. Daarnaast zijn er mengsels mogelijk van kortwerkende en middellang werkende insulines.

De kortwerkende preparaten hebben al zeer snel een effect, vaak binnen 15 minuten. Ze worden dan ook vlak voor de maaltijd ingespoten en zorgen er dan voor dat de glucosepiek die ontstaat door de maaltijd snel wordt opgevangen. Naast de kortwerkende insulines wordt een insuline toegevoegd met een verlengde werking (middellang of langwerkend), want er is een basishoeveelheid insuline nodig in het lichaam. Meestal start men met een middellang werkend insulinepreparaat.

27 Orale antidiabetica

Leerdoel: Kennismaken met de verschillende soorten orale antidiabetica.
Benodigde tijd: 45 minuten.

Bij de behandeling van diabetes mellitus kunnen behalve insuline, ook *orale antidiabetica* gebruikt worden. Alvorens echter tot het gebruik van deze orale antidiabetica over te gaan, moet men trachten door middel van een dieet reductie van het lichaamsgewicht te bewerkstelligen om zodoende de gevoeligheid van insuline te vergroten.

27.1 Biguaniden

Het eerstekeusmiddel bij diabetes mellitus type 2 is metformine. Metformine behoort tot de *biguaniden* en is het enige middel in deze groep. Het werkingsmechanisme van deze stoffen is nog gedeeltelijk onbekend. Waarschijnlijk maken ze meer insulinereceptoren in de cellen vrij, waardoor het beschikbare insuline beter werkzaam is. Bij gezonde personen wordt het bloedsuikergehalte niet beïnvloed door biguaniden.
Een belangrijke bijwerking is de melkzuuracidose. Deze treedt vooral op bij nier- en leverfunctiestoornissen en als er sprake is van circulatiestoornissen. Andere bijwerkingen van de biguaniden zijn metaalsmaak, anorexie, maag-darmklachten; bij hoge doses metformine kan een gebrek aan vitamine B_{12} en foliumzuur ontstaan. Biguaniden veroorzaken geen hypoglykemie omdat ze geen invloed hebben op de insulineafgifte.

27.2 Sulfonylureumderivaten

Toen Ebstein in 1876 ontdekte dat salicylaten in staat waren het glucosegehalte in de urine bij sommige diabetici te verminderen, zag hij voor het eerst bij een chemische stof een hypoglykemische werking. Toch duurde het heel lang voordat een grote ontwikkeling op het gebied van de orale middelen voor regulatie van het bloedsuikergehalte op gang kwam. Dit gebeurde met de ontwikkeling van carbutamide in 1955. In de tussenliggende periode waren al andere stoffen ontdekt met een hypoglykemische werking, toch bleken zij bij gebruik bij de mens te toxisch.

Carbutamide behoort chemisch gezien tot de groep van de *sulfonylureumderivaten* (SUD), die op haar beurt weer nauw verwant is aan die van de sulfonamiden (zie hoofdstuk 8). Het werkingsmechanisme van de SUD is slechts ten dele bekend. Het meest waarschijnlijk is dat zij de afgifte van insuline door de *eilandjes van Langerhans* stimuleren, waaruit meteen al blijkt dat voor de werking van een sulfonylureumderivaat een gedeeltelijke pancreasfunctie nog aanwezig dient te zijn. Dit houdt in dat de SUD bij patiënten met DM type 1 niet kunnen worden toegepast, aangezien in die groep de eigen insulineaanmaak minimaal is.

SUD worden toegepast bij patiënten met DM type 2. Tot de groep van de SUD behoren als bekendste geneesmiddelen: tolbutamide, glibenclamide en gliclazide. De SUD verschillen onderling vooral qua werkingsduur. Er zijn kortwerkende en langwerkende preparaten op de markt. De voorkeur gaat uit naar de kortwerkende preparaten omdat deze minder kans geven op een hypoglykemie. Er is een aantal andere bijwerkingen bekend, zoals maag-darmstoornissen, allergische huidreacties en intolerantie voor alcohol.

De SUD zijn geen eerstekeusmiddel meer. De reden hiervan is dat deze middelen de eilandjes van Langerhans nog harder laten werken om insuline te produceren. Zoals beschreven in hoofdstuk 26 werken deze cellen voorafgaand aan het stellen van de diagnose DM al jaren maximaal om aan de verhoogde behoefte aan insuline te voldoen. Men denkt dat het nog sterker stimuleren van de alvleesklier eerder uitputting van de eilandjes van Langerhans tot het gevolg heeft. Het gevolg is dat een patiënt eerder over moet gaan op insuline.

27.3 Thiazolidinedionen

De thiazolidinedionen (TZD) zijn middelen die de werking van insuline bevorderen. Dit doen ze door de gevoeligheid voor insuline in het lichaam te verbeteren. Rosiglitazon en pioglitazon zijn de middelen die tot deze groep behoren. Bijwerkingen die gemeld zijn bij deze middelen zijn het vasthouden van vocht, gewichtstoename en verminderd gezichtsvermogen. Op dit moment staat de plaats van deze middelen in de behandeling van DM type 2 ter discussie. Deze groep wordt dan ook voornamelijk ingezet als er sprake is van een intolerantie voor metformine en/of een SUD. Daarnaast verdient het ook niet de voorkeur om deze middelen te combineren met insuline, omdat er dan kans is op het vasthouden van vocht en hartfalen.

27.4 Alfaglucosidaseremmers

Acarbose is een alfaglucosidaseremmer. Dit middel heeft invloed op de omzetting van suikers in de dunne darm. Het gevolg is dat er minder koolhydraten worden opgenomen vanuit de dunne darm. Doordat het verminderde aanbod van suikers daalt

Tabel 27.1 Orale antidiabetica

Groep	Stofnaam	Merknaam
alfaglucosidaseremmer	acarbose	Glucobay
biguaniden	metformine	Glucophage
sulfonylureumderivaten	glibenclamide gliclazide glimepiride tolbutamide	Daonil Diamicron Amaryl Rastinon
meglitiniden	repaglinide	Novonorm
thiazolidinedionen	pioglitazon rosiglitazon	Actos Avandia
DPP-4-remmers	sitagliptine vildagliptine	Januvia Galvus

de hoeveelheid glucose in het bloed. Zoals uit het werkingsmechanisme is af te leiden, werkt dit middel alleen als het middel direct voor de maaltijd wordt ingenomen. Vanwege de bijwerkingen (winderigheid en diarree) en de zeer beperkte effectiviteit wordt dit middel niet meer aangeraden om te gebruiken bij de behandeling van DM type 2. Het is dan ook niet meer opgenomen in de therapeutische richtlijnen.

27.5 Overige

Er is nog een aantal andere groepen orale antidiabetica. Voor de volledigheid worden deze genoemd, maar de plaats van deze middelen in de therapie is nog onduidelijk omdat de langetermijneffecten nog onvoldoende zijn beschreven. Wel is er met deze middelen een nieuwe behandeling beschikbaar gekomen die geen hypo's geeft en de insulinesecretie stimuleert wanneer dat nodig is.
Sitagliptine en vildagliptine zijn selectieve dipeptidylpeptidase-4(DPP-4-)remmers. DPP-4 breekt incretines af, de hormonen die tijdens het eten de pancreas stimuleren insuline te produceren, en als die wordt geremd kunnen de incretines langer hun natuurlijke werking uitoefenen.

Een andere groep zijn de meglitiniden waarvan repaglinide op de markt is. Het middel werkt ongeveer hetzelfde als een SUD, maar alleen wat korter omdat het net als de DPP-4-remmers alleen tijdens de maaltijd werkzaam is en daardoor ook minder kans geeft op hypoglykemie.

Deel F
Hart- en vaatstelsel

28   Het autonome zenuwstelsel

Leerdoelen:
- Kennis verwerven omtrent de werking van neurotransmitters en genees-middelen in het zenuwstelsel.
- Inzicht verwerven in het gebruik van agonisten en antagonisten in het ze-nuwstelsel.

Benodigde tijd: 2,5 uur.

Het autonome zenuwstelsel, ook wel vegetatief of onwillekeurige zenuwstelsel ge-noemd, kan verdeeld worden in het sympathische en het parasympathische zenuw-stelsel. Het autonome zenuwstelsel heeft een belangrijke taak in ons lichaam. Het heeft invloed op de werking van het hart, de longen, het centrale zenuwstelsel en de bloedvaten (voornamelijk sympathisch), alsook op de blaas, het maag-darmkanaal en de klieren voor interne secretie (vooral parasympathisch).

Kenmerkend is de dubbele zenuwverzorging van de kant van het autonome zenuw-stelsel voor veel organen. Hierdoor is zowel een remming als een versnelling of ver-sterking van de functies van de betreffende organen mogelijk. Een fijne wisselwerking zorgt voor evenwicht in dit zenuwstelsel dat, afhankelijk van de eisen aan het presta-tievermogen van de organen, de ene keer met een versnelling, de andere keer met een remming reageert.

28.1   Neurotransmitters

Een belangrijk kenmerk van het zenuwstelsel is het vóórkomen van *neurotransmitters*. Een neurotransmitter is een chemische stof die in staat is een zenuwprikkel van de ene zenuw op de andere of van een zenuw op een spier of klier over te brengen. In het kort kan men dit proces als volgt schetsen.

Aan het uiteinde van een zenuwbaan (waar bijvoorbeeld een zenuw wordt onderbro-ken of aan het einde van een zenuwbaan bij het eindorgaan) zijn de neurotransmit-ters opgeslagen in blaasjes (granulae). Zodra een zenuwprikkel via de zenuwbaan aan het einde van zijn baan in de granulae komt, barsten deze open, waardoor de neurotransmitter die in de granulae ligt opgeslagen vrijkomt. Deze neurotransmitter diffundeert vervolgens naar de 'overkant', naar de volgende zenuwbaan. Op deze nieuwe zenuwbaan zijn bepaalde plaatsen (receptoren) waarop de neurotransmitter zich kan vastzetten. Op het moment dat de neurotransmitter op de receptor arriveert, vindt er een verandering plaats in de membraan van de tweede zenuwbaan en dit heeft tot gevolg dat de zenuwprikkel doorgegeven kan worden. De neurotransmitter heeft dus tot taak de zenuwprikkel van de ene op de andere zenuwbaan of van de zenuw op het eindorgaan over te brengen (figuur 28.1). De ruimte tussen twee zenuwbanen noemt men de *synaps*.

Momenteel zijn er voor het sympathisch zenuwstelsel ten minste drie typen receptoren (met een groot aantal subtypen) bekend, de alfareceptoren in de bloedvaten van onder andere de huid, de slijmvliezen en de buikholte, de bèta$_1$-receptoren in vooral het hart en de bèta$_2$-receptoren in het gladde spierweefsel van bronchiën, uterus en maag-darmkanaal en in de bloedvaten.

In het *parasympathische* zenuwstelsel is de neurotransmitter altijd *acetylcholine*. Bij het *sympathische* zenuwstelsel komt acetylcholine voor in de ganglia (knooppunten waar zenuwprikkels van de ene zenuwbaan op verschillende zenuwbanen worden overgedragen), terwijl dit stelsel op de plaats waar een zenuwbaan een bepaald orgaan, een bepaalde klier of spier moet beïnvloeden *norepinefrine* (noradrenaline) als neurotransmitter kent.

Indien men het parasympathische zenuwstelsel wil stimuleren, kan men dit bereiken door acetylcholine te spuiten. Injecteert men acetylcholine, dan is een stimulering te zien van diverse klieren: een verhoogde speekselsecretie, bronchussecretie, maagzuursecretie, darmsapsecretie; de motiliteit (beweeglijkheid) van het maag-darmkanaal wordt bevorderd. Deze effecten worden cholinerg genoemd.

Wil men het sympathische zenuwstelsel stimuleren met behulp van een geneesmiddel, dan kan men dat doen via een injectie met noradrenaline of adrenaline. Er is dan

Figuur 28.1 Overdracht van zenuwprikkels door middel van neurotransmitters

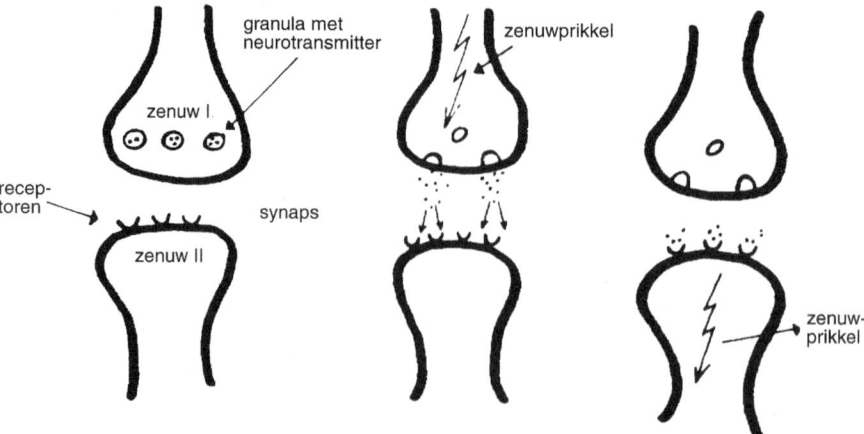

sprake van een toename van de hartfrequentie, een verdieping van de ademhaling en een vasoconstrictie van de perifere vaten, terwijl de grote bloedvaten juist dilateren. Het sympathische zenuwstelsel is dus een actief zenuwstelsel. Om een voorbeeld te geven: als we een leeuw in levenden lijve tegenkomen, zal onze eerste reactie zijn: vluchten. Op dat moment zal het sympathische zenuwstelsel gestimuleerd worden door een uitstorting van adrenaline uit de bijnier. Het gevolg is dan ook dat we in staat gesteld worden hard weg te lopen, waarbij onze spieren van meer bloed worden voorzien. Door een verbetering van de ademhaling zal dat bloed van meer zuurstof worden voorzien en door een versnelling van de hartwerking zal de zuurstofvoorziening van de spieren op een verhoogd peil worden gebracht.

Na deze vlucht zullen we moeten uitrusten, bijkomen van de vermoeiende activiteiten, en op dat moment zal de parasympathicus de overhand krijgen, dat wil zeggen: de energie die tijdens de overheersing van de sympathicus is verbruikt, zal weer moeten worden aangevuld (spijsvertering, celstofwisseling).

De neurotransmitter blijft niet constant op de receptor zitten. Wanneer een neurotransmitter zijn taak volbracht heeft, wordt hij afgebroken door enzymen die in de synaps aanwezig zijn. De overmaat aan neurotransmitters die bij het 'klappen' van de granulae zijn vrijgekomen, wordt op een bepaalde wijze weer opgeslagen in de granulae, zodat deze bij een volgende zenuwprikkeling weer gebruikt kunnen worden.

We kunnen met diverse andere chemische stoffen dan acetylcholine, adrenaline of noradrenaline de werking van deze neurotransmitters nabootsen of verhinderen. Geneesmiddelen die *stimulerend* werken op het sympathische zenuwstelsel noemen wij *sympathicomimetica*. Geneesmiddelen die de werking van het sympathische zenuwstelsel *dempen* of tegengaan noemen we *sympathicolytica*.

Geneesmiddelen die *stimulerend* werken op het parasympathische zenuwstelsel worden *parasympathicomimetica genoemd*. Geneesmiddelen die de werking van het parasympathische zenuwstelsel tegengaan noemen we *parasympathicolytica*.

28.2 Sympathicomimetica

Zoals hiervoor vermeld zouden we nog een verdere indeling moeten maken in alfa- en bètasympathicomimetica respectievelijk -sympathicolytica. In tabel 28.1 is aangegeven waar men alfa- en bètareceptoren kan vinden, alsmede wat het effect op het betreffende orgaan is. Er zijn geneesmiddelen die alleen op alfa- of alleen op bètareceptoren werken.

De toepassing van de alfasympathicomimetica vindt voornamelijk plaats in de vorm van oog- en neusdruppels (bijvoorbeeld om een verstopte neus te bestrijden). De bètasympathicomimetica worden veelvuldiger toegepast, voornamelijk bij ernstige allergische reacties en bij luchtwegproblemen zoals astma en COPD. Bètasympathicomimetica bevorderen de energieproductie en het -verbruik. Dit gebeurt door een aanzetting van de hartwerking, een verwijding van de bloedvaten in de spieren, een vernauwing van de bloedvaten elders in het lichaam, terwijl de ademhaling bevorderd wordt door een verslapping van de spieren van de bronchiën, waardoor de ademhaling dieper kan

Tabel 28.1 Aangrijpingspunt van alfa- en bètasympathicomimetica

Orgaan	Prikkeling alfareceptoren	Prikkeling bètareceptoren
hart	–	toename contractiekracht
vaten spiergebied	vasoconstrictie	vasodilatatie
vaten centraal zenuw-stelsel	vasoconstrictie	vasodilatatie
vaten bloeddrukregu-latoren	vasoconstrictie (sterk)	vasodilatatie
milt	contractie (regelt bloeddruk)	–
niervaten	sterk verminderde doorstroming	–
vaten huid	vasoconstrictie	geringe vasodilatatie
vaten slijmvlies	vasoconstrictie	vasodilatatie
longen	–	verslapping spieren
maag-darmkanaal	verslapping	verslapping
blaas	verslapping	verslapping
uterus	prikkeling contractie	verhindering uteruscontractie
pupil	contractie radiaire oogspier (mydri-asis)	–
koolhydraatstofwis-seling	–	stijging glucosespiegel
vetmetabolisme	–	vetmobilisatie

zijn. Tevens wordt het centrale zenuwstelsel gestimuleerd. Het doel van al deze maatregelen is zo veel mogelijk zuurstofrijk bloed naar hart en spieren te transporteren.

De verschillen onderling in indicatie worden veroorzaakt doordat de sympathicomimetica verschillende farmacologische eigenschappen hebben. Het bekendste en meest veelzijdige sympathicomimeticum is adrenaline. Dit is een fysiologisch in het lichaam voorkomende stof die we ook als geneesmiddel kunnen gebruiken bij ernstige acute overgevoeligheidsreacties, acute hartstilstand of ter verkrijging van een plaatselijke vasoconstrictie.

Adrenaline werkt zowel op de alfa- als op de bètareceptoren van het sympathische zenuwstelsel. Van de werking op de alfareceptoren (vaatvernauwing) wordt gebruikgemaakt als adrenaline toegevoegd wordt aan lokale anesthetica (zie hoofdstuk 18). Bij ernstige overgevoeligheidsreacties wordt adrenaline ook gebruikt ter voorkoming van shock. Dan dient men intramusculair of intraveneus te spuiten.

Vanzelfsprekend zal noradrenaline, dat voornamelijk een alfamimetische werking heeft, slechts gebruikt kunnen worden vanwege de werking op de vaten, namelijk in situaties waarin men een verlaagde bloeddruk omhoog wil brengen. Ook is de toepassing van noradrenaline bij lokale anesthetica mogelijk.

Het zal duidelijk zijn dat via de werking op de bloedvaten adrenaline en noradrenaline een belangrijke rol spelen bij het regelen van de bloeddruk. Er zijn weliswaar (kleine) verschillen tussen adrenaline en noradrenaline, maar het zou in het kader van dit boek te ver voeren deze uiteen te zetten.

Een typisch bètamimetisch middel is isoprenaline. Het gebruik van isoprenaline vindt plaats bij asthma bronchiale, hartblok en shock. Isoprenaline werkt zowel op de bèta$_1$-

als op de bèta$_2$-receptor. Als we de werking ervan op het hart en op de longen identiek stellen (1:1), dan kan men deze stof als voorloper van een reeks modernere geneesmiddelen beschouwen. Deze middelen werken voornamelijk op de bèta$_2$-receptoren in de longen en uterus en bijna niet meer op het hart.

Dit zijn salbutamol, terbutaline en fenoterol. Dit zijn alle duidelijk bèta$_2$-stimulerende middelen, zodat hun voornaamste indicatiegebied astma is. Doordat deze middelen tegenwoordig voornamelijk via inhalatie worden toegediend, blijft het effect nog meer beperkt tot de longen. Formoterol en salmeterol zijn twee langwerkende bèta$_2$-mimetica. De werking houdt tot twaalf uur aan en het middel wordt daarom tweemaal daags toegediend. Bèta$_2$-stimulerende middelen worden eveneens gebruikt als weeënremmer.

Efedrine is een van oorsprong plantaardige stof die een zwakkere en langzamer intredende, maar langer aanhoudende werking heeft dan adrenaline. Het heeft vooral een alfa- maar ook een bètamimetische werking. Het werd vroeger gebruikt in hoestsiropen en neusdruppels, maar kwam in opspraak als dopingmiddel. Tegenwoordig is het middel vanwege bijwerkingen nauwelijks meer in gebruik. In sommige dieetpreparaten en eetlustremmende middelen komt het nog wel eens voor. Van efedrine is een aantal andere stoffen afgeleid die in oog- en neusdruppels worden gebruikt, zoals xylometazoline, nafazoline en oxymetazoline. Hun werking berust op het doen slinken van de gezwollen slijmvliezen van neus en ogen (alfamimetisch).

28.3 Sympathicolytica

Stoffen die de werking van (nor)adrenaline op de sympathische receptoren tegengaan noemen we sympathicolytica. Ook hier kunnen we weer een onderscheid maken tussen alfasympathicolytica en bètasympathicolytica.

28.3.1 Alfasympathicolytica

De stoffen die een remmende invloed hebben op de alfareceptoren worden gebruikt bij het omlaag brengen van de bloeddruk bij een hypertensie ten gevolge van veel sympathicomimetische stoffen (feochromocytoom, overdosering adrenaline, hypertensiecrisis). Eveneens worden ze gebruikt als vasodilatatoren (bij perifere vaatstoornissen, septische shock). Het sterk werkende alfasympathicolyticum fentolamine wordt alleen in de kliniek gebruikt bij ernstige hypertensie, in het bijzonder bij feochromocytoom. Doxazosine, prazosine en urapidil worden toegepast als antihypertensivum, maar hebben nauwelijks een plaats in de behandeling omdat er relatief meer bijwerkingen optreden en er geen bewijs is dat deze middelen op de lange termijn hart- en vaatziekten voorkomen.

Een andere toepassing voor alfasympathicolytica is de behandeling van benigne prostaathypertrofie (alfuzosine, tamsulosine en terazosine). Deze toepassing is gebaseerd op relaxatie van het gladde spierweefsel in de urinewegen waardoor patiënten weer beter kunnen uitplassen.

28.3.2 Bètasympathicolytica

Een belangrijke groep geneesmiddelen is die van de bètasympathicolytica, de zogenaamde bètablokkers. Het prototype van deze groep is propranolol. Deze stof blokkeert zowel de bèta$_1$- als de bèta$_2$-receptoren en is dus niet selectief. Via de bèta$_1$-blokkerende werking verlaagt het de hartfrequentie, terwijl via de werking op de bèta$_2$-receptoren de coronaire vaten en de bronchiën worden beïnvloed.

De toepassing bij angina pectoris berust op het feit dat via de bèta$_1$-receptorblokkerende werking de frequentie (negatief chronotroop) en de contractiekracht van het hart (negatief inotroop) afneemt, waardoor een vermindering van de zuurstofbehoefte van het myocard tot stand komt. Bij angina pectoris worden bètablokkers alleen als een onderhoudstherapie profylactisch gebruikt.

Een tweede toepassing vindt plaats op het gebied van de hartaritmieën. Deze invloed op aritmieën is waarschijnlijk ook een belangrijke factor in de secundaire profylaxe van het myocardinfarct. Na een infarct kan door de bètablokkade een gunstig effect op de overleving bereikt worden.

Hypertensie is eveneens een belangrijk indicatiegebied voor het gebruik van bètablokkerende middelen. Hoe de antihypertensieve werking van de bètablokkers verklaard moet worden, is nog steeds niet helemaal duidelijk. Mogelijk komt deze tot stand door een verlaging van het hartminuutvolume, dus via een werking op het hart, door beïnvloeding van de reninesecretie, door vermindering van de perifere weerstand, of, als laatste mogelijkheid, via een centrale werking, dus via de hersenen.

Binnen de groep van de bètablokkerende middelen vindt er ook weer een differentiatie plaats wat betreft de bèta$_1$- en de bèta$_2$-werking. Omdat de oudere middelen, zoals propranolol, pindolol en oxprenolol, zowel de bèta$_1$- als de bèta$_2$-receptoren blokkeren, bestaat er via de bèta$_2$-blokkade van de bronchiën kans op het optreden van benauwdheidsaanvallen, vooral bij patiënten met astma en COPD. Astma en COPD zijn dan ook contra-indicaties voor het gebruik van deze niet-selectieve middelen.

De research heeft echter ook stoffen opgeleverd die voornamelijk de bèta$_1$-receptoren van het hart blokkeren en in mindere mate de bèta$_2$-receptoren van de bronchiën (*selectieve bètablokkers*). Met deze stoffen bestaat er minder kans op benauwdheden. Vertegenwoordigers hiervan zijn metoprolol, atenolol, bisoprolol en acebutolol. Juist deze middelen zijn bij hypertensie het best bruikbaar.

Carvedilol heeft behalve bètablokkerende eigenschappen een vaatverwijdende (alfa-effect) werking. Dit zou voordelen hebben bij hartfalen. Echter, ook van metoprolol en bisoprolol is een vergelijkbaar gunstig effect bij hartfalen aangetoond.

De bètablokkers hebben een aantal bijwerkingen, zoals misselijkheid, diarree, vermoeidheid, visusstoornissen, bradycardie, impotentie, bronchospasmen en hypotensie. Bij diabetici zullen de niet-selectieve bètablokkers de correctie van eventuele hypoglykemieën afremmen, maar bovendien de verschijnselen van deze hypoglykemie maskeren. Dit kan gevaarlijke situaties opleveren. Bij hoge doseringen van selectieve bètablokkers verdwijnt deze selectiviteit en kunnen deze klachten ook optreden.

28.4 Parasympathicomimetica

De parasympathicomimetica hebben dezelfde werking op de parasympathicus als de in het lichaam voorkomende neurotransmitter acetylcholine. De belangrijkste effecten zijn: een verhoging van de secretie van de klieren, een verhoging van de motiliteit en tonus van het maag-darmkanaal, een verbetering van de urinelozing, een vermindering van de oculaire druk, bradycardie ten gevolge van een vertraging van de geleiding in de hisbundel in het hart en een contractie van de skeletspieren.

Acetylcholine wordt dan ook gebruikt bij ernstige vaatspasmen in de huid van de onderste extremiteiten, en bij bepaalde oogoperaties als mioticum (pupilvernauwend middel). Het wordt door het enzym cholinesterase zeer snel afgebroken, heeft daardoor een zeer korte werking en is daarom door andere middelen vervangen. Een van die middelen is carbacholine, dat bij oogoperaties wordt gebruikt. Pilocarpine wordt voornamelijk oculair bij glaucoom toegepast. Soms wordt pilocarpine ook oraal gebruikt om de speekselproductie na radiotherapie van de mond te stimuleren.

Een andere groep geneesmiddelen heeft een indirecte werking op de parasympathicus doordat deze middelen het enzym cholinesterase remmen, en daardoor de afbraak van het acetylcholine tegengaan (cholinesteraseremmers). Tot deze groep behoren onder andere distigmine, neostigmine en pyridostigmine. Het eerste wordt gebruikt bij blaas- of darmatonie. Alle drie de middelen worden gebruikt bij myasthenia gravis.

Recentelijk zijn de cholinesteraseremmers rivastigmine en galantamine geïntroduceerd in het behandeltraject van de ziekte van Alzheimer. Voorzichtigheid is geboden bij het gebruik van deze middelen bij prostaathypertrofie, bradycardie, asthma cardiale en atrioventriculair blok. De bijwerkingen van deze middelen zijn onder andere zweten, speekselvloed, misselijkheid, diarree en bradycardie.

28.5 Parasympathicolytica

De stoffen die een remmende invloed hebben op het parasympathische zenuwstelsel hebben een werking die juist tegenovergesteld is aan die van de hierboven beschreven parasympathicomimetica.

Om deze reden worden de parasympathicolytica (ook wel *anticholinergica* genaamd) gebruikt als luchtwegverwijder, bij kolieken en spasmen van het maag-darmkanaal en van de urogenitale organen, als mydriaticum en bij de ziekte van Parkinson. Ook kunnen ze gebruikt worden als antidotum bij een overdosering van parasympathicomimetica. De oudst bekende middelen zijn stoffen die voorkomen in de *Atropa belladonna*, zoals atropine en scopolamine. Vroeger gaf men dan ook *Belladonnae folium*, gedroogd bladpoeder van de *Atropa belladonna*, waarin een mengsel van alkaloïden (werkzame stoffen) voorkwam.

Tegenwoordig kan men de diverse alkaloïden isoleren, zodat er geen mengsel meer gebruikt wordt.

Atropine wordt gebruikt bij spasmen van het maag-darmkanaal en van de urogenitale organen, als mydriaticum, bij de premedicatie vóór narcose en als antidotum

Tabel 28.2 Geneesmiddelen die het autonome zenuwstelsel beïnvloeden

Groep	Stofnaam	Merknaam
alfasympathicomimetica	nafazoline	Albalon
	oxymetazoline	Nasivin
	xylometazolin	Otrivin
bètasympathicomimetica	isoprenaline	
	salbutamol (kortwerkend)	Airomir, Ventolin
	terbutaline (kortwerkend)	Bricanyl
	fenoterol	Berodual,Partusisten
	salmeterol (langwerkend)	Serevent
	formoterol (langwerkend)	Foradil, Oxis
parasympathicomimetica	acetylcholine	
	carbacholine	
	distigmine	Ubretid
	galantamine	Reminyl
	neostigmine	
	pilocarpine	
	pyridostigmine	Mestinon
	rivastigmine	Exelon
alfasympathicolytica	alfuzosine	Xatral
	doxazosine	Cardura
	fentolamine	
	ketanserine	Ketensin
	prazosine	
	tamsulosine	Omnic
	terazosine	Hytrin
	urapidil	Ebrantil
bètasympathicolytica	acebutolol	Sectral
	atenolol	Tenormin
	betaxolol	Kerlon
	bisoprolol	Emcor
	carvedilol	Eucardic
	celiprolol	Dilanorm
	labetalol	Trandate
	metoprolol	Selokeen
	nebivolol	Nebilet
	oxprenolol	
	pindolol	Viskeen
	propranolol	
	sotalol	Sotacor
parasympathicolytica	biperideen	Akineton
	dexetimide	Tremblex
	trihexyfenidyl	Artane
	ipratropium	Atrovent
	tiotropium	Spiriva

bij vergiftiging met cholinesteraseremmende stoffen. Bij de ziekte van Parkinson is het gebruik van atropine helemaal verdrongen door nieuwe geneesmiddelen. Bij de premedicatie vóór een narcose wordt atropine toegediend om de secretie van bronchusslijm en speeksel te verminderen en om het hart te beschermen tegen al te grote prikkeling van de nervus vagus tijdens de ingreep.

Als mydriaticum wordt het gebruikt door de oogarts. Het heeft een zeer lange werking, namelijk één à twee weken, vandaar dat korter werkende middelen hierbij de voorkeur verdienen. De bijwerkingen zijn voornamelijk een droge mond (remming van de speekselsecretie) en visusstoornissen, terwijl ook tachycardie (snelle hartwerking) en urineretentie kunnen voorkomen.

Scopolamine werkt in tegenstelling tot de andere parasympathicolytica sederend op het centrale zenuwstelsel, terwijl bij kinderen soms opwindingstoestanden ontstaan (zelfs na het gebruik van oogdruppels).

Butylscopolamine is een quaternaire ammoniumverbinding. Zulke quaternaire ammoniumverbindingen worden bij oraal gebruik nauwelijks opgenomen en zouden alleen lokaal in de darm werken. Er is echter grote twijfel over de werkzaamheid.

Oxybutynine, tolterodine, darifenacine, solifenacine en fesoterodine zijn anticholinerge middelen met enige selectiviteit voor de blaas. Ze worden toegepast bij urine-incontinentie. Anticholinerge bijwerkingen zoals droge mond, gezichtstoornissen, hartkloppingen en verwardheid kunnen ook bij deze middelen optreden.

Ipratropium en tiotropium worden per inhalatie toegepast bij astma en COPD (zie hoofdstuk 37). Ze verwijden de luchtwegen en verminderen bronchussecretie.

29 Geneesmiddelen die het RAAS beïnvloeden

Leerdoel: Inzicht krijgen in het RAAS, zodat de werking van de RAAS-remmers duidelijk wordt.
Benodigde tijd: 45 minuten.

Naast het sympathische zenuwstelsel is er een ander systeem dat de doorbloeding van het lichaam regelt, het renine-angiotensine-aldosteronsysteem (RAAS). Als er een bloeddrukverlaging optreedt, het circulerend volume afneemt of een grote daling van het natrium optreedt, dan zal de nier maatregelen nemen om de nierdoorbloeding veilig te stellen. Zij zal dit doen door een enzym genaamd *renine* af te scheiden; dit zet een reactie in gang (figuur 29.1). Het renine zet namelijk het door de lever gemaakte angiotensinogeen om in angiotensine I, dat zelf weer door een in de longen aange-maakt *converting enzyme* omgezet wordt in angiotensine II. Dit angiotensine II heeft een sterk vaatvernauwend effect, waardoor de bloeddruk stijgt. Het induceert tevens het vrijkomen van aldosteron uit de bijnierschors, waardoor de nier zout en water terughoudt.

Met geneesmiddelen is het mogelijk dit systeem te onderbreken. Hiervoor worden onder andere de zogenaamde *ACE-remmers (angiotensineconverterend-enzymremmers)* ge-bruikt. Hun toediening geeft aanleiding tot bloedvatverwijding en tensiedaling. Zij worden gebruikt bij hypertensie (zie hoofdstuk 34) en bij decompensatio cordis (zie hoofdstuk 31). In tabel 29.1 zijn de belangrijkste geneesmiddelen uit deze groep sa-mengevat. Al deze middelen hebben als belangrijkste bijwerking het ontstaan van prikkelhoest, waarschijnlijk omdat door remming van ACE ook de afbraak van de stof bradykinine wordt geremd die verantwoordelijk wordt gesteld voor het ontstaan hier-van.

Deze laatste remming komt niet voor bij stoffen die de werking van angiotensine II op de receptor tegengaan. Deze angiotensine-II-(ATII-)antagonisten lijken vooral minder vaak hinderlijke prikkelhoest te geven. Daar staat tegenover dat het bloeddrukverla-gende effect (bij de standaarddoseringen) lager lijkt dan van ACE-remmers. Bovendien is er ten opzichte van de ACE-remmers minder bewijs dat deze middelen ziekte en sterfte aan hart- en vaatziekten verminderen.

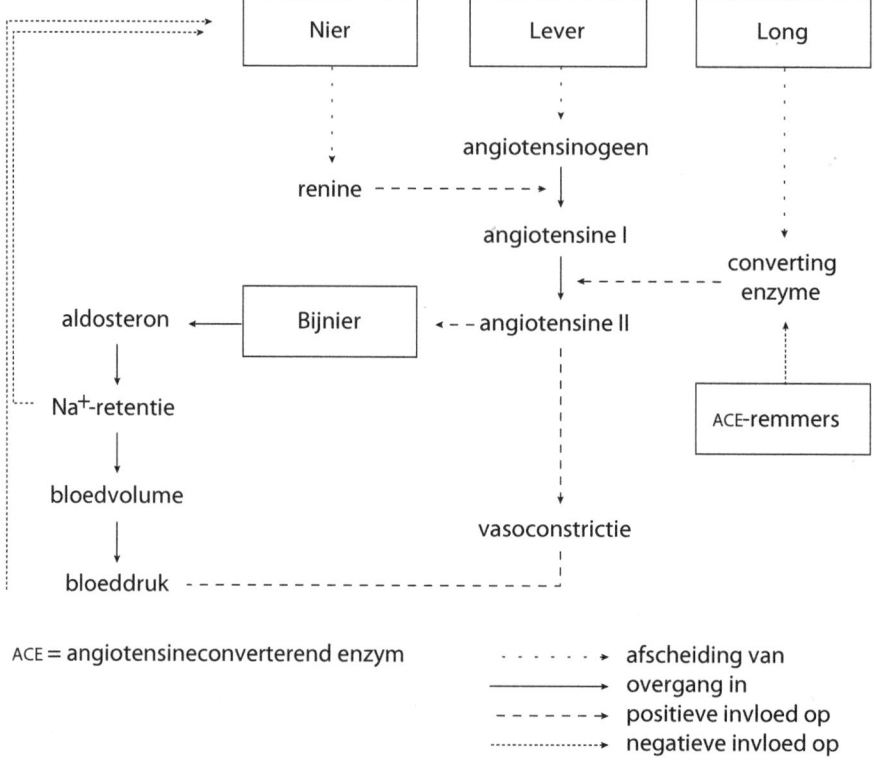

Figuur 29.1   Renine-angiotensine-aldosteronsysteem (RAAS)

Recentelijk is een eerste vertegenwoordiger van een nieuwe groep middelen die aan-grijpt op het RAAS in de handel gekomen. Het betreft aliskiren, een zogenaamde orale renineantagonist. Dit middel gaat de werking van renine tegen en grijpt daardoor op een andere plek in het RAAS aan. Naar verwachting heeft het vergelijkbare korteter-mijneffecten als ACE-remmers en ATII-antagonisten.

Stimulering van het RAAS leidt tot een verhoogde afgifte van aldosteron. De effecten van dit hormoon kunnen ook worden geremd door het toepassen van aldosteronanta-gonisten zoals spironolacton en eplerenon.

De laatste jaren heeft men ontdekt dat RAAS niet alleen in het plasma aanwezig is, maar ook in tal van weefsels (vaatwand, hart, nieren, hersenen). Wellicht is het RAAS in de weefsels zelfs veel belangrijker. Van angiotensine II is bijvoorbeeld bekend dat het groeibevorderend werkt op de endotheelcel van de vaatwand. Remming van dit angiotensine II resulteert dan in een vermindering van de hyperplasie van de vaat-wand en van het linker ventrikel van het hart. Beide kunnen van belang zijn voor de prognose van de patiënt met hypertensie of hartfalen.

Tabel 29.1 Geneesmiddelen die het RAAS beïnvloeden

Groep	Stofnaam	Merknaam
ACE-remmers	benazepril	Cibacen
	captopril	
	enalapril	Renitec
	fosinopril	Newace
	lisinopril	Novatec, Zestril
	perindopril	Coversyl Arg
	quinapril	Acupril
	ramipril	Tritace
	zofenopril	Zofil
angiotensine-II-antagonisten	candesartan	Atacand
	eprosartan	Teveten
	irbesartan	Aprovel
	losartan	Cozaar
	olmesartan	Olmetec
	telmisartan	Micardis, Kinzal Mono
	valsartan	Diovan
renineantagonisten	aliskiren	Rasilez
aldosteronantagonisten	spironolacton	
	eplerenon	Inspra

30 Geneesmiddelen bij angina pectoris

30.1 Algemeen

Ons hart moet zeer veel arbeid verrichten, en waar in het lichaam veel arbeid verricht wordt is veel zuurstof nodig. De zuurstofvoorziening van het hart wordt verzorgd door de kransslagaderen. Wordt deze zuurstofvoorziening op de een of andere wijze belemmerd, bijvoorbeeld door een vernauwing van de kransslagaderen, dan zal dit gevolgen hebben voor de hartwerking. Het lichaam zal dan via zijn alarmsysteem een waarschuwing geven dat er een gevaarlijke situatie ontstaat. Deze waarschuwing kan zijn: een beklemd gevoel op de borst, of pijn die soms vrijwel ondraaglijk wordt. Het is duidelijk dat dit zuurstoftekort voornamelijk zal optreden bij een extra inspanning van het hart. Rust zal dan het beklemde gevoel of de pijn doen verdwijnen.

De vernauwing van de kransslagaderen wordt meestal veroorzaakt door een afzet-ting van vettige bestanddelen (cholesterol) in de wand van deze vaten. Deze vettige afscheiding kan het gevolg zijn van een erfelijke ziekte (familiaire hypercholestero-lemie) of van een verkeerde levenswijze, zoals veel vet eten, weinig bewegen en veel roken. Anderzijds kan de vernauwing van de kransslagaderen ook ontstaan door een kramptoestand van de gladde spieren van de vaatwand ten gevolge van geestelijke spanningen, zoals verdriet, zorgen of een onbevredigende werksituatie. Iemand die met bovenstaande klachten geconfronteerd wordt, zal zich ernstig zorgen maken en deze zorgen kunnen op hun beurt de klachten doen verergeren. In dit ziektebeeld zit dus naast de fysieke realiteit ook een sterke psychische component.

Het allereerste dat de patiënt zal moeten doen is zijn levenspatroon aan de ontstane situatie aanpassen, met andere woorden: stoppen met roken (zeer belangrijk!), gezon-der eten en meer bewegen. Natuurlijk is ook goede afleiding van de zorgen van alle-dag een noodzaak.

Daarnaast beschikken we over vele geneesmiddelen die de klachten van de patiënt kunnen bestrijden. Bij het toepassen van deze middelen zal men moeten bedenken dat het vertrouwen van de patiënt in zijn medicatie een belangrijke rol speelt, dit gezien de psychische component in het ziektebeeld.

30.2 Gebruikte middelen

De middelen ter bestrijding van angineuze klachten zijn te verdelen in verschillende groepen, nitraten, andere organische nitraten, bètablokkers en calciumantagonisten.

30.2.1 Nitraten

Het klassieke voorbeeld van een geneesmiddel uit de nitraatgroep is nitroglycerine. Aanvankelijk dacht men dat dit middel werkte door verwijding van de kransslagaderen zelf en dat het daardoor de zuurstoftoevoer naar het hart bevorderde. Bij angina pectoris blijken de kransslagaderen echter meestal star te zijn (aderverkalking) en is verwijding ervan niet meer mogelijk. De werking is dan ook te verklaren doordat alle perifere bloedvaten zich verwijden, de weerstand van het bloed in die vaten lager wordt en het hart niet meer zo sterk hoeft te pompen om zo'n grote hoeveelheid bloed te laten circuleren. Minder hard werken betekent dat er minder zuurstof nodig is, waardoor de klachten dus verdwijnen.

Indien nitroglycerine ingenomen en doorgeslikt wordt, zal het door de lever onwerkzaam gemaakt worden. Het is daarom noodzakelijk dat het sublinguaal (of oromucosaal) wordt ingenomen, met andere woorden: het middel wordt onder de tong toegediend, om de werkzame stoffen te laten resorberen door het tong- en mondslijmvlies waardoor het First-passeffect wordt omzeild.

Nitroglycerine wordt tegenwoordig toegediend in een spray. Deze heeft in de praktijk echter geen voordelen boven de tabletten en is duurder. Nitroglycerine werkt zeer kort; het is dan ook alleen geschikt om een angineuze aanval te onderbreken, maar niet om een dergelijke aanval te voorkomen. Bij het gebruik van nitroglycerine moeten we een aantal zaken in de gaten houden:

- Als het veel wordt gebruikt, kan gewenning optreden, met andere woorden: het middel wordt minder werkzaam.
- Bij frequent gebruik zal hoofdpijn optreden door verwijding van de hersenvaten.

Nitroglycerine kan ook via de huid toegediend worden. Daartoe is nitroglycerine verwerkt in pleisters waaruit het nitroglycerine langzaam wordt afgegeven. Het nadeel van deze pleisters is dat gewenning al na enkele uren kan optreden. Het optreden van gewenning kan worden voorkomen door bij gebruik van nitraten elke dag een zogenaamde 'nitraatvrije periode' van minstens acht uur in te bouwen. Een deel van de patiënten zal in de 'nitraatvrije periode' last hebben van angineuze klachten en voor deze patiënten moet een alternatieve onderhoudsmedicatie worden gezocht.

30.2.2 Andere organische nitraten

Andere organische nitraten worden in tegenstelling tot nitroglycerine langzamer in het lichaam gesplitst, waardoor een meer continue nitraatspiegel in het bloed aanwezig is, die ook langer aanhoudt. Voorbeelden van deze stoffen zijn isosorbidedinitraat en isosorbidemononitraat. Isosorbidedinitraat wordt ook sublinguaal ingenomen om een aanval te couperen.

30.2.3 Bètablokkers

Zoals we al gezien hebben bij de bespreking van de stoffen die op het autonome zenuwstelsel werken, hebben de bètablokkers een belangrijke invloed op de hartfrequentie. Patiënten die zich inspannen of aan opwinding onderhevig zijn, zullen in hun circulatie een verhoogde hoeveelheid catecholaminen (adrenaline en noradrenaline) hebben. Deze catecholaminen voeren de hartfrequentie sterk op en dit betekent dat het hart een verhoogde zuurstofbehoefte heeft.

Verhoging van de hartfrequentie kan voorkomen worden door het profylactisch innemen van bètablokkers. Voorbeelden hiervan zijn in hoofdstuk 28 beschreven. Deze middelen kunnen bij astmatische patiënten benauwdheidsaanvallen bevorderen (zie ook hoofdstuk 37).

Men mag nooit de anti-angineuze therapie met bètablokkers ineens stoppen, omdat dit via een coronaire insufficiëntie aanleiding kan geven tot een hartinfarct. De therapie wordt dus beëindigd door middel van 'uitsluipen'.

30.2.4 Calciumantagonisten

Calcium speelt een belangrijke rol bij de hartwerking. Te veel calcium zal de gevoeligheid van het hart voor prikkels verhogen, terwijl een laag calciumgehalte de gevoeligheid van het hart voor prikkels doet afnemen.

Calciumantagonisten remmen de invloed van calcium op het hart. De anti-angineuze werking berust enerzijds op een effect op de arteriolaire weerstand, met een daling van de bloeddruk, anderzijds op een directe verwijding van de coronaire vaten.

Onder andere nifedipine, amlodipine en felodipine werken op deze manier. Omdat gebruik van deze middelen gepaard kan gaan met reflextachycardie, zijn ze voornamelijk geïndiceerd bij patiënten bij wie sprake is van spasmen van de coronaire vaten.

Verapamil en diltiazem maken door de calciumblokkerende werking op de prikkelgeleidende cellen het hart minder gevoelig voor circulerende catecholaminen. Dit effect is vergelijkbaar met het effect van bètasympathicolytica. Omdat verapamil tevens de prikkelgeleiding in het hart remt, wordt verapamil tegenwoordig vooral gebruikt bij de bestrijding van aritmieën.

Tabel 30.1   Geneesmiddelen bij angina pectoris

Groep	Stofnaam	Merknaam
nitraten	isosorbidemononitraat	Mono-Cedocard, Promocard
	isosorbidedinitraat	Cedocard, Isordil
	nitroglycerine	Deponit, Minitran, Nitro-Dur, Nitro-Lingual, Transiderm-Nitro
bètablokkers	acebutolol	Sectral
	atenolol	Tenormin
	betaxolol	Kerlon
	bisoprolol	Emcor
	carvedilol	Eucardic
	celiprolol	Dilanorm
	labetalol	Trandate
	metoprolol	Selokeen
	nebivolol	Nebilet
	oxprenolol	
	pindolol	Viskeen
	propranolol	
	sotalol	Sotacor
calciumantagonisten	amlodipine	Norvasc
	barnidipine	Cyress
	felodipine	Plendil
	isradipine	Lomir
	lacidipine	Motens
	lercanidipine	Lerdip
	nicardipine	Cardene
	nifedipine	Adalat
	nimodipine	Nimotop
	nitrendipine	Baypress

31 Geneesmiddelen bij decompensatio cordis

Leerdoel: Inzicht krijgen in de werking van geneesmiddelen, met name van digitalis, bij de behandeling van decompensatio cordis.
Benodigde tijd: 1 uur.

Bij een volwassene in rust pompt het hart per minuut ongeveer vier liter bloed in de arteriën. Bij inspanning kan dit hartminuutvolume – de hoeveelheid bloed die per minuut door het hart wordt rondgepompt – oplopen tot 25 liter. Normaliter is de hartfrequentie 70, terwijl bij inspanning de frequentie kan oplopen tot 150 of meer slagen per minuut. Per keer wordt dan 60 ml respectievelijk 165 ml bloed door de hartpomp verplaatst.

Het hart moet bij inspanning per slag dus tot driemaal zoveel bloed kunnen verwerken als in rust. Zo moet het hart in staat zijn zich onder steeds wisselende omstandigheden aan te passen. Kan het dit niet, dan ontstaat het beeld van een *decompensatio cordis*, ook wel hartfalen genoemd: de 'output' van het hart is onvoldoende om aan de behoefte van de weefsels te voldoen. De oorzaak hiervan kan zijn dat de contractiekracht van het hart te gering is geworden, waardoor per keer te weinig bloed wordt gepompt.

De klachten ontstaan vooral wanneer er te veel van het hart gevergd wordt, en uiten zich als kortademigheid bij inspanning en vermoeidheid. In de verdere stadia van de ziekte kunnen deze klachten ook in rust optreden. Op de verminderde hartfunctie reageert het lichaam met een toename van de hartfrequentie, een toename van de vullingsdruk in het hart en een toename van de vaatweerstand. De patiënt belandt dan in een vicieuze cirkel, waardoor de hartfunctie nog verder verslechtert.

Als eerste behandeling tracht men de vullingsdruk van het hart te verminderen om het hart te ontlasten. Daar horen bepaalde leefstijladviezen zoals het beperken van de inname van natrium (keukenzout) en in ernstige gevallen ook beperking van de dagelijkse vochtinname. Bovendien wordt getracht overtollig vocht kwijt te raken door gebruik van diuretica. Bij lichte symptomen kan een thiazidediureticum zoals hydrochloorthiazide volstaan. Bij ernstiger gevallen is een sterker werkend lisdiureticum zoals furosemide of bumetanide noodzakelijk. Diuretica worden uitgebreid behandeld in hoofdstuk 33.

Voor de langetermijnprognose is het van belang het hart te ontlasten door het gebruik van ACE-remmers, bètablokkers en aldosteronantagonisten. Deze middelen worden soms in combinatie gebruikt. Bij een relatief groot deel van de patiënten met hartfalen is er sprake van hartritmestoornissen (met name boezemfibrilleren). Zij worden vooral behandeld met digoxine.

31.1 ACE-remmers en ATII-antagonisten

De angiotensineconverterend enzym(ACE-)remmers zoals captopril, enalapril en lisinopril, hebben een gecombineerde arteriële en veneuze werking (zie hoofdstuk 29). De start van een therapie met ACE-remmers kan gepaard gaan met onvoorspelbare reacties op de bloeddruk in combinatie met diuretica. Van ACE-remmers is aangetoond dat zij de levensverwachting bij hartfalen positief beïnvloeden. Volgens de richtlijnen moet dan ook bij elke patiënt met hartfalen een behandeling met een ACE-remmer worden overwogen. Daarbij moet gestreefd worden naar een zo hoog mogelijke dosering van de ACE-remmer. In de dagelijkse praktijk verdragen niet alle patiënten een behandeling met (hooggedoseerde) ACE-remmers. Het optreden van hypotensie en een verminderde nierfunctie zijn de belangrijkste redenen om de dosis van een ACE-remmer te verlagen. Verder moet men bij de behandeling met ACE-remmers alert zijn op het optreden van hyperkaliëmie. De kans op nierfunctiestoornissen en hyperkaliëmie wordt versterkt door het gelijktijdig gebruik van ATII-antagonisten, aldosteronantagonisten en andere kaliumsparende diuretica.
Voor sommige ATII-antagonisten zijn er aanwijzingen dat ze bij hartfalen vergelijkbare effecten hebben als ACE-remmers. Vooralsnog gaat de voorkeur echter uit naar het gebruik van ACE-remmers. In sommige gevallen worden ACE-remmers gecombineerd met ATII-antagonisten. Het is nog onvoldoende duidelijk of deze combinatie effectiever is dan het verhogen van de dosering van de ACE-remmer.

31.2 Bètablokkers

Bètablokkers lijken door hun negatief inotrope effect niet geschikt voor toepassing bij hartfalen. Uit onderzoek is echter gebleken dat bètablokkers een vergelijkbaar gunstig effect hebben bij hartfalen als ACE-remmers. Men moet er bij hartfalen wel beducht op zijn dat bètablokkers de hartfunctie kunnen verslechteren. Daarom worden bij harfalen lagere doseringen bètablokkers toegepast en wordt de dosering geleidelijk verhoogd. In het algemeen reageren vooral relatief jongere patiënten met minder ernstige vormen van hartfalen goed op bètablokkers.

31.3 Aldosteronantagonisten

Een verhoogde aldosteronspiegel is een van de compensatiemechanismen van het lichaam om een verminderde hartfunctie op te vangen. Op de lange termijn werkt dit compensatiemechanisme echter contraproductief. Daarom kunnen aldosteronantagonisten de prognose bij hartfalen verbeteren. In het algemeen wordt spironolacton toegepast. Eplerenon is een relatief nieuw middel dat geen voordelen lijkt te hebben ten opzichte van spironolacton. De toepassing van aldosteronantagonisten komt in het algemeen pas in aanmerking wanneer patiënten onvoldoende reageren op ACE-remmers en/of bètablokkers. Wanneer aldosteronantagonisten gecombineerd worden met ACE-remmers dient men extra beducht te zijn op een verslechtering van de nierfunctie en op het optreden van hyperkaliëmie.

31.4 Digoxine

Digoxine versterkt de hartwerking door een toename van het slag- en minuutvolume. Digoxine versterkt de kracht van de systolen en remt de atrioventriculaire geleiding. Digoxine is een farmacologisch zeer sterk werkzame stof, met een lange halfwaardetijd van ongeveer drie dagen. Digoxine moet voldoende in de hartspier gecumuleerd zijn alvorens een therapeutische werking te kunnen uitoefenen. In ernstige gevallen kan digoxine intraveneus geïnjecteerd worden, waarbij de werking binnen 30 minuten intreedt. In minder acute gevallen wordt de voorkeur gegeven aan oraal gebruik. Men begint daarbij met een oplaaddosis (0,25 mg 3 dd ged. 3 dagen of 0,25 mg 1 dd ged. 7 dagen) tot voldoende cumulatie in de hartspier is opgetreden; de patiënt wordt 'gedigitaliseerd'.

Na digitalisatie wordt een onderhoudsdosis (0,0625-0,5 mg/dag oraal) gegeven die de in het lichaam aanwezige hoeveelheid digoxine constant moet houden. De gegeven dosis dient dus even groot te zijn als de hoeveelheid die sinds de vorige dosis geëlimineerd is (door metabolisering en excretie).

Bij digoxine is de marge tussen therapeutische dosis en toxische dosis klein. Bovendien verschillen deze doses zelf nog van patiënt tot patiënt. De grootte van de oplaaddosis en van de onderhoudsdosis wordt bepaald door een veelvoud aan factoren, zoals resorptie, metabolisme, excretie en gevoeligheid van de receptoren. Vooral bij ouderen en patiënten met een verminderde nierfunctie kan digoxine snel accumuleren. Zij moeten dan ook met lagere dagdoseringen worden behandeld.

31.4.1 Digoxine-intoxicatie

Cardiale symptomen

1 Extrasystolen ten gevolge van een verhoogde prikkelbaarheid van de hartspier.
2 Verder kan een storing optreden in de prikkelgeleiding van het hart. Geleidingsstoornissen komen vooral voor bij oudere mensen die extra gevoelig zijn voor digoxine.

Tabel 31.1   Geneesmiddelen bij decompensatio cordis

Groep	Stofnaam	Merknaam
ACE-remmers	benazepril	Cibacen
	captopril	
	enalapril	Renitec
	fosinopril	Newace
	lisinopril	Novatec, Zestril
	perindopril	Coversyl Arg
	quinapril	Acupril
	ramipril	Tritace
	zofenopril	Zofil
angiotensine-II-antagonisten	candesartan	Atacand
	eprosartan	Teveten
	irbesartan	Aprovel
	losartan	Cozaar
	olmesartan	Olmetec
	telmisartan	Micardis, Kinzal Mono
	valsartan	Diovan
bètablokkers	acebutolol	Sectral
	atenolol	Tenormin
	betaxolol	Kerlon
	bisoprolol	Emcor
	carvedilol	Eucardic
	celiprolol	Dilanorm
	labetalol	Trandate
	metoprolol	Selokeen
	nebivolol	Nebilet
	oxprenolol	
	pindolol	Viskeen
	propranolol	
	sotalol	Sotacor
aldosteronantagonisten	spironolacton	
	eplerenon	Inspra
hartglycosiden	digoxine	Lanoxin
thiazidediuretica	chloortalidon	
	chloorthiazide	
	hydrochloorthiazide	
	indapamide	
lisdiuretica	bumetanide	Burinex
	furosemide	Lasiletten, Lasix
nitraten	isosorbidemononitraat	Mono-Cedocard, Promocard
	isosorbidedinitraat	Cedocard, Isordil
	nitroglycerine	Deponit, Minitran, Nitro-Dur, Nitro-Lingual, Transiderm-Nitro
overige	hydralazine	
	dobutamine	
	dopamine	

Extracardiale symptomen

1 Gastro-intestinale symptomen, zoals anorexie, misselijkheid, braken en diarree. In de regel zijn dit de eerste symptomen die duiden op een digoxine-intoxicatie.
2 Neurologische verschijnselen. Het bovenvermelde braken wordt veroorzaakt door een werking op het centraal zenuwstelsel, evenals de slapeloosheid en de visusstoornissen. De visusstoornissen betreffen voornamelijk veranderingen in het zien van kleuren. Bovendien moet rekening gehouden worden met interacties. Een teveel aan calcium of een tekort aan kalium in het serum kan snel leiden tot intoxicaties. Bij intraveneuze injecties met calcium moet de grootst mogelijke voorzichtigheid in acht worden genomen. Een kaliumtekort kan men verwachten wanneer deze preparaten gegeven worden tezamen met krachtig werkende diuretica, bijvoorbeeld furosemide. Anderzijds is kaliumchloride een antidotum bij een digoxine-intoxicatie.

De juiste dosering van digoxine moet telkens weer individueel vastgesteld worden. Gezien de vaste relatie tussen de optimale spiegel in de hartspier en de serumspiegel wordt gebruikgemaakt van de mogelijkheid om de digoxinespiegel in serum te bepalen. Als normale waarden kunnen aangehouden worden voor digoxine: 0,7 à 2,5 µg per liter serum. Het bloed voor de bepaling moet 6 tot 10 uur na de laatste inname van digoxine worden afgenomen.

Het klinische beeld van een digoxine-intoxicatie is veelal aspecifiek en in enkele gevallen zelfs te verwarren met dat van een onderdosering. Een spiegelbepaling van digoxine levert een concrete waarde. Het is een mogelijkheid om het aantal over- maar vooral ook onderdoseringen aanzienlijk omlaag te brengen. Digoxine leidt meer dan enig ander geneesmiddel tot ziekenhuisopname. Bij levensbedreigende digoxine-intoxicatie is een antidotum beschikbaar, de zogenaamde digoxine-antilichaamfragmenten.

31.5 Andere middelen

Omdat bij decompensatio cordis de algemene vaatweerstand is toegenomen, zal het hart steeds meer moeite hebben om tegen deze druk in te pompen. Bovendien wordt door de verhoogde veneuze weerstand het bloed in het hart geperst, zodat een verhoogde vullingsdruk ontstaat. Het is dus van belang zowel de veneuze ('preload') als de arteriële ('afterload') vaatweerstand te verminderen.

Tot de veneuze vaatverwijders behoren de nitraten. Ze veroorzaken een veneuze dilatatie, waardoor de vullingsdruk van het hart afneemt en het hart ontlast wordt. De nitraten zijn besproken in hoofdstuk 30. Nitroglycerine intraveneus werkt snel en kort, zodat op geleide van effect kan worden getitreerd bij acute decompensatio cordis. Is daarbij ook de afterload verhoogd, dan wordt wel nitroprussidenatrium intraveneus gebruikt.

Bij chronische decompensatio cordis zal vaak zowel de preload als de afterload verhoogd zijn. Beide zullen dan verlaagd moeten worden. De nitraten isosorbidemononitraat en isosorbidedinitraat zijn preloadverlagers. Deze middelen worden gebruikt in ernstige gevallen bij patiënten die ACE-remmers, bètablokkers of aldosteronantagonisten niet verdragen of onvoldoende baat hebben bij deze middelen. Soms worden nitraten daarbij gecombineerd met hydralazine.

Als laatste stap in de behandeling van decompensatio cordis worden de positief inotrope stoffen gebruikt. Deze geneesmiddelen verbeteren de contractiekracht van het hart zonder belangrijke toename van het zuurstofverbruik. Intraveneus worden dopamine en dobutamine gebruikt. Deze middelen geven een verhoogde kans op sterfte, maar kunnen op de korte termijn de kwaliteit van leven sterk verhogen. Deze middelen moeten dan ook alleen in zeer ernstige gevallen worden toegepast. De voor- en nadelen dienen met de patiënt besproken te worden.

32   Antiaritmica

Leerdoelen:
- Kennis verwerven omtrent beïnvloeding van de onregelmatige hartslag.
- Kennis maken met de diverse geneesmiddelen bij hartritmestoornissen.

Benodigde tijd: 1 uur.

32.1   Algemeen

Het samentrekken van de hartspier geschiedt onder invloed van elektrische prikkels. Deze worden in het hart voornamelijk op twee plaatsen geproduceerd, allereerst in de rechter boezem (sinusknoop). Deze zendt ongeveer 72 maal per minuut een prikkel uit die de hartspier doet samentrekken. In de pauzes ontspannen de hartspiercellen zich weer. De tweede plaats waar prikkels worden geproduceerd bevindt zich op de overgang van de boezem naar de kamers en heet de AV-knoop (atrioventriculaire knoop). De prikkelfrequentie is hier een stuk lager (ongeveer 36 maal per minuut).
De prikkelvorming op deze twee plaatsen geschiedt volledig zelfstandig. Haalt men het hart uit het lichaam, dan blijven deze prikkels doorgaan. Men spreekt dan van een autonoom werkend hart. Daarnaast wordt het hart, zoals in hoofdstuk 28 is beschreven, ook door het sympathisch en het parasympathisch zenuwstelsel geprikkeld.
Een derde factor die bij het samentrekken van het hart een rol kan spelen is de gevoeligheid van het hart zelf voor elektrische prikkels. Zo zal het hart van een patiënt die digoxine heeft gekregen veel gevoeliger zijn voor deze prikkels dan normaal. Ook calcium vergroot de gevoeligheid van het hart in belangrijke mate. Anderzijds doet een teveel aan kalium de gevoeligheid van het hart voor prikkels in belangrijke mate afnemen, terwijl een tekort aan kalium de gevoeligheid van het hart voor prikkels weer doet toenemen.

Er zijn dus heel wat factoren die de regelmaat van de hartslag kunnen beïnvloeden. Er kunnen te weinig prikkels uit de centrale komen, waardoor de samentrekking van het hart ophoudt of onregelmatig wordt. Er kunnen ook te veel prikkels komen of te snel achter elkaar. Het gevolg daarvan is dat het hart te snel gaat kloppen (extrasystolen).

Deze verschijnselen kunnen optreden door te grote of te geringe gevoeligheid van de hartspier. Bovendien kunnen nog op andere plaatsen dan de reeds genoemde extra prikkels gevormd worden, waardoor het hart extra slagen gaat maken, soms in roffels achter elkaar, met als gevolg dat de normale werking van de hartspier helemaal verstoord wordt. Hebben we met een dergelijke verstoring van het hartritme te maken (aritmieën), dan zal ingegrepen moeten worden, en veelal zal dit met geneesmiddelen gebeuren.

Vaak treden hartritmestoornissen op doordat een deel van de hartspier beschadigd is na een hartinfarct. De prikkelgeleiding gaat dan een andere weg zoeken. Veel antiaritmica zijn daarom gebruikt om in de fase na het myocardinfarct aritmieën te voorkomen. Telkens bleek echter dat deze middelen ook een proaritmogeen effect hadden, waardoor de mortaliteit bij de behandelde patiënten groter was dan bij de niet-behandelde patiënten. Antiaritmica worden daarom alleen ingezet als er ook werkelijk hartritmestoornissen zijn.

32.2 Gebruikte middelen

In het algemeen kunnen geneesmiddelen op drie manieren de onregelmatige hartslag beïnvloeden:
1 door beïnvloeding van het *aantal* elektrische prikkels dat door het hart wordt uitgezonden, bijvoorbeeld bètablokkers;
2 door de *snelheid* te beïnvloeden waarmee deze prikkels door het hart worden voortgeplant, bijvoorbeeld lidocaïne, kinidine, procaïnamide, disopyramide, flecaïnide, propafenon;
3 door beïnvloeding van de *gevoeligheid* van de hartspiercellen voor een prikkel, bijvoorbeeld verapamil.

Amiodaron
Als het hart continu geprikkeld wordt, moet de geleiding van deze prikkels worden vertraagd. Amiodaron is geen middel van eerste keus vanwege de lange halfwaardetijd (meer dan 40 dagen!) en de bijwerkingen; het wordt slechts ingezet bij specifieke therapieresistente gevallen waarbij andere middelen zoals disopyramide geen of onvoldoende effect hebben.

Disopyramide
De werking van disopyramide lijkt sterk op die van kinidine, maar de veiligheid van dit middel is belangrijk groter. Ook van deze stof zijn preparaten met vertraagde afgifte ontwikkeld. Het mag niet toegepast worden bij hogere kaliumspiegels. Disopyramide heeft anticholinerge bijwerkingen zoals urineretentie.

Flecaïnide

Flecaïnide wordt als injectie gebruikt als alternatief van lidocaïne. Tabletten met flecaïnide zijn een alternatief voor disopyramide bij patiënten die last hebben van de anticholinerge bijwerkingen van het laatste middel.

Propafenon

Propafenon is net als flecaïnide een alternatief voor disopyramide, maar dit middel wordt minder vaak toegepast.

Bètablokkers

Bètablokkers hebben een tweetal werkingen. Allereerst blokkeren ze de invloed van het sympathische zenuwstelsel op het hart. Ze zullen dus voornamelijk werkzaam zijn als door het lichaam een extra inspanning van het hart gevraagd wordt. Naast deze blokkade hebben zij een werking die sterk lijkt op die van kinidine. Voor de verschillende preparaten, zie hoofdstuk 28. Alleen sotalol wordt met enige regelmaat als antiaritmicum gebruikt.

Verapamil

Verapamil is een calciumantagonist. In het begin van dit hoofdstuk hebben we gezien dat calcium op zichzelf de gevoeligheid van het hart voor elektrische prikkels verhoogt. Een vermindering van het calciumgehalte zal dus aanleiding geven tot een verlaging van de prikkelbaarheid van de hartspiercellen. Op deze wijze is het mogelijk een aantal aritmieën van het hart te behandelen. Bovendien heeft deze stof invloed op de prikkelgeleiding in het hart. Calciumantagonisten uit de dihydropyridinegroep, zoals nifedipine, zijn niet geschikt voor de behandeling van aritmieën.

Dobutamine en dopamine

In gevallen waarin de frequentie van de hartcontracties te laag is (bradycardie) kan men behalve een externe elektrische bron voor prikkels (pacemaker), ook overwegen gebruik te maken van de bètasympathicomimetisch werkende stoffen (m.a.w. stoffen die de bètareceptoren van het sympathische zenuwstelsel prikkelen). Deze middelen (o.a. dobutamine en dopamine) worden alleen intraveneus toegediend. Dit moet uitermate zorgvuldig gebeuren onder controle van de hartfunctie.

Kinidine

Kinidine is een zeer oud geneesmiddel, dat afkomstig is uit de bast van de kinaboom die ook kinine levert. Beide geneesmiddelen moeten niet verward worden. Kinine is voornamelijk geïndiceerd bij de behandeling van malaria, terwijl kinidine een zeer uitgesproken hartwerking heeft. Deze bestaat uit een vermindering van het aantal prikkels en van de geleidingssnelheid in het hart, alsook van de gevoeligheid van het hart voor prikkels. Kinidine wordt tegenwoordig nog zelden toegepast, voornamelijk bij ventriculaire extrasystolen.

Tabel 32.1 Antiaritmica

Klasse	Stofnaam	Merknaam
Ia	disopyramide kinidine procaïnamide	Ritmoforine
Ib	fenytoïne lidocaïne	Diphantoïne Z Xylocaïne
Ic	flecaïnide propafenon	Tambocor Rytmonorm
II (bètablokkers)	acebutolol atenolol betaxolol bisoprolol carvedilol celiprolol labetalol metoprolol nebivolol oxprenolol pindolol propranolol	Sectral Tenormin Kerlon Emcor Eucardic Dilanorm Trandate Selokeen Nebilet Viskeen
III	amiodaron sotalol	Cordarone Sotacor
IV	diltiazem verapamil	Tildiem Isoptin
bètasympathicomimetica	dobutamine dopamine	

Procaïnamide

Procaïnamide is een stof die afgeleid is van het lokale anestheticum procaïne (zie hoofdstuk 18). Wat betreft de werking lijkt het sterk op kinidine. Voor langdurig gebruik is procaïnamide weinig geschikt, omdat het in veel gevallen aanleiding geeft tot lupus erythematodes, een auto-immuunziekte. Het middel wordt alleen nog gebruikt als injectie bij ventriculaire ritmestoornissen.

Lidocaïne

Lidocaïne is een lokaal anestheticum dat sinds het eind van de jaren zestig van de vorige eeuw ook in de cardiologie wordt gebruikt. Het belangrijkste voordeel van dit middel is dat het goed intraveneus kan worden gebruikt, dat de werking dan snel begint, maar dat er ook weer snel mee gestopt kan worden. Er kan goed op geleide van het ecg getitreerd worden.

Lidocaïne heeft invloed op de prikkelvorming, en wel hoofdzakelijk de prikkelvorming in de kamer. Het verlengt bovendien de periode waarin de hartspier ongevoelig is voor prikkels (refractaire periode). Het wordt dan ook voornamelijk gebruikt bij extrasystolen van de kamer.

De dosering van lidocaïne dient nauwkeurig te geschieden. Als men een infuus begint, zal men altijd met een stootdosering moeten werken, aangezien het middel anders zeer snel onwerkzaam wordt. Dit kan even snel gebeuren als de toediening aan de patiënt. Men krijgt dan géén werking. Omdat lidocaïne in de lever wordt afgebroken, zullen de leverfunctie en de circulatie van grote invloed zijn op de dosering. Lidocaïne wordt gebruikt bij hartinfarcten als profylaxe tegen het optreden van aritmieën.

Fenytoïne

Fenytoïne wordt zelden gebruikt voor de behandeling van een onregelmatige hartslag. Onder meer bij digitalisoverdosering kan dit middel van belang zijn.

33   Diuretica

Leerdoel: Kennis verwerven omtrent de werkingsmechanismen van de verschillende diuretica.
Benodigde tijd: 1 uur.

Diuretica, in de volksmond ook wel 'plastabletten' genoemd, zijn geneesmiddelen die de urineproductie (diurese) vergroten. Deze middelen kunnen we ruwweg verdelen in twee groepen: diuretica die *direct* op de nier werken en diuretica die een *indirecte* werking hebben.

33.1   Werking van de nieren

Voordat het werkingsmechanisme van de op de nier werkende diuretica wordt besproken, is het zinvol nog eens na te gaan hoe de opbouw en werking van de nier zijn (figuur 33.1). De nier is opgebouwd uit een aantal buisjes (ongeveer 1.000.000) die we nefronen noemen. Zo'n nefron kan men verdelen in de *glomerulus* (1) en de *tubulus* (2). In de glomerulus vindt de filtratie plaats vanuit een kluwen van bloedvaten in het kapsel van Bowman, waarbij onder invloed van de bloeddruk water met de daarin opgeloste stoffen wordt gefiltreerd en overgaat naar de voorurine in het nefron, terwijl de grote moleculen uit het bloed (eiwitten en bloedlichaampjes) in het bloed achterblijven. Deze voorurine verliest tijdens de passage door de *proximale tubulus* voor een groot deel weer de elektrolyten met daarbij (osmotisch) water, en tijdens de passage door de tubulus worden ook de voor het lichaam belangrijke stoffen teruggeresorbeerd (glucose, aminozuren). Het eerste gedeelte van de *henlelis* (3) is niet doorlaatbaar voor water; wel kan er natrium worden teruggeresorbeerd naar de bloedbaan. Het stijgende been van de henlelis is daarentegen wel doorlaatbaar voor water; deze doorlaatbaarheid wordt geregeld door het *antidiuretisch hormoon* (ADH) dat in de hypofyse wordt gevormd. In de *distale tubulus* (4) vindt onder invloed van het hormoon *aldosteron* een uitwisseling plaats van een gedeelte van de in de voorurine aanwezige hoeveelheid natriumionen tegen kaliumionen uit het bloed en eventueel tegen de in het bloed aanwezige waterstofionen. Samengevat: Na de filtratie in de glomerulus heeft het bloed een

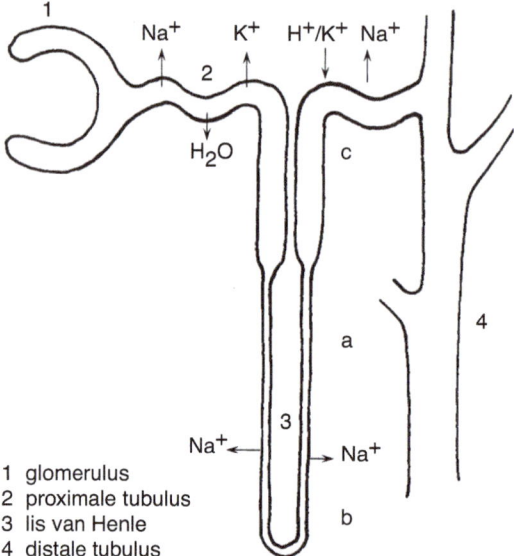

Figuur 33.1 Schematische doorsnede van een nierbuisje

grote hoeveelheid water met daarin opgeloste stoffen verloren aan de voorurine, maar het grootste gedeelte van de nuttige bestanddelen en het water worden tijdens de passage door het nefron teruggeresorbeerd, waardoor de 'indikking' van het bloed weer teniet wordt gedaan. Uiteindelijk wordt de samenstelling van de urine bepaald onder invloed van ADH en aldosteron.

33.2 'Direct' werkende diuretica

De indicaties voor het gebruik van diuretica zijn oedeem, ascites, hydrothorax, decompensatio cordis, nefrose, levercirrose, hypertensie en diabetes insipidus. Sommige diuretica (*thiaziden*) werken in het begin van de distale tubulus, terwijl andere diuretica, zoals furosemide en bumetanide, hun aangrijpingspunt hebben in het opstijgende been van de henlelis. Ze hebben echter met elkaar gemeen dat ze de terugresorptie van natrium remmen, waardoor de uitscheiding van natrium en secundair dus ook van water toeneemt (diuretisch effect).

De direct op de nier werkende diuretica kunnen een aantal bijwerkingen vertonen. Zo is bekend dat bij de krachtig en snel werkende preparaten, zoals furosemide en bumetanide, gevaar bestaat voor een te snelle ontwatering, wat zorgt voor dorst, rusteloosheid, kuitkrampen, spierschokken en lethargie (slaapzucht) kan uiten. De thiaziden zijn berucht vanwege het risico van hypokaliëmie. Deze hypokaliëmie wordt begrijpelijk als we letten op de distale tubulus, waar onder invloed van aldosteron een hoeveelheid natrium wordt uitgewisseld tegen kalium uit de bloedbaan.

Indien nu de terugresorptie van natrium door de diuretica is verminderd, zal in de distale tubulus de concentratie van natriumionen die daar voorbij stromen groter zijn dan normaal. Het aldosteron merkt dat en reageert hierop door een hoeveelheid natriumionen uit te wisselen tegen kaliumionen. Er gaat dus natrium terug vanuit de urine naar de bloedbaan en kalium vanuit het bloed naar de urine. Het gevolg is dan ook dat er een hypokaliëmie ontstaat, wat resulteert in spierslapte en ritmestoornissen van het hart (belangrijk bij het gebruik van digoxine).

Hypokaliëmie zal eerder optreden bij patiënten die behalve een diureticum een zoutarm dieet hebben (minder dan 5 g zout per dag), omdat het aldosteron het natriumgehalte van het bloed op peil tracht te houden.

Toediening van extra kalium is weinig effectief om dit kaliumverlies te beperken. Bovendien kan oraal gebruik van kalium aanleiding kan geven tot ulceraties en perforaties van de (slok)darm. Men kan het kaliumverlies beter op een andere manier voorkomen, namelijk door het toedienen van een kaliumsparend diureticum of een aldosteronantagonist. Deze werkt uiteraard op dezelfde plaats waar ook het aldosteron werkzaam is (zie figuur 33.1, c). Zo'n aldosteronantagonist is spironolacton. Het middel voorkomt dat onder invloed van aldosteron natrium uit de urine wordt uitgewisseld tegen kalium uit het bloed. Het gebruik van spironolacton kan op deze manier soms zelfs leiden tot een hyperkaliëmie. Tot deze groep van de kaliumsparende diuretica behoren ook triamtereen en amiloride. Er is een aantal bijwerkingen bekend, zoals jicht, urticaria, fotosensibiliteit, trombopenie en agranulocytose.

Furosemide en bumetanide worden in situaties gebruikt waarin een zeer snelle ontwatering noodzakelijk is, bijvoorbeeld bij hartfalen. Bij ernstige decompensatie waarbij furosemide oraal niet meer werkt (diureticaresistentie) werkt een injectie met furosemide meestal nog wel.

De thiaziden worden gebruikt indien een langer durende, geleidelijke diurese nodig is, bijvoorbeeld bij hypertensie. De op den duur beoogde werking berust niet op een verminderd circulerend volume, maar op een vermindering van de weerstand in de vaten. Om dit te bereiken zijn lage doseringen voldoende. Chloortalidon en hydrochloorthiazide zijn hiervoor de meest gebruikte preparaten.

33.3 'Indirect' werkende diuretica

Tot de indirect werkende diuretica behoren de *osmotische* diuretica. Hierbij worden stoffen die niet door de tubuli uit het glomerulusfiltraat kunnen worden teruggeresorbeerd in hoge concentraties parenteraal toegediend. Volgens het osmotische principe trekken deze stoffen, eenmaal in de bloedbaan, water aan uit de omliggende weefsels. Ze nemen als het ware dit water mee naar de glomerulus, waar zij het na filtratie vasthouden, waardoor de diurese bevorderd wordt.

Het voordeel van deze osmotische diuretica is dat er een aanzienlijke uitscheiding van water plaatsvindt, terwijl er nauwelijks natrium via de urine verloren gaat. Toepassing vindt dan ook plaats in gevallen waarin diurese zonder elektrolytenverlies

Tabel 33.1 Diuretica

Groep	Stofnaam	Merknaam
osmotische diuretica	mannitol sorbitol	
K⁺-sparende diuretica	amiloride triamtereen eplerenon spironolacton	Inspra
thiazidediuretica	chloortalidon chloorthiazide hydrochloorthiazide indapamide	
lisdiuretica	bumetanide furosemide	Burinex Lasiletten, Lasix

gewenst wordt, bijvoorbeeld bij een te laag natriumgehalte in het bloed (*hyponatriëmie*) ten gevolge van een zeer slechte circulatie. Stoffen die hiervoor gebruikt worden zijn bijvoorbeeld mannitol 20% (opletten dat dit niet uitgekristalliseerd is) en sorbitol 40 à 50%. Deze infusen worden vaak gebruikt om een bestaande anurie te doorbreken of een dreigende anurie te voorkomen. Om ervoor te zorgen dat de circulatie niet wordt belast met een te grote hoeveelheid vloeistof wanneer de urineproductie niet op gang mocht komen, moet eerst een proefdosis worden gegeven (bijvoorbeeld 50 ml mannitol 20%, eventueel in combinatie met furosemide). Verdere toediening heeft alleen zin indien minimaal 60 ml urine per uur wordt gevormd.

34 Antihypertensiva

De bloeddruk (druk die in het arteriële vaatstelsel heerst) is niet constant, maar wisselt met de hartslag. Men spreekt van *systolische* bloeddruk op het moment dat het bloed uit de linker kamer in de aorta wordt geperst, en van *diastolische* bloeddruk in de rustfase van het hart. De hoogte van de diastolische en de systolische bloeddruk is van veel factoren afhankelijk, voornamelijk van het hartminuutvolume (hoeveelheid bloed die per minuut door het hart wordt weggepompt) en van de perifere vaatweerstand.

34.1 Hypertensie

Men spreekt in het algemeen van *hypertensie* als bij herhaling een abnormaal hoge bloeddruk wordt gevonden; vooral de systolische druk is hierbij van belang. Men spreekt van hypertensie als deze hoger is dan 160 mmHg.

Bij het meten van de bloeddruk en het bepalen of er sprake is van hypertensie zal rekening gehouden moeten worden met de leeftijd van de patiënt, aangezien bij toenemende leeftijd de diastolische en in sterkere mate de systolische bloeddruk toenemen. Het is dus normaal dat oudere mensen een hogere bloeddruk hebben dan jonge mensen.

Lange tijd werd gedacht dat de hypertensie voornamelijk toe te schrijven was aan een nierafwijking of aan arteriosclerose. Naarmate meer en meer patiënten onderzocht werden, bleek dat er veel gevallen van hypertensie zijn waarbij de nier niet primair betrokken is en waarvan de oorzaak niet bekend is. Men spreekt in dat geval van *essentiële* hypertensie. Naast deze vorm (80% van alle hypertensiegevallen) bestaat er hypertensie van renale oorsprong (15%), van hormonale oorsprong (3%), door een vernauwing van de aorta (coarctatio aortae, 1,5%) en van neurogene oorsprong (0,8%). Deze laatste groepen, waarvan men dus de oorzaak wel kent, vat men samen onder de naam *secundaire* hypertensie.

Over essentiële hypertensie is nog niet veel bekend. Wel is duidelijk dat de frequentie van de aandoening per ras verschilt. Bij het negroïde ras komt het vaker voor dan bij het blanke ras, terwijl bij Chinezen het percentage weer veel lager ligt. Bij Mongoolse bevolkingsgroepen, onder andere de Eskimo's, is het voorkomen van essentiële hypertensie een zeldzaamheid.

Ook is er verband tussen hypertensie en lichaamsgewicht. Een relatief hoog percentage van hypertensie wordt gevonden bij zwaarlijvige personen. Het geslacht speelt ook een rol. Hypertensie komt vaker bij vrouwen dan bij mannen voor. Anderzijds vindt men bij mannen de meer ernstige vormen van hypertensie.

Behandeling van de essentiële hypertensie is noodzakelijk, omdat met het toenemen van vooral de systolische druk de kans op overlijden door nierafwijkingen, hartafwijkingen of beroertes in belangrijke mate toeneemt. Veel patiënten zijn zich overigens vaak niet bewust van hun verhoogde bloeddruk.

Bij de behandeling van de hypertensie is het zaak altijd een langzame en geleidelijke tensiedaling te bewerkstelligen, zodat de bloedvoorziening en functie van een aantal levensbelangrijke organen intact blijven; dit geldt in het bijzonder voor de hersenen en voor de nieren. Een te grote tensiedaling kan vooral bij ouderen aanleiding geven tot duizeligheid en soms verwardheid.

Bij het instellen van een behandeling met antihypertensiva (bloeddrukverlagende middelen) moet men zich realiseren dat deze lang gevolgd zal moeten worden, zodat men bij de keuze van het geneesmiddel uiterst kritisch dient te zijn. Er wordt dan ook meestal met de minst ingrijpende geneesmiddelen gestart om, als daar onvoldoende succes mee wordt bereikt, over te gaan naar andere, sterker werkende middelen.

In de lichtere gevallen van hypertensie kan zoutbeperking een gunstig effect hebben naast algemene maatregelen, zoals meer lichaamsbeweging, ontspanningsoefeningen en vermagering. Helpt dit niet voldoende, dan zal men alsnog over moeten gaan tot het gebruik van geneesmiddelen.

34.2 Farmacotherapie bij hoge bloeddruk

Als bij herhaalde metingen hypertensie is vastgesteld en deze ondanks dieetmaatregelen en rust blijft bestaan, is het gebruik van antihypertensiva geïndiceerd. De vier belangrijkste groepen middelen waaruit men kan kiezen om de behandeling te starten, zijn diuretica, bètablokkers, RAAS-remmers en calciumantagonisten.

In het algemeen wordt bij voorkeur met een bètablokker of een diureticum gestart, omdat er voor deze twee groepen het beste bewijs is dat het gebruik niet alleen resulteert in een daling van de bloeddruk maar vervolgens ook in een daling van hart- en vaatziekten en mortaliteit.

In de praktijk blijkt dat men kijkt naar contra-indicaties en bijkomende ziekten, zoals onder andere decompensatio cordis, diabetes mellitus, perifeer vaatlijden, een eerder doorgemaakt hartinfarct, voordat men een keuze maakt uit de vier groepen van middelen. Kan op dat moment uit diverse middelen gekozen worden, waaronder een bètablokker of een diureticum, dan wordt veelal aan één van deze twee de voorkeur gegeven. In veel gevallen, zoals bij diabetes mellitus en hartfalen, is er ook een voorkeur voor het gebruik van een ACE-remmer.

Er is al vermeld dat de bloeddrukdaling geleidelijk moet plaatsvinden. Dat betekent dat men de bloeddrukdaling zes weken na de start van de therapie beoordeelt. Wordt er onvoldoende effect verkregen, dan kan men de dosis van het middel optimaliseren, kiezen voor een middel uit een van de andere vier groepen, of middelen uit verschillende groepen combineren. Als gekozen wordt voor het combineren van middelen, hebben combinaties van bètablokkers of ACE-remmers met diuretica de voorkeur boven andere. Bij te veel bijwerkingen op een middel is een overstap naar een middel uit een andere groep logisch.

34.2.1 Diuretica

Zoals we gezien hebben in hoofdstuk 33, maken we voor deze indicatie hoofdzakelijk gebruik van de thiaziden, en speciaal van de thiaziden met een langer durende werking. Deze langwerkende diuretica worden dan ook in betrekkelijk lage doseringen gegeven. Laag doseren is van belang in verband met de bij de diuretica reeds beschreven problemen betreffende het kaliumverlies. De meest gebruikte diuretica voor deze indicatie zijn hydrochloorthiazide en chloortalidon.

34.2.2 Bètablokkers

Zoals we in hoofdstuk 28 hebben gezien, is hypertensie tegenwoordig een belangrijk indicatiegebied voor het gebruik van bètablokkers. Het juiste werkingsprincipe is nog niet geheel duidelijk. Mogelijk vindt de werking plaats via een vermindering van het hartminuutvolume, via een vermindering van de reninesecretie door de nier (renine is een hormoon dat in de nier wordt gemaakt en dat een indirecte vasoconstrictie teweegbrengt), door een directe invloed op de vaten en dus een vermindering van de perifere weerstand, of wellicht is er sprake van een centrale werking, dus via de hersenen. Wel is duidelijk dat het effect van deze middelen pas na zes weken te beoordelen is.

Bij de behandeling van hypertensie wordt veelal de voorkeur gegeven aan de zogenaamde selectieve bètablokkers, zoals metoprolol of bisoprolol. Een andere selectieve bètablokker, atenolol, lijkt minder gunstig te werken en wordt tegenwoordig minder toegepast. Selectieve bètablokkers zijn bij patiënten met astma en COPD niet absoluut gecontra-indiceerd, maar men moet vooral in hogere doseringen wel bedacht zijn op verergering van de luchtwegklachten door afname van de selectiviteit.

Tabel 34.1   Antihypertensiva

Groep	Stofnaam	Merknaam
ACE-remmers	benazepril	Cibacen
	captopril	
	enalapril	Renitec
	fosinopril	Newace
	lisinopril	Novatec, Zestril
	perindopril	Coversyl Arg
	quinapril	Acupril
	ramipril	Tritace
	zofenopril	Zofil
angiotensine-II-antagonisten	candesartan	Atacand
	eprosartan	Teveten
	irbesartan	Aprovel
	losartan	Cozaar
	olmesartan	Olmetec
	telmisartan	Micardis, Kinzal Mono
	valsartan	Diovan
bètablokkers	acebutolol	Sectral
	atenolol	Tenormin
	betaxolol	Kerlon
	bisoprolol	Emcor
	carvedilol	Eucardic
	celiprolol	Dilanorm
	labetalol	Trandate
	metoprolol	Selokeen
	nebivolol	Nebilet
	oxprenolol	
	pindolol	Viskeen
	propranolol	
	sotalol	Sotacor
thiazidediuretica	chloortalidon	
	chloorthiazide	
	hydrochloorthiazide	
	indapamide	
lisdiuretica	bumetanide	Burinex
	furosemide	Lasiletten, Lasix
alfablokkers	doxazosine	Cardura
	ketanserine	Ketensin
	prazosine	
	urapidil	Ebrantil
overige	clonidine	Catapresan
	L-methyldopa	Aldomet
	moxonidine	

34.2.3   Calciumantagonisten

Calciumantagonisten zijn stoffen die de bloeddruk doen dalen doordat de perifere arteriën minder goed kunnen contraheren. Calcium is nodig om contractie van de vaten te bewerkstelligen en de calciumantagonisten verhinderen dat calcium in de vaatspiercellen komt. Vertegenwoordigers uit deze groep die bij hypertensie gebruikt worden, zijn nifedipine, nicardipine, barnidipine, nitrendipine, felodipine, lacidipine, isradipine, amlodipine en lercanidipine.

Diltiazem en verapamil hebben een sterker effect op het hart en worden daarom tegenwoordig vooral toegepast bij angina pectoris en hartritmestoornissen.

Calciumantagonisten hebben nogal wat bijwerkingen, zoals hoofdpijn, een blozend gezicht en enkeloedeem.

34.2.4 RAAS-remmers

Uit de groep RAAS-remmers (zie hoofdstuk 29) wordt bij hypertensie vooral gebruikgemaakt van ACE-remmers en ATII-antagonisten. ACE-remmers worden door de patiënten goed verdragen: droge hoest is de meest op de voorgrond tredende bijwerking.

ATII-antagonisten zijn relatief nieuwe middelen, die het effect van angiotensine II tegengaan door de receptor te blokkeren. Het ACE wordt dus niet geremd en er ontstaat daardoor veel minder vaak een prikkelhoest.

34.2.5 Overige antihypertensiva

Labetalol heeft zowel een alfa- als een bètareceptorblokkerende werking. Bij hypertensieve crisis is er een duidelijke plaats voor dit preparaat. Labetalol is ook het middel van eerste keus bij zwangerschapshypertensie.

Prazosine en doxazosine zijn alfablokkers. Deze middelen worden ook toegepast bij benigne prostaathypertrofie. Op de lange termijn zijn alfablokkers minder effectief gebleken dan diuretica en ACE-remmers. Omdat er bovendien een groter risico is op het optreden van orthostatische hypotensie, is het gebruik van alfablokkers bij hypertensie beperkt.

De centraal werkende antihypertensiva methyldopa, clonidine en moxonidine worden wegens de centrale bijwerkingen (onder meer sedatie) liever niet meer gebruikt. Methyldopa is alleen bij zwangerschapshypertensie nog een alternatief voor labetalol.

35 Geneesmiddelen die de bloedstolling beïnvloeden

Het bloed in onze vaten is voortdurend onderhevig aan een systeem van stolling en ontstolling. Er bestaat een continu evenwicht tussen de beide processen. Het proces van stolling en ontstolling kunnen we verdelen in drie fasen: trombusvorming, stolling en fibrinolyse.

35.1 Fasen van stolling en ontstolling

35.1.1 Trombusvorming

Een trombus (bloedpropje) ontstaat als de vaatwand beschadigd raakt of als de bloeddoorstroming door een bloedvat lager wordt dan een kritisch minimum. De trombusvorming kan verdeeld worden in drie duidelijke fasen: de adhesie van trombocyten, de aggregatie van trombocyten en het ontstaan van de trombocytenplug.

Adhesie van trombocyten
Bij het ontstaan van een beschadiging van de binnenwand van een arterie komen de basismembraan en het collagene weefsel aan de oppervlakte. Onder invloed hiervan ontstaan verschuivingen in de elektrische lading van de vaatwand, waardoor trombocyten ter plaatse worden aangetrokken. Er ontstaat als het ware op het beschadigde oppervlak een laag trombocyten. Deze fase van trombocytenadhesie duurt heel kort (enige seconden) en wordt snel opgevolgd door de volgende fase, de trombocytenaggregatie.

Trombocytenaggregatie

In deze fase hechten de trombocyten zich niet alleen aan de vaatwand maar ook aan elkaar. De groeiende trombocytenmassa sluit het bloedvat als een stop af. De wand van de trombocyten blijft in deze fase nog volledig intact. Zolang deze onbeschadigd blijft, zal de reactie nog omkeerbaar zijn. Het is dan nog mogelijk dat de trombocyten elkaar loslaten en dat de normale circulatie hersteld wordt. Deze fase duurt dertig à veertig seconden.

Zoals hiervoor reeds is vermeld, bestaat er een continu evenwicht tussen het proces van stollen en van ontstollen. Daarbij spelen twee belangrijke stoffen een rol, namelijk het *prostacycline* en het *tromboxaan* A_2. Prostacycline is in staat de trombocyten van de vaatwand af te stoten, terwijl tromboxaan A_2 juist het aan de wand en aan elkaar kleven van de trombocyten bevordert. Zowel prostacycline als tromboxaan A_2 wordt gevormd uit een prostaglandine.

Prostaglandines zijn stoffen die op veel plaatsen in het lichaam in zeer kleine hoeveelheden voorkomen en daarbij allerlei functies vervullen (in de maag: bescherming tegen een maagzweer; in de uterus: het opwekken van weeën). De later te bespreken trombocytenaggregatieremmers werken dan ook voornamelijk via de remming van de aanmaak van deze prostaglandines, zodat uiteindelijk in meer of mindere mate de vorming van prostacyclines en tromboxaan A_2 wordt geremd. De kunst is evenwel om een stof te vinden die de prostacyclinesynthese intact laat en de tromboxaanproductie remt. Daarbij is ook de keuze van de dosering van de stof van belang.

Ontstaan van de trombocytenplug

Door de trombocytenaggregatie treden in de wand van de trombocyt veranderingen op, waardoor een aantal stoffen vrijkomt. Onder andere door deze stoffen wordt de reversibele trombocytenaggregatie omgezet in een irreversibele trombocytenplug. De reactie is dan niet meer omkeerbaar. Langzaam gaan nu de trombocyten kapot, waarbij allerlei factoren vrijkomen die de stolling in gang zetten. De nu ontstane trombocytenplug is wit. Er zijn dus nog geen rode bloedlichaampjes in het proces betrokken. Deze fase duurt ongeveer drie minuten.

35.1.2 Stolling

Onder invloed van de verschillende stoffen die vrijgekomen zijn uit de trombocyten kan de stolling beginnen. Belangrijk in dit proces zijn protrombine en fibrinogeen.

Protrombine

Protrombine wordt aangemaakt in de lever, samen met andere stollingsfactoren, en circuleert vrij in het bloed. Bij de aanmaak van stollingsfactoren speelt *vitamine K* een essentiële rol. Een tekort aan vitamine K, door welke oorzaak dan ook, zal de aanmaak van stollingsfactoren in belangrijke mate belemmeren en daardoor het bloed minder stolbaar maken.

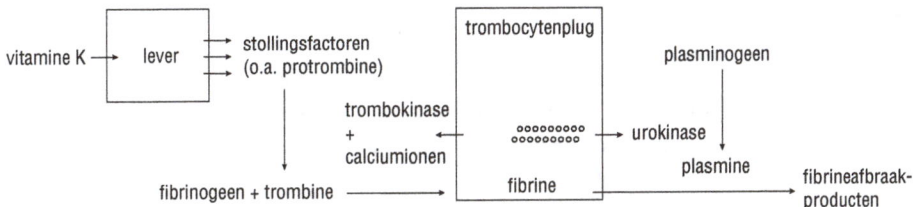

Figuur 35.1 Schema van stolling en ontstolling

Fibrinogeen

Ook fibrinogeen circuleert vrij in het bloed. Onder invloed van *trombokinase* (afkomstig uit de trombocyten) en *calcium* wordt protrombine omgezet in *trombine*. Dit trombine zet het circulerende fibrinogeen onmiddellijk om in *fibrine* (figuur 35.1). Het fibrine zal de reeds gevormde trombocytenplug als het ware als een net omspinnen en daardoor de trombusmassa vormen. Ook allerlei bloedelementen, zoals de *erytrocyten (rode bloedcellen)*, worden nu in dit net gevangen, zodat de trombus een rood uiterlijk krijgt. Bij het ontstaan van de fibrineprop wordt tevens de aanzet gegeven tot het starten van de laatste fase, de fibrinolyse.

35.1.3 Fibrinolyse

In deze laatste fase zal het lichaam trachten het ontstane stolsel op te lossen. Dit kan het doen door middel van *plasmine*, een enzym dat het fibrine afbreekt tot de zogenaamde fibrineafbraakproducten.

Plasmine is onder normale omstandigheden niet of nauwelijks in het bloed aanwezig, doch wel in de vorm van een inactief voorstadium, het *plasminogeen*. De activering van plasminogeen (omzetting in plasmine) vindt weer plaats onder invloed van activatoren. Voorbeelden hiervan zijn *urokinase* en *streptokinase*.

In een aantal gevallen kan de fibrinolyse pathologische vormen aannemen. Het ontstane stolsel zal dan zeer snel weer oplossen (soms zo snel dat men het stolsel zelfs niet ziet), zodat een bloeding bijna niet te stelpen is. Zulke acuut optredende situaties komen onder andere voor in de verloskunde bij loslating van de placenta, geïnfecteerde abortus en vruchtwaterembolie. Verder kan deze toestand optreden bij bloedingen, fracturen, verbrandingen en infectieuze shock ten gevolge van gramnegatieve micro-organismen.

35.2 Medicamenteuze beïnvloeding van stolling en ontstolling

35.2.1 Beïnvloeding van de trombusvorming

Indien bij de patiënt de trombusvorming geremd kon worden, zou dit verreweg de beste tromboseprofylaxe zijn, aangezien we dan de trombosepreventie in de allereerste fase voeren. De adhesie van de trombocyten aan de vaatwand is echter een zo korte fase dat beïnvloeding op dat moment vrijwel onmogelijk is.

Wel zien we kans de aggregatie van de trombocyten te beïnvloeden. Trombocytenaggregatieremmers kunnen op verschillende manieren werken:

1 remming van de synthese van tromboxaan A_2 in de trombocyt door een irreversibele acetylering van hiervoor benodigde enzymen (lage dosis acetylsalicylzuur of carbasalaatcalcium); bij hogere dosis wordt tevens de synthese van prostacycline in de vaatwand geremd. Carbasalaatcalcium is een goed oplosbaar calciumzout van acetylsalicylzuur. Acetylsalicylzuur of carbasalaatcalcium wordt in lage dosering (ca. 80 mg/dag) gebruikt bij het voorkomen van vasculaire complicaties bij patiënten met vaatziekten. De laagste dosering van 30 mg/dag geldt alleen bij TIA (transient ischemic attack) en bij niet-invaliderend herseninfarct. Daarnaast worden deze middelen gebruikt in de secundaire preventie bij atherosclerotische aandoeningen;

2 remming van fosfodiësterase met als gevolg verhoging van de hoeveelheid cyclisch AMP in de trombocyt (anagrelide, dipyridamol);

3 verhoging van de hoeveelheid cyclisch AMP in de trombocyt door een rechtstreeks effect (epoprostenol, een natuurlijk prostacycline; iloprost en treprostinil, prostacyclineanaloga);

4 als niet-competitieve selectieve antagonist van de door ADP geïnduceerde trombocytenaggregatie, waarbij de binding van fibrinogeen aan de GPIIb/IIIa-receptoren (van trombocyten) onder invloed van ADP wordt verminderd (clopidogrel). Clopidogrel heeft een effectiviteit die vergelijkbaar is met acetylsalicylzuur als secundaire preventie bij atherosclerotische aandoeningen. Gezien de hoge kosten van clopidogrel blijft bij gebruik van een trombocytenaggregatieremmer acetylsalicylzuur bij alle indicaties eerste keus, tenzij er sprake is van een contra-indicatie, zoals maagulcera;

5 binding aan GPIIb/IIIa-receptoren op het oppervlak van de trombocyt, waardoor geactiveerde trombocyten niet kunnen binden aan adhesieve glycoproteïnen zoals fibrinogeen en vonwillebrandfactor (abciximab, eptifibatide, tirofiban). Abciximab wordt in de kliniek toegepast bij risicopatiënten die een percutane cardiologische interventie (dotterprocedure) ondergaan. Eptifibatiede en tirofiban worden gebruikt bij het acuut coronair syndroom als toevoeging aan acetylsalicylzuur of heparine bij hoogrisicopatiënten.

Ongefractioneerde heparine, ook wel gewoon heparine genoemd, in *lage* doseringen gegeven, vindt bij de postoperatieve tromboseprofylaxe een grote toepassing. Daartoe wordt heparine tweemaal per dag subcutaan toegediend in een hoeveelheid van 5000 IE. De plaats waar een dergelijke subcutane injectie wordt gegeven is zeer belangrijk, aangezien elk bloedvat dat bij de injectie wordt geraakt aanleiding zal geven tot een groot hematoom, en dus tot pijn. De kans op het raken van een dergelijk vat is het kleinst in de plooi van de buikwand. Bovendien moet de injectie loodrecht op de huid gegeven worden, en niet schuin zoals gebruikelijk is bij subcutane injecties. De plooi van de buikwand is een veel betere plaats dan bijvoorbeeld het bovenbeen, omdat vooral bij ouderen de hoeveelheid subcutaan weefsel in het bovenbeen minder is. Daardoor verloopt de absorptie sneller en is de profylaxe niet altijd gedurende 24 uur gewaarborgd.

Sinds 1989 zijn er ook laagmoleculaire heparines geregistreerd (nadroparine, dalteparine, enoxaparine, tinzaparine). Deze stoffen worden verkregen door de oorspronkelijke lange molecuulketens van ongefractioneerde heparine te splitsen in kleinere brokstukken. De diverse laagmoleculaire heparines zijn klinisch allemaal goed vergelijkbaar, hoewel er verschillen in de molecuulketens van de diverse producten zijn.

De voordelen van de laagmoleculaire heparines liggen in een verbetering in de kinetiek: de absorptie is groter en betrouwbaarder dan van de ongefractioneerde heparine. Tevens houdt de werking langer aan, waardoor een dosering van eenmaal daags voldoende is. Een ongefractioneerde heparine daarentegen dient twee- tot driemaal daags plaats te vinden.

Bij patiënten met een hoog risico op een trombosebeen (patiënten die een heupoperatie ondergaan, die al eerder een trombosebeen hebben gehad, die aan een tumor lijden, enzovoort) is de kans op een trombosebeen lager wanneer profylaxe met een laagmoleculaire heparine wordt geboden dan wanneer dat met ongefractioneerde heparine geschiedt.

Daarnaast is het mogelijk om een trombosebeen met tweemaal daags een subcutane injectie (relatief hoog gedoseerd) van een laagmoleculaire heparine te behandelen, terwijl dat met ongefractioneerde heparine veelal met een hoog gedoseerd continu lopend intraveneus infuus plaatsvindt. Als laatste is het zo dat laagmoleculaire heparines minder negatieve werking op het lipidenmetabolisme zouden hebben. Dit kan vooral van belang zijn bij patiënten die zeer regelmatig ontstold moeten worden met behulp van heparine, zoals dialysepatiënten. Om al deze redenen zijn voor de profylaxe en de behandeling van een trombosebeen de laagmoleculaire heparines middelen van eerste keus geworden.

De tromboseprofylaxe door middel van beïnvloeding van de trombusvorming heeft alleen zin indien de trombusvorming nog niet ingezet is. Vandaar dat het een absolute noodzaak is met de postoperatieve tromboseprofylaxe met laagmoleculaire heparines vóór de operatie te beginnen. Bij een reeds ingezette trombusvorming of bij een reeds aanwezige trombus zal altijd naar een remming van het stollingsmechanisme in een latere fase moeten worden overgegaan.

35.2.2 Beïnvloeding van de stolling

Indien gesproken wordt over beïnvloeding van de stolling gaat het over de conventionele anticoagulantia. Deze middelen kunnen in twee grote groepen verdeeld worden: direct en indirect werkende anticoagulantia.

Direct werkende anticoagulantia

De subcutane toediening is al aan de orde geweest bij de beïnvloeding van de trombusvorming. De andere toediening is de intraveneuze en hier worden veel hogere doses gebruikt, tot wel 30.000 IE per 24 uur. Intramusculaire toediening van heparine zal altijd gepaard gaan met enorme hematomen en is derhalve niet gewenst.

De ingewikkelde werking van heparine berust op het tegengaan van de omzetting van protrombine in trombine, de stof die er uiteindelijk voor zorgt dat fibrinogeen in fibrine wordt omgezet. Ook remt heparine de omzetting van fibrinogeen in fibrine. Heparine heeft dus invloed op de laatste stappen van het stollingsmechanisme; het maakt de stollingsfactoren 'onwerkzaam'. Aangezien deze werking optreedt op het moment van toediening spreken we van een direct werkend anticoagulans.

Het controleren van de werking kan geschieden door het bepalen van de stollingstijd van het bloed. Deze moet therapeutisch twee- à driemaal verlengd zijn (APTT-bepaling: normaal stolt bloed binnen 30-40 sec).

Ontstaat tijdens de behandeling met heparine een bloeding, dan kan de werking ongedaan gemaakt worden door de toediening van *protamine* (1 mg neutraliseert 100 IE heparine). Ook hiervan is weer het kenmerk dat de werking op het moment van toediening inzet, zodat het circulerende heparine onmiddellijk onwerkzaam wordt gemaakt.

Doordat wij zowel over een direct werkend anticoagulans (heparine) als over een direct werkend antidotum tegen dit anticoagulans (protamine) beschikken, is het mogelijk bij de extracorporale circulatie, zoals die gebruikt wordt bij de dialyse en bij de openhartchirurgie, te komen tot een lokale heparinisatie. Hierbij wordt zodra het bloed het lichaam verlaat, heparine ingespoten, zodat het bloed in de kunstnier of in het kunsthart onstolbaar is. Voordat dit bloed echter naar het lichaam wordt teruggevoerd, kan er weer protamine aan toegevoegd worden, zodat binnen het lichaam het bloed zijn normale stolbaarheid behoudt.

Het effect van protamine bij de laagmoleculaire heparines is minder uitgesproken. Weliswaar wordt bij overdosering of bloedingen een dosering van 1 mg protamine aangeraden om 100 Axa-eenheden laagmoleculaire heparine te neutraliseren, maar er blijft nog een restactiviteit van de laagmoleculaire heparine over.

Indirect werkende anticoagulantia

Indirect werkende anticoagulantia worden meestal *orale anticoagulantia* genoemd en worden gekenmerkt door het feit dat het enige tijd duurt voordat een therapeutische werking wordt verkregen (1 à 3 dagen). De werking van orale anticoagulantia berust op verdringing van vitamine K in de lever, zodat de productie van stollingsfactoren door de lever sterk wordt beperkt. Dit geldt voornamelijk voor protrombine.

De verdringing van vitamine K in de lever is mogelijk doordat deze anticoagulantia chemisch sterk op vitamine K lijken en het lichaam geen verschil constateert. Men spreekt dan ook van competitieve remming. Het toedienen van een overmaat aan vitamine K aan de patiënt zal de orale anticoagulantia weer uit de lever verdringen, zodat het mogelijk is de stolbaarheid van het bloed in evenwicht te houden door de verhouding van het anticoagulans tot vitamine K te regelen.

Een belangrijk gegeven is dat de aanmaak van protrombine tijd kost en dat voordat de werking van vitamine K merkbaar wordt, minimaal vier à acht uren zullen verstrijken. Dit is dus duidelijk in contrast met de werking van heparine en het antidotum protamine, waarbij de 'neutralisatie' onmiddellijk geschiedt. Wil men op een bloeding ten gevolge van orale anticoagulantia direct invloed uitoefenen, dan zal men de stollingsfactoren zelf intraveneus moeten toedienen. Dit is mogelijk door toediening van het *protrombinecomplex* dat onder andere protrombine bevat. Bij dit alles dient bedacht te worden dat een bloeding die het gevolg is van toediening van heparine met vitamine K niet te corrigeren is en een bloeding die het gevolg is van toediening van orale anticoagulantia niet te corrigeren is met protamine.

De belangrijkste orale anticoagulantia die we ter beschikking hebben zijn acenocoumarol en fenprocoumon. Acenocoumarol is een kortwerkend oraal anticoagulans, fenprocoumon werkt veel langer. Fenprocoumon heeft het voordeel dat hiermee gemakkelijker een continue, regelmatige werking kan worden verkregen dan met acenocoumarol. Treedt echter bij fenprocoumon een bloeding op, dan zal deze veel moeilijker te bestrijden zijn.

Voor en tijdens een behandeling met orale anticoagulantia moet de stolbaarheid van het bloed regelmatig worden gecontroleerd. Dit geschiedt met behulp van het bepalen van de protrombinetijd.

Als een patiënt goed is ingesteld, dient de uitkomst over het algemeen tussen 4,5 en 2,5 INR (international normalized ratio) te liggen. Aan de verkregen uitkomst wordt de dosering van het te gebruiken anticoagulans aangepast. Een te lage dosering geeft geen bescherming tegen de vorming van trombose en embolieën, een te hoge dosering veroorzaakt de kans op het ontstaan van bloedingen.

Een van de grote problemen bij het gebruik van de orale anticoagulantia is dat hun werking in belangrijke mate beïnvloed kan worden door veel andere geneesmiddelen. Indien door een ander geneesmiddel de werking versterkt wordt (potentiëring), kunnen, als geen aanpassing van de dosis plaatsvindt, bloedingen ontstaan. Geneesmiddelen die dit verschijnsel vertonen zijn onder andere acetylsalicylzuur, indometacine, allopurinol, miconazol, amiodaron en tolbutamide.

Sommige andere geneesmiddelen verminderen daarentegen de werking van de orale anticoagulantia (antagonisme). Voorbeelden hiervan zijn fenobarbital, rifampicine en fenytoïne. Het is van belang erop te letten dat de dosering van de anticoagulantia wordt verlaagd als de toediening van laatstgenoemde geneesmiddelen wordt gestaakt, daar anders gevaar voor bloedingen ontstaat.

35.2.3 Beïnvloeding van de fibrinolyse

Ook de fibrinolyse kan met behulp van geneesmiddelen zowel in positieve als in negatieve zin worden beïnvloed. Indien in het lichaam ergens een stolsel is opgetreden, kunnen we proberen de omzetting van plasminogeen in plasmine, waardoor het fibrine opgelost wordt, te activeren. Dat kunnen we doen door toediening van het enzym *urokinase* (bijvoorbeeld bij een hartinfarct in een van de kransslagaders). Deze stof moet bereid worden uit vers ingevroren urine. Voor één dosering heeft men enige duizenden liters urine nodig. Het zal duidelijk zijn dat een dergelijk preparaat zeer kostbaar en moeilijk verkrijgbaar is. Meestal wordt dan ook gewerkt met een

Tabel 35.1 Geneesmiddelen die de bloedstolling beïnvloeden

Groep	Stofnaam	Merknaam
trombocytenaggregatieremmers	abciximab	Reopro
	acetylsalicylzuur	Aspirine
	carbasalaatcalcium	Ascal
	clopidogrel	Plavix
	dipyridamol	Persantin
	eptifibatide	Integrilin
	tirofiban	Aggrastat
coumarinederivaten	acenocoumarol	
	fenprocoumon	Marcoumar
heparines	dalteparine	Fragmin
	enoxaparine	Clexane
	heparine	
	nadroparine	Fraxiparine, Fraxodi
	tinzaparine	Innohep
trombolytica	alteplase	Actilyse
	reteplase	Rapilysin
	streptokinase	Streptase
antidota	fytomenadion	Konakion
	protamine	

activator van bacteriële oorsprong, in de regel streptokokken. Een voorbeeld hiervan is *streptokinase*.

Het grote nadeel hiervan is dat na frequent toedienen van het preparaat, dat altijd met wat bacterieel materiaal verontreinigd is, ernstige overgevoeligheidsreacties kunnen ontstaan.

Door middel van recombinant-DNA-technieken kan tegenwoordig met behulp van bacteriën de menselijke *plasminogeenactivator* nagemaakt worden, r-tPA. Deze techniek is echter ook redelijk kostbaar. In grote studies is r-tPA vergeleken met streptokinase bij behandeling van patiënten met een hartinfarct. Er zijn geen grote significante verschillen gebleken in effectiviteit – het meer opengaan en openblijven van de coronairen. Het lijkt erop dat sommige vormen van een hartinfarct wat meer baat hebben bij zeer snel geïnfundeerde r-tPA dan bij streptokinase. Wat betreft bijwerkingen is er nauwelijks verschil.

Ook een langer werkend complex van streptokinase lijkt niet effectiever dan de moederverbinding. Wel is gebleken uit deze studies dat voor goede behandeling van het hartinfarct fibrinolyse alleen niet voldoende is, maar dat men ook direct dient te ontstollen met heparine en profylaxe dient te plegen met een lage dosis acetosal. Ook andere geneesmiddelen zoals bètablokkers en ACE-remmers kunnen bijdragen aan een zo goed mogelijk herstel van het infarct. Voor het ontstollen van een shunt bij nierdialyse zijn urokinase en streptokinase waardevolle preparaten.

De activatoren kunnen ook worden geremd door middel van tranexaminezuur. Door deze stoffen wordt de omzetting van plasminogeen in plasmine geremd, zodat we een remming krijgen van de afbraak van fibrine. Het intraveneuze gebruik van deze stoffen is uitermate gevaarlijk, omdat massale trombosering tot de mogelijkheden behoort. Dit geldt vooral bij patiënten die een pathologische fibrinolyse hebben ontwikkeld ten gevolge van diffuse intravasale stolling. Door het toedienen van deze antifibrinolytica zal die intravasale stolling in belangrijke mate worden bevorderd. De enige therapie die dan ter beschikking staat is het voorkomen van het voortgaan van die diffuse intravasale stolling met behulp van een direct werkend anticoagulans (heparine). We zien dan het verschijnsel dat onder invloed van een anticoagulans de bloeding van een patiënt stopt.

Orale toepassing vindt nog wel plaats bij diffuse bloedingen in de mond-keelholte en de maag.

36 Geneesmiddelen bij atherosclerose en andere doorbloedingsstoornissen

Leerdoel: Inzicht krijgen in de diverse doorbloedingsstoornissen, in het bijzonder van de atherosclerose, het voorkomen en de behandeling ervan met geneesmiddelen.
Benodigde tijd: 1 uur.

36.1 Atherosclerose

Doorbloedingsstoornissen treden vaak op ten gevolge van vernauwing van perifere vaten. Deze vernauwing is meestal te wijten aan atherosclerose, een ziekte die vooral in de westerse wereld voorkomt en het gevolg is van een verkeerd dieet, te weinig lichaamsbeweging en te veel roken.

Atherosclerose wordt gekenmerkt door een combinatie van verschillende veranderingen in de arteriën. Er kan een stapeling optreden van lipiden, complexe koolhydraten, bloedbestanddelen, calciumneerslag en fibrosen. De aandoening is vaak gelokaliseerd in de coronaire vaten (angina pectoris), de cerebrale en de perifere vaten.

Van alle factoren die het ontstaan van atherosclerose bevorderen is de hyperlipoproteïnemie de belangrijkste.

36.1.1 Hyperlipoproteïnemie

Cholesterol is een lichaamseigen stof die van essentieel belang is bij de opbouw van de celmembraan, de vorming van geslachts- en bijnierschorshormoon, vitamine D en galzuren. De cholesterol in ons bloed is slechts in beperkte mate uit ons voedsel afkomstig; het overgrote deel wordt door het lichaam zelf aangemaakt. Het lichaam beschikt over een ingewikkeld transportsysteem voor deze vetten (lipiden en triglyceriden). Het transport van deze slecht in water oplosbare stoffen vindt altijd plaats in gebonden vorm, namelijk door de lipoproteïnen. Er zijn vijf klassen lipoproteïnen, waarvan de drie belangrijkste zijn:

- VLDL (very low density lipoproteins) die zorgen voor het vervoer van triglyceriden;
- LDL (low density lipoproteins) die voornamelijk uit cholesterol bestaan;
- HDL (high density lipoproteins) die cholesterol uit de perifere weefsels vervoeren naar de lever.

De meeste cholesterol in het plasma bevindt zich in de LDL (75%). Slechts 20% zit in de HDL en een nog kleiner deel in de VLDL. Het risico op hart- en vaatziekten neemt toe naarmate de totale cholesterol- en LDL-cholesterolconcentratie in het serum hoger is. Een stijging van 10% in de totalecholesterolconcentratie in het serum gaat gepaard met circa 20% meer kans op hart- en vaatziekten. Hoge concentraties HDL-cholesterol worden als gunstig beschouwd: hoe hoger het gehalte HDL-cholesterol, hoe kleiner het risico op hart- en vaatziekten. Een verhoogd cholesterolgehalte is vooral van belang wanneer er ook andere risicofactoren voor hart- en vaatziekten zoals hypertensie, coronaire hartziekten in de voorgeschiedenis, een familieanamnese voor hartziekten, overgewicht of diabetes mellitus aanwezig zijn.

Bij het bepalen van het al dan niet inzetten van een behandeling met geneesmiddelen wordt onderscheid gemaakt tussen patiënten met hart- en vaatziekten, patiënten met diabetes mellitus (DM) type 2 en patiënten zonder hart- en vaatziekten en DM type 2.

36.1.2 Middelen die het cholesterolgehalte verlagen

De allereerste maatregel die genomen moet worden bij een te hoog cholesterolgehalte is, naast het behandelen van eventueel aanwezige risicofactoren, het instellen van een dieet. Dit vindt veelal plaats bij een totaal cholesterolgehalte hoger dan 6,5 mmol/l. Bij dit dieet moet voornamelijk de hoeveelheid verzadigd vet worden beperkt. De belangrijkste determinant van de cholesterolconcentratie in het bloed vormt namelijk niet de totale hoeveelheid vet, maar de hoeveelheid verzadigd vet in de voeding.
Pas indien het dieet onvoldoende effect heeft, komen de zogenaamde 'lipidenverlagende middelen' in aanmerking.
Lipidenverlagende middelen kunnen een verhoogd lipidengehalte in het bloed verlagen. De geneesmiddelen kunnen worden verdeeld in vijf groepen:
1   Remmers van de cholesterolsynthese (statines) zoals atorvastatine, simvastatine, fluvastatine, pravastatine en rosuvastatine remmen het enzym (HMG-CoA-reductase) dat de snelheid bepaalt van de cholesterolsynthese. Door de remming van dit enzym wordt er meer LDL uit de bloedbaan weggevangen, wat resulteert in een daling van het cholesterolgehalte (met 25-45%). Een effect is al na een week waarneembaar en is na vier à zes weken maximaal. Deze groep wordt gezien als meest effectieve therapie voor de behandeling van hyperlipidemie.
2   Galzuurbindende harsen zoals colestyramine en colesevelam zijn kunstharsen die in de darm chloride uitwisselen tegen galzuren en hierdoor de enterohepatische kringloop van galzuren onderbreken. De levercel reageert hierop door de grotere hoeveelheden cholesterol te gebruiken voor de synthese van galzuren. Ook neemt het aantal LDL-receptoren in de lever toe en door de grotere opname van LDL-cholesterol daalt het LDL-cholesterolgehalte in het plasma. Colestyramine en colesevelam binden niet alleen de galzure zouten, maar kunnen ook andere stoffen binden, zoals bepaalde geneesmiddelen. Andere geneesmiddelen moeten dan ook ten minste één uur voor of vier à zes uur na het gebruik van colestyramine worden ingenomen, omdat anders ook de resorptie van deze ge-

neesmiddelen wordt gestoord. De geur en de smaak van colestyramine zijn niet zo prettig. Om de smaak van het preparaat te maskeren, kan het worden gegeven met vruchtensap.

3   De fibraten zoals bezafibraat, ciprofibraat en gemfibrozil hebben een beperkt cholesterolverlagend effect maar een sterk triglyceridenreducerend effect. De fibraten remmen de synthese van het VLDL-lipoproteïne in de lever, daarnaast wordt de afbraak van het VLDL gestimuleerd. Meestal treedt enige stijging van het HDL-cholesterol op.

4   Ezetimibe is een cholesterolabsorptieremmer. Het geneesmiddel vestigt zich in de dunne darm en zorgt ervoor dat er minder cholesterol van de darm aan de lever wordt afgegeven. Het verlaagt het totalecholesterolgehalte en de LDL-choles-terolspiegel in plasma, tevens wordt het triglyceridengehalte enigszins verlaagd en de HDL-cholesterolspiegel wat verhoogd.

5   Acipimox is een nicotinezuuranalogon. Van acipimox is duidelijk aangetoond dat het effect heeft op de VLDL-spiegel. Het effect op het optreden van hart- en vaat-ziekten is nog niet aangetoond.

Daarnaast hebben meervoudig onverzadigde omega-3-vetzure ethylesters (bereid met de uit visolie gewonnen vetzuren eicosapentaeenzuur (EPA) en docosahexaeenzuur (DHA)), in hoge doseringen (2-4 g/dag) een gunstig effect op de triglyceridenconcentra-tie als gevolg van een daling van het gehalte aan VLDL-cholesterol. Omega-3-vetzuren kunnen als aanvulling op het dieet worden gebruikt als de patiënt het als bezwaarlijk ervaart om per week ten minste twee porties vette vis te eten.

36.2   Doorbloedingsstoornissen ten gevolge van vaatspasmen

Er kunnen ook doorbloedingsstoornissen optreden ten gevolge van vaatspasmen. De vaatwand is een gladde spier. Er zijn geneesmiddelen die op deze gladde spier werk-zaam zijn en daarbij spasmen kunnen opheffen. De belangrijkste, maar tegelijkertijd zeldzame, aandoening waarbij sprake is van doorbloedingsstoornissen door vaatspas-men is het raynaudfenomeen. Dit wordt gekenmerkt door aanvallen van abnormaal verlengde en soms pijnlijke perifere vasospasmen van de huidvaten als reactie op kou of emotie. Behandeling is in het algemeen conservatief en niet-medicamenteus (warm kleden, voldoende beweging). Als medicamenteuze behandeling zijn de vaatverwij-ders prazosine en nifedipine het best onderzocht, hoewel de resultaten hiervan tegen-vallen. De grootste problemen van deze middelen zijn de bijwerkingen en het verlies van effectiviteit op de lange termijn. In de praktijk start men vaak met een proefbe-handeling met een van beide middelen. Als er na drie maanden geen gunstig effect op de circulatie optreedt, heeft verdere toediening van deze geneesmiddelen geen zin.

Tabel 36.1   Lipidenverlagende middelen

Groep	Stofnaam	Merknaam
HMG-CoA-reductaseremmers	atorvastatine	Lipitor
	fluvastatine	Lescol
	pravastatine	Selektine
	rosuvastatine	Crestor
	simvastatine	Zocor
fibraten	bezafibraat	Bezalip
	ciprofibraat	Modalim
	gemfibrozil	Lopid
nicotinezuuranaloga	acipimox	Nedios
	nicotinezuur	Niaspan
galzuurbindende harsen	colesevelam	Cholestagel
	colestyramine	Questran
cholesterolopnameremmer	ezetimibe	Ezetrol
omega-3 vetzuurpreparaat		Omacor

36.3   Doorbloedingsstoornissen door trombose

Een doorbloedingsstoornis kan ook zijn oorsprong vinden in het feit dat een vat wordt afgesloten door een trombus (bloedstolsel). In zulke gevallen zullen bovengenoemde middelen slechts weinig kunnen uitrichten. In de eerste plaats zal men alle mogelijke moeite moeten doen om de trombus zelf te verwijderen. Vaak is dit een probleem, aangezien een trombus diep in het vat kan optreden en dan alleen door middel van een operatie kan worden verwijderd. Toch zijn er een paar geneesmiddelen die hierbij gebruikt kunnen worden (vaak eiwitsplitsende enzymen). De fibrine die bij de stolling ontstaat, kan in het lichaam worden opgelost doordat er plasminogeen, wellicht gebonden aan fibrinogeen, aanwezig is. Door een activator (streptokinase) wordt het plasminogeen omgezet in plasmine.

Plasmine kan fibrine(stolsel) oplossen in oplosbare producten. Men noemt deze stoffen dan ook wel fibrinolytica. Zulke enzymen zijn onder andere streptokinase en urokinase (zie hoofdstuk 35). Teneinde de doorbloedingsstoornissen ten gevolge van trombose te voorkomen, kan men een aantal geneesmiddelen profylactisch toedienen, zoals acetylsalicylzuur en dipyridamol, middelen die invloed hebben op de bloedplaatjes-adhesie of -aggregatie.

Deel G
Ademhalingsstelsel

37 Geneesmiddelen bij luchtwegaandoeningen

Leerdoelen:
- Inzicht krijgen in de belangrijkste factoren die de ademhaling reguleren.
- Kennismaken met de geneesmiddelen die bij luchtwegaandoeningen worden toegepast.

Benodigde tijd: 2 uur.

Zuurstof is een van de meest noodzakelijke en belangrijke behoeften voor het lichaam. De zuurstofbehoefte wordt vrijwel volledig verzorgd door onze ademhaling. Een feilloos functioneren van de ademhalingsorganen is dan heel belangrijk.

De belangrijkste aandoeningen van de luchtwegen die gepaard gaan met benauwdheid, zijn:
- astma;
- chronic obstructive pulmonary disease (COPD) of chronische obstructieve longziekten.

De laatste aandoening werd vroeger vaak aangeduid als chronische bronchitis of emfyseem.

37.1 Astma

37.1.1 Algemeen

Astma wordt gekenmerkt door spasmen van de gladde spieren in de bronchiën. Hierdoor treedt een acute vernauwing op van de bronchiën, waardoor de luchttoevoer naar de long beperkt wordt. Dit leidt tot de karakteristieke benauwdheid, die we astma-aanval noemen. Vernauwing van de bronchiën kan verschillende oorzaken hebben:
- overgevoeligheidsreactie (allergie);
- grotere gevoeligheid van de bronchiën voor aspecifieke prikkels (hyperreactiviteit).

37.1.2   Allergie en hyperreactiviteit

Sommige patiënten zijn overgevoelig voor contacten met allerlei stoffen, zoals huis-vuil, schimmels, katten- en hondenharen of pollen en zaadjes van planten. Patiënten die hiervoor overgevoelig zijn, hebben tegen deze stoffen antilichamen gevormd. In-dien een patiënt een stof inademt waarvoor hij overgevoelig is, vormt deze stof samen met het antilichaam een complex. Dit complex kan, direct of indirect, aanleiding geven tot het vrijkomen van histamine en aanverwante stoffen uit de in de longen gelegen mestcellen. Deze stoffen hebben een bronchusvernauwend effect en leiden dus tot een astma-aanval.

Histamine geeft een acute benauwdheid (vroege reactie), terwijl de andere stoffen (on-der andere leukotriënen) pas later (tot 6-8 uur daarna) tot benauwdheid aanleiding geven (late reactie). De stoffen vrijkomend uit mestcellen leiden ook weer tot het aan-trekken van allerlei andere ontstekingscellen (zoals eosinofiele leukocyten) in het long-weefsel. Daardoor gaat de late benauwdheid gepaard met een ontstekingsreactie van het longweefsel, die de drempel voor een volgende aanval kan verlagen (figuur 37.1).

Figuur 37.1   De kettingreactie die na blootstelling aan allergeen leidt tot ontsteking en dus hyperreactiviteit

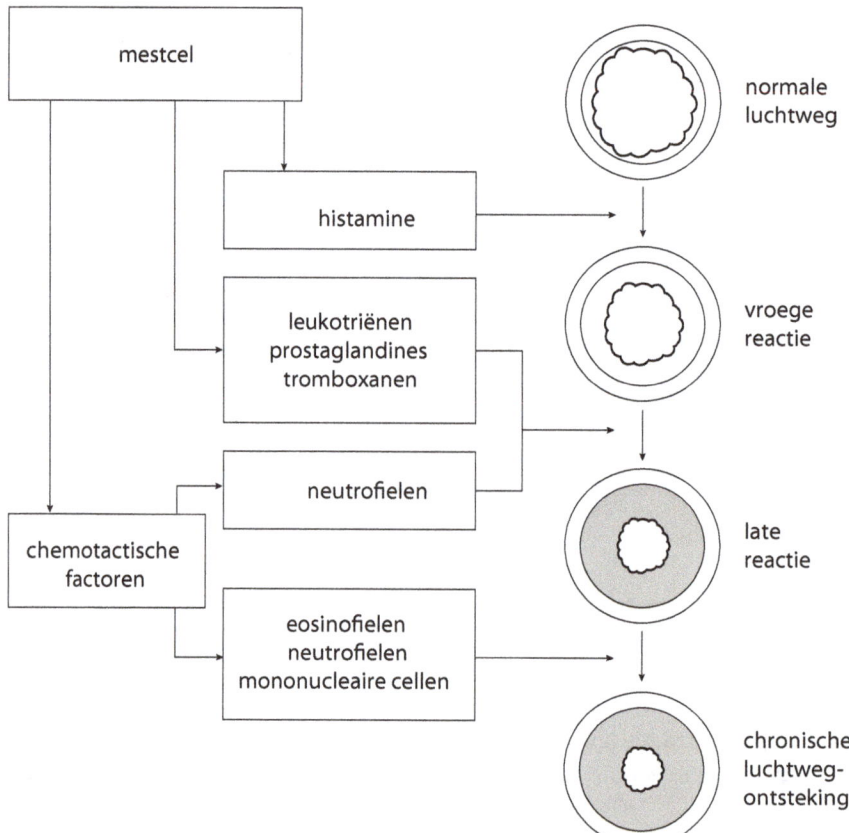

Door de ontstekingsreacties is de patiënt niet alleen extra gevoelig voor de stof waarvoor hij allergisch is maar tevens voor vele andere stoffen, zoals uitlaatgassen, mist, rook, enzovoort. Er is dan sprake van hyperreactiviteit. Het belangrijkste doel van de behandeling van astma is het voorkomen van deze hyperreactiviteit.

De leukotriënen zijn belangrijke ontstekingsmediatoren bij de pathofysiologie van astma. Alleen montelukast is als leukotrieenreceptorantagonist geregistreerd. Behandeling met montelukast geeft een remming van zowel de vroege als de late reactie op allergenen. Er zijn echter geen gegevens bekend over de invloed van montelukast op de bronchiale hyperreactiviteit.

37.2 Behandeling van astma

37.2.1 Onderhoudsbehandeling

Het is bij astma allereerst van belang uitlokkende factoren te beperken, door ervoor te zorgen dat de stoffen (bijvoorbeeld huisdieren) waarvoor de patiënt overgevoelig is, zo veel mogelijk uit zijn omgeving worden te verwijderen. Zo kan men door gladde, makkelijk oppervlakken te reinigen de blootstelling aan huisstofmijt beperken.

De hoeksteen van de onderhoudsbehandeling is het onderdrukken van de ontstekingsreacties die leiden tot de hyperreactiviteit met inhalatiecorticosteroïden (zie ook hoofdstuk 24). Eventueel kunnen cromoglicaten, zoals cromoglicinezuur of nedocromil, worden gebruikt.

37.2.2 Corticosteroïden

Zoals we in hoofdstuk 24 gezien hebben, zijn corticosteroïden in staat om ontstekingsreacties te remmen. Dat is ook de reden dat ze bij astma ingezet worden. Door remming van de ontstekingsreacties in het slijmvlies van de bronchiën, treedt minder hyperreactiviteit op. Zo wordt er iets aan het onderliggende mechanisme van de ziekte astma gedaan. Corticosteroïden kunnen een acute astma-aanval echter niet verhelpen.

In het algemeen zullen de corticosteroïden per inhalatie toegediend worden. Dit gebeurt in de vorm van een onderhoudstherapie, waarbij het heel belangrijk is dat de astmapatiënt die consequent inhaleert. Door vermindering van de hyperreactiviteit kunnen namelijk complicaties op de lange termijn voorkomen worden (zoals emfyseem).

De inhalatiecorticosteroïden zijn:

- beclometason;
- budesonide;
- fluticason;
- ciclesonide.

De eerste drie middelen zijn als aerosol en als droog poeder voor inhalatie verkrijgbaar, ciclesonide alleen als aerosol. Inhalatiecorticosteroïden worden veelal tweemaal daags gedoseerd in doseringen van 0,2-2 mg per dag, veel lager dan bij oraal gebruik. Door toediening via inhalatie komen deze corticosteroïden voornamelijk in de longen terecht, zodat er weinig systemische bijwerkingen van verwachten zijn. Bijwerkingen die kunnen optreden zijn heesheid en schimmelinfecties van de mond. De kans op bijwerkingen kan verder verlaagd worden door het grondig spoelen van de mond voor en na inhalatie.

Men kan de dosering van inhalatiecorticosteroïden aanpassen op geleide van de astmasymptomen.

Bij een ernstige verslechtering van het astma wordt overgeschakeld op orale therapie met corticosteroïden. Hiervoor wordt voornamelijk prednison gebruikt. Door deze orale toediening treden nu wel systemische bijwerkingen op.

37.2.3 Cromoglicaten

Cromoglicaten voorkomen de afgifte van stoffen uit de mestcellen die vernauwing van de bronchiën veroorzaken. Het effect is echter beperkt en het middel moet door het werkingsmechanisme zeer consequent viermaal daags gebruikt worden. Deze middelen worden daarom alleen toegepast wanneer inhalatiecorticosteroïden niet gebruikt kunnen worden. Er zijn twee middelen in de handel, cromoglicinezuur en nedocromil. Cromoglicaten hebben weinig bijwerkingen, maar irritatie van de keel en hoest kunnen voorkomen. Zelden komen overgevoeligheidsreacties voor.

37.2.4 Langwerkende bèta$_2$-sympathicomimetica

Wanneer inhalatiecorticosteroïden in optimale doseringen onvoldoende controle geven van de aandoening, kan een langwerkende luchtwegverwijder, zoals een langwerkend bèta$_2$-mimeticum worden toegevoegd aan de behandeling. Dit betreft salmeterol of formoterol. Deze middelen zijn ook beschikbaar als combinatie met inhalatiecorticosteroïden: salmeterol met flixotide als Seretide® en formoterol met budesonide als Symbicort®.

37.2.5 Desensibilisatie

Wanneer er sprake is van een duidelijke veroorzaker van de allergische reacties bij astma, kan men een desensibilisatiekuur toepassen. Daarbij wordt de patiënt op vaste tijden ingespoten met kleine hoeveelheden van de stof waarvoor hij overgevoelig is (desensibiliseren). Wil men met deze methode succes hebben, dan zal de desensibilisatiekuur langdurig (tot 3 jaar) gedurende het hele jaar moeten worden toegepast. Dit vereist een grote motivatie van de patiënt en is erg kostbaar.

37.2.6 Aanvalsbehandeling

Het is vrijwel onmogelijk een bronchusvernauwing altijd te voorkomen. Daarom zal men ook regelmatig aangewezen zijn op symptomatische therapie. Dit kan met middelen die direct de bronchiën verwijden. Hiervoor komen drie groepen in aanmerking:

* bèta$_2$-sympathicomimetica;
* parasympathicolytica;
* theofylline/coffeïne bij neonaten.

In het algemeen hebben kortwerkende bèta$_2$-sympathicomimetica de voorkeur als aanvalsbehandeling. Voorbeelden hiervan zijn salbutamol en terbutaline. Bij de bespreking van COPD wordt verder op deze groep ingegaan.

37.3 COPD

COPD wordt gekenmerkt door obstructies in de luchtwegen die niet door acute vernauwing van de bronchiën veroorzaakt worden, maar door een verlies aan elasticiteit van de longen en een verhoogde slijmproductie in de longen. Allergie speelt bij COPD geen rol. De belangrijkste oorzaak van deze aandoeningen is roken. Door met roken te stoppen kan verdere schade zo veel mogelijk voorkomen worden. De schade die al is aan gebracht aan de longen is echter niet meer te genezen.

37.4 Behandeling van COPD

De behandeling van COPD is vooral gericht op het verminderen van de benauwdheid. Dit wordt vooral symptomatisch gedaan, door toediening van bronchusverwijders, zoals bèta$_2$-sympathicomimetica, parasympathicolytica en theofylline. Soms kan getracht worden het geproduceerde slijm dat te taai is om op te hoesten vloeibaarder te maken met mucolytica, maar het nut hiervan is omstreden.
Inhalatiecorticosteroïden zijn bij COPD veel minder effectief dan bij astma; eventueel kan een proefbehandeling ingesteld worden, om na te gaan of de patiënt er toch goed op reageert. Intraveneuze of orale corticosteroïden worden wel ingezet bij acuut optredende verslechteringen (exacerbaties) van COPD. Bij COPD worden orale corticosteroïden in ernstige gevallen ook als onderhoudstherapie toegepast.

37.4.1 Bèta$_2$-sympathicomimetica

Bèta$_2$-sympathicomimetica zijn stoffen die de werking van het sympathische deel van het autonome zenuwstelsel nabootsen (zie hoofdstuk 28) en specifiek op de bèta$_2$-receptoren van de bronchiën werken. Ze hebben een directe verwijding van de bronchiën tot gevolg, zodat ze ingezet kunnen worden bij een astma-aanval. Bèta$_2$-sym-

pathicomimetica behoren niet als onderhoudstherapie gebruikt te worden zonder gelijktijdig gebruik van middelen die de toename van hyperreactiviteit voorkomen. Continu gebruik van bèta$_2$-sympathicomimetica als monotherapie bij astma blijkt op den duur de longfunctie negatief te beïnvloeden. In feite moeten ze alleen gebruikt worden bij een acute aanval van benauwdheid.
Bij COPD kunnen ze wel als monotherapie gebruikt worden.

Deze kortwerkende bèta$_2$-sympathicomimetica vier tot zes uur werkzaam, zodat ze zo nodig viermaal daags gedoseerd worden. Meestal worden deze middelen per inhalatie toegediend (als aerosol of als droog poeder). Soms wordt gekozen voor orale toediening.
Naast de kortwerkende bèta$_2$-sympathicomimetica zijn er thans ook langwerkende bèta$_2$-mimetica per inhalatie beschikbaar:
- salmeterol;
- formoterol.

Deze middelen werken twaalf uur en hoeven daarom maar tweemaal daags toegediend te worden. Ze zijn geschikt indien de astmapatiënt door benauwdheid ernstig in zijn nachtrust wordt gestoord. Ook hier is de combinatie met corticosteroïden een absolute voorwaarde, tenzij ze ingezet worden voor COPD.
Alle bèta$_2$-sympathicomimetica hebben hetzelfde type bijwerkingen, die veroorzaakt worden door inwerking op andere bètareceptoren dan die van de bronchiën. Zo kunnen hartkloppingen, tremor en hoofdpijn optreden.

37.4.2   Parasympathicolytica

Parasympathicolytica zijn stoffen die de werking van het parasympathische deel van het autonome zenuwstelsel blokkeren (zie hoofdstuk 28). Ze hebben een mindere directe verwijding van de bronchiën tot gevolg dan bèta$_2$-sympaticomimetica, maar verminderen de slijmproductie sterker dan bèta$_2$-sympaticomimetica. Bij astma worden deze middelen vooral gebruikt bij kinderen, die daar soms beter op reageren dan op sympathicomimetica. Daarnaast worden ze veel gebruikt bij COPD.
Als inhalatiepreparaat wordt gebruikgemaakt van ipratropium. Het middel is beschikbaar als droog poeder voor inhalatie en als aerosol en de werking houdt ongeveer vier tot zes uur aan. De dosering is 0,04 mg per keer, meestal viermaal daags. Als bijwerkingen kunnen een droge mond en soms hartkloppingen optreden.
Tiotropium is een vergelijkbaar middel als ipratropium, maar heeft een langere werkingsduur. Hierdoor volstaat een eenmaal daagse toediening. Deze stof is nu verkrijgbaar in inhalatiecapsules en in een SoftMist-inhalator. Dit is een inhalator die nauwelijks ademkracht vergt, omdat de stof vrijkomt in de vorm van een vochtige mist.

37.4.3 Theofylline

Theofylline heeft een werking die zeer sterk lijkt op die van de bèta$_2$-sympathicomimetica. Het geeft een bronchusverwijding en werkt dus symptomatisch. Theofylline kan zowel oraal als via een intraveneus infuus gegeven worden. Vanwege de grotere kans op bijwerkingen dan bij inhalatie van bèta$_2$-sympaticomimetica wordt theofylline bij astma helemaal niet meer toegepast en is het gebruik bij COPD zeer beperkt.

Bij orale toediening wordt gebruikgemaakt van retard-tabletten, die een tot tweemaal daags toegediend worden. Dosering vindt plaats op basis van bloedspiegelcontrole. Dit gebeurt omdat de toepassing van theofylline met veel problemen gepaard kan gaan, onder andere te wijten aan de grote interindividuele variabiliteit (elke patiënt reageert er weer anders op), de vele interacties die met het middel op kunnen treden, de relatief korte halfwaardetijd en de geringe therapeutische breedte.

Ook bij toediening als intraveneus infuus zijn regelmatig bloedspiegelbepalingen noodzakelijk. Bij bloedspiegels van 8 tot 15 mg/l zien we een optimaal therapeutisch effect, maar soms zijn ook lagere spiegels al effectief (vooral in combinatie met bèta$_2$-sympathicomimetica). Bij hogere spiegels (15-25 mg/l) neemt de kans op bijwerkingen sterk toe (hoofdpijn, misselijkheid, hartkloppingen en nervositeit). Hoge spiegels (vanaf 30 mg/l) kunnen op een onverwacht moment ernstige hartritmestoornissen veroorzaken. Deze hartklachten worden niet altijd voorafgegaan (aangekondigd) door de bovengenoemde hoofdpijn en misselijkheid.

37.4.4 Mucolytica

Bij COPD is vaak sprake van overmatig slijm in de luchtwegen. De patiënt kan dit niet altijd goed ophoesten. In het verleden werden daarom vaak geneesmiddelen ingezet die het ophoesten zouden vergemakkelijken door het taaie bronchussecreet te doen vervloeien, de zogenaamde mucolytica.

Voorbeelden hiervan zijn:
- broomhexine;
- acetylcysteïne

Het nut van deze stoffen, vooral wanneer ze oraal ingenomen worden, is twijfelachtig. Ze worden dan ook steeds minder gebruikt. Voor de verwijdering van het slijm is namelijk intact trilhaarepitheel noodzakelijk, en juist in de situatie waar extra slijm wordt aangemaakt is dit meestal niet het geval, bijvoorbeeld bij slijmproductie ten gevolge van roken of van een infectie. Het gebruik van acetylcysteïne bij een verkoudheid is van geen enkel nut.

Als inhalatie ter vervloeiing van ingedikt slijm worden mucolytica nog wel gebruikt bij patiënten met cystic fibrose (taaislijmziekte). Het gaat dan om acetylcysteïne, mesna en dornase.

Tabel 37.1 Geneesmiddelen bij luchtwegaandoeningen

Groep	Stofnaam	Merknaam
inhalatiecorticosteroïden	beclometason	Qvar
	budesonide	Pulmicort
	ciclesonide	Alvesco
	fluticason	Flixotide
bèta$_2$-sympathicomimetica	salbutamol (kortwerkend)	Airomir, Ventolin
	terbutaline (kortwerkend)	Bricanyl
	formoterol langwerkend)	Oxis, Foradil
	salmeterol (langwerkend)	Serevent
xanthinederivaten	theofylline	Theolair
parasympathicolytica	ipratropium	Atrovent
	tiotropium	Spiriva
leukotrieenantagonisten	montelukast	Singulair
mucolytica	acetylcysteïne	Fluimucil
	dornase alfa	Pulmozyme
	mercapto-ethaansulfonzuur	Mistabron
cromoglicaten	cromoglicinezuur	Lomudal
	nedocromil	Tilade

Deel H
Maag-darmstelsel

38 Geneesmiddelen bij maag-darmaandoeningen

Leerdoel: Kennismaken met de vele geneesmiddelen die worden gebruikt bij maag-darmaandoeningen.
Benodigde tijd: 1,5 uur.

38.1 Algemeen

Het maag-darmkanaal is voor de mens een belangrijk orgaan en is erg gevoelig voor diverse typen agressieve factoren; dat kan eten zijn dat verkeerd 'valt' (bacterieel besmet of bedorven voedsel), het gebruik van bepaalde medicamenten (misselijkheid en braken ten gevolge van bepaalde cytostatica, diarree ten gevolge van antibiotica) of als afgeleide van onderliggend lijden (denk aan aidspatiënten en diarree), of verstoringen in het immunologisch evenwicht, die kunnen leiden tot chronische darmontstekingen (ziekte van Crohn en colitis).
Er is een groot aantal aandoeningen van het maag-darmkanaal te onderscheiden:
- zuurbranden en refluxoesofagitis;
- maag- en duodenumzweren;
- ontstekingen aan de dunne en dikke darm;
- diarree;
- obstipatie;
- aambeien.

Het lichaam probeert continu een evenwicht te handhaven tussen agressieve factoren zoals zoutzuur, bepaalde voedselcomponenten (scherpe kruiden, alcohol enz.), gastrine en pepsine enerzijds en defensieve factoren zoals het behoud van de dikte van de mucuslaag door onder andere de aanmaak van bepaalde prostaglandines, de effectiviteit om de pH te corrigeren, het handhaven van de doorbloeding van mucosa anderzijds.
Wordt dit evenwicht verstoord, dan kan dat aanleiding geven tot doorbreken van de barrière, zich uiten in klachten en aandoeningen die in het begin vaak eenvoudig van aard zijn, maar later vaak veel complexer en bedreigender en dan veel moeilijker zijn te behandelen.

Soms zijn eenvoudige leefregels voldoende, met inachtneming van een aantal basis-maatregelen, om eenvoudige aandoeningen op te lossen.

- Gebruik geen middelen die het slijmvlies irriteren, zoals bepaalde geneesmiddelen, alcohol, tabak en koffie.
- Zorg voor voldoende uitgebalanceerde voeding.
- Vermijd emotionele irritatie, aangezien deze direct invloed heeft op de zuurproductie via het autonome zenuwstelsel.

Zijn deze wijzigingen niet voldoende, dan dient men over te gaan op gerichte farmacotherapie.

38.2 Geneesmiddelen

Zuurbranden (pyrosis) wordt veroorzaakt door het terugstromen van maagzuur naar de slokdarm. Dit kan veroorzaakt worden door niet goed functioneren van de onderste oesofagussfincter, of door overmatig maagzuur of gal. Als dit lang aanhoudt en intens is, kan de slokdarmwand gaan ontsteken en dit kan op zijn beurt leiden tot erosies, zweren en granulatievorming (dit heet refluxoesofagitis met gradatie 1 t/m 4).

Een maagulcus is meestal niet het gevolg van een hoge zuurwaarde; slechts 30% van de patiënten heeft hierbij een verhoogde zuurwaarde. Het darmulcus is echter wel gerelateerd aan een (te) hoge zuurproductie in de maag. Geschat wordt dat 10% van de Nederlandse populatie aan zo'n ulcus duodeni lijdt.

De zuurproductie in de maag staat voornamelijk onder invloed van het parasympathische (cholinerge) zenuwstelsel. Maar ook chemische stoffen die in maagwandweefsel worden gevormd, zoals histamine en gastrine, kunnen de productie van zoutzuur stimuleren.

Ook als er geen sprake is van een overmatige zuurproductie kan het wel degelijk zin hebben de zuurproductie te beïnvloeden, om op deze wijze de klachten die het gevolg zijn van een te grote gevoeligheid van het maagslijmvlies te verminderen.

De ulcera die voorkomen in oesofagus, maag (ulcus ventriculi) en duodenum (ulcus duodeni) kunnen met verschillende soorten geneesmiddelen worden behandeld:

- antacida;
- slijmvliesbeschermende middelen (mucosaprotectiva);
- maagzuursecretieremmers;
- prostaglandine-E_1-analogen;
- middelen die de maaglediging versnellen;
- eradicatieregime van *Helicobacter pylori*.

38.2.1 Antacida

Antacida is de verzamelnaam van een scala van Na^+-, Ca^{2+}-, Mg^{2+}- en Al^{3+}-zouten. Antacida werken alleen op de plek waar het HCl (H^+-ionen) 'zit'. Na neutralisatie door complexvorming vindt afvoer plaats via de feces. De farmaceutische vorm is van groot belang. Hoe groter het oppervlak is, des te meer zuur er gebonden kan worden. Dus een drankje/suspensie zal effectiever zijn dan een (kauw)tablet. Ook de keuze van het zout is van belang: de neutralisatiegraad en snelheid van werken hangen daarvan af. Al^{3+}-zouten worden vaak gemengd met Mg^{2+}-zouten, om de stoppende werking van Al-zouten tegen te gaan. Mg^{2+}-zouten worden vaak gecombineerd met Ca^{2+}/Al^{3+}-zouten om juist de laxerende werking te couperen.

Door de juiste verhouding te kiezen wordt 'doorslaan' naar een van beide kanten voorkomen. Voordeel van antacida is dat ze snel verlichting geven. Vooral voor milde, dyspeptische klachten (zogenaamd retrosternale zuurbranden/pijn) zijn deze middelen geschikt. Denk ook aan de bekende klachten van zuur bij zwangeren. Werking houdt echter maar kort aan (20-60 min). Wordt er gedacht aan de behandeling van maag- en darmzweren, dan zijn andere middelen aangewezen.

Er wordt gesteld dat antacida ook werkzaam zijn bij gebruik van lage doseringen. Zo niet niet door de volledige neutralisatie van het zuur, dan wel door mogelijke stimulatie van de prostaglandineproductie in de maag. Er worden verschillende soorten prostaglandines in het lichaam geproduceerd, ieder met een verschillend werkingsmechanisme. De prostaglandines die de maag zelf produceert, vertonen een beschermende werking op de maagwand.

Bij het gebruik van antacida dient met een aantal basisprincipes rekening gehouden te worden.

a Gebruik zo min mogelijk antacida die in het maag-darmkanaal oplossen. Zij kunnen dan geresorbeerd worden en aanleiding geven tot het ontstaan van een metabole alkalose.

b Antacida moeten frequent toegediend worden met het oog op de lediging van de maag. In een periode met ernstige klachten dient men een doseringsinterval van maximaal twee uur te hanteren. Na verdwijning van de klachten kan men een onderhoudsdosering instellen met een frequentie van vier- à zesmaal per dag.

c Vanwege de snelle werking in de maag zijn poeders of suspensies sterker werkzaam dan tabletten; de grootte van het oppervlak is gerelateerd aan 'pakkans' van de H^+-ionen. In de acute fase zal men dan ook altijd bij voorkeur met een suspensie starten.

d Het gebruik van antacida kan andere medicatie in belangrijke mate beïnvloeden; genoemd kunnen worden antibiotica (isoniazide, chinolonen, tetracycline), natriumfluoride, digoxine en ijzer. Gescheiden toediening met een tussenpoos van twee uur wordt aanbevolen. Bij de chinolonen zelfs vier uur.

e De pH van de maag is laag in verband met de noodzakelijke activiteit van pepsine. De optimale pH is 2. Boven een pH van 5 wordt pepsine zelfs onwerkzaam. Antacida kunnen de pH verhogen tot een waarde van 5 à 6. Echter, bij zo'n hoge pH krijgen micro-organismen die normaal gesproken niet kunnen blijven leven bij een lage pH, een kans om uit te groeien, met alle gevolgen van dien.

f Antacida verminderen de weerstand van de mucosabarrière.

Als antacida zijn beschikbaar: natriumbicarbonaat, calciumcarbonaat, magnesiumzouten en aluminiumhydroxide.

Natriumbicarbonaat

Natriumbicarbonaat, ook wel zuiveringszout genoemd, is een resorbeerbaar antacidum en dus in het algemeen ongewenst. Het werkt snel, maar ook zeer kort. Bij de chemische neutralisatie ontstaat koolzuurgas, dat aanleiding kan geven tot een opgeblazen, hinderlijk gevoel. Tevens kunnen bij chronisch gebruik – door alkalisering van de urine – nierstenen worden gevormd.

Calciumcarbonaat

Calciumcarbonaat is een niet-resorbeerbaar antacidum en geeft aanleiding tot obstipatie. Men mag calciumhoudende antacida niet combineren met veel melk, hetgeen vaak bij ulcuspatiënten gebeurt. Men loopt dan kans op een hypercalciëmische alkalose, een syndroom dat volledig terug te brengen is tot een verhoogde calciumspiegel in het bloed en de daarbij behorende klachten (melkalkalisyndroom). De gasvorming is minder uitgesproken in vergelijking met natriumbicarbonaat.

Magnesiumzouten

Magnesiumzouten zijn de beste antacida (o.a. magnesiumcarbonaat en magnesiumtrisilicaat). Als nadeel geldt dat ze laxerend werken en dat ze bij een slechte nierfunctie een stijging van de magnesiumspiegel geven door stapeling in het lichaam en daardoor aanleiding geven tot een depressie van het centrale zenuwstelsel.

Aluminiumhydroxide

Aluminiumhydroxide is qua functie geen sterk antacidum, maar aangezien het geen obstipatie geeft is het in combinatie met een van de magnesiumzouten een goede keus. Aluminiumhydroxide wordt bij patiënten met een nierfunctiestoornis (dialysepatiënten) ook gebruikt om de resorptie van fosfaten te voorkómen. Dit gebeurt doordat er een complex van aluminiumfosfaat, dat onoplosbaar is in darmsap, wordt gevormd. Aluminiumzouten binden tevens pepsine en galzuren.

Een bijzondere vorm van aluminiumhydroxide is algeldraat, waarbij de zuurbindende in tegenstelling tot de pepsinebindende eigenschap overheerst. Bekende combinatiepreparaten die zowel magnesiumzout als aluminiumhydroxide bevatten zijn: Regla-pH®, Ultacit® en Gaviscon®.

38.2.2 Slijmvliesbeschermende middelen (mucosaprotectiva)

Mucosaprotectiva zijn geneesmiddelen die een beschermende werking uitoefenen op het slijmvlies van maag, duodenum en mogelijk ook andere delen van het maagdarmkanaal. Er zijn twee soorten verbindingen:
- sucralfaat;
- prostaglandines.

Vroeger werd ook bismutsubcitraat gebruikt, maar dit middel is vanwege bijwerkingen en onvoldoende effect in onbruik geraakt.

Sucralfaat

Sucralfaat (basisch aluminiumsacharosesulfaat) vormt een complex met eiwitten op het ulcusoppervlak, waardoor een beschermende laag ontstaat. De stof wordt nauwelijks geabsorbeerd; alleen bij nierproblemen bestaat er een kans op aluminiumstapeling. Ook sucralfaat stimuleert de prostaglandine-E_2-synthese en bindt galzuren. Sucralfaat is werkzaam bij refluxoesofagitis en bij de preventie van stressulcera. Behalve obstipatie zijn er van sucralfaat geen bijwerkingen te noemen.

Prostaglandine-E_1-analogen

Prostaglandine-E1-analogen hebben ook zuurremmende en mucosabeschermende eigenschappen. Het remt de basale, gestimuleerde en nachtelijke maagzuursecretie en verhoogt de secretie van mucus en waterstofcarbonaat. Misoprostol is geregistreerd ter preventie van maagulcera bij patiënten die tijdens het gebruik van NSAID-pijnstillers bovenbuikklachten ontwikkelen. Studies hebben aangetoond dat misoprostol alleen te overwegen is bij patiënten die per se een NSAID nodig hebben, ouder zijn dan 75 jaar en bij wie in de anamnese een peptisch ulcus, een gastro-intestinale bloeding of een cardiovasculaire aandoening voorkomt. Gezien de frequente bijwerkingen die bij therapeutische dosering (800 µg/dag) optreden, zoals diarree, dient men rekening te houden met een geringe therapietrouw.

Prostaglandines kunnen uteruscontracties geven en zijn daarom gecontra-indiceerd tijdens de zwangerschap. Zo is het bekend dat dit middel in Latijns-Amerika wordt misbruikt als abortivum. Er is een preparaat op de markt waarbij een NSAID (diclofenac) in een tablet gecombineerd wordt met misoprostol, Arthrotec®.

38.2.3 Maagzuursecretieremmers

De secretie van maagzuur kan op verschillende manieren worden geremd op het niveau van de pariëtale cel door:

- de parasympathicus te remmen (waardoor er geen effect meer via acetylcholine op de zuursecretie ontstaat);
- het effect van histamine op de maagzuursecretie te remmen (H_2-receptorantagonisten);
- de zogenaamde H^+/K^+-ATP-ase te blokkeren. Dit wordt bereikt door protonpompremmers (PPI) te geven.

De anticholinergica, of parasympathicolytica, zijn niet meer in gebruik omdat ze niet selectief genoeg zijn. Niet alleen de maagzuursecretie neemt af, maar ook de peristaltiek en de tonus van het maag-darmkanaal, accommodatie van de ogen, hartfunctie en mictie en er is sprake van verminderde speekselvloed. De enige stof die tot deze klasse kan worden gerekend en vroeger veel gebruikt werd maar nu niet meer in de handel is, was pirenzepine. De nieuwe middelen hebben ervoor gezorgd dat anticholinergica niet meer gebruikt worden voor deze indicatie.

H$_2$-receptorblokkerende stoffen

De H$_2$-receptorblokkerende stoffen (antagonisten) zijn veelgebruikte middelen. Ze blokkeren de histamine$_2$-receptoren (H$_2$) in de maagmucosa, waardoor niet alleen de zoutzuurproductie, maar ook de pepsinevorming wordt geremd. Veelgebruikte H$_2$-antagonisten zijn cimetidine en ranitidine. Als indicatie voor deze middelen gelden: het ulcus duodeni en het benigne ulcus ventriculi, profylaxe van recidiverende ulcera, refluxoesofagitis en het zollinger-ellisonsyndroom (waarbij grote hoeveelheden zuur worden geproduceerd).

De H$_2$-antagonisten hebben bijna geen bijwerkingen. Soms treden er psychische en psychomotorische bijwerkingen op, hoofdzakelijk bij hoge doseringen en nier- en leverfunctiestoornissen en bij ouderen.

Men kan een onderscheid maken tussen de kortdurende therapeutische kuur en de langdurige (profylactische) onderhoudsbehandeling. Bij een bestaand ulcus ventriculi met hoge zuurwaarden en bij het ulcus duodeni kan een kuur van vier à acht weken een snelle genezing geven (genezingspercentage: 80-90). De onderhoudsbehandeling gebruikt een vaak lage dosering, eenmaal daags na de avondmaaltijd, gedurende lange perioden van meer dan zes maanden.

Tussen de preparaten onderling bestaan geen grote verschillen qua werkzaamheid en bijwerkingen. Cimetidine heeft als nadeel dat het in de lever via hetzelfde enzym wordt afgebroken als veel andere geneesmiddelen, zodat met geneesmiddelen zoals fenytoïne, theofylline, coumarineverbindingen, benzodiazepinen, carbamazepine, bètablokkers, calciumantagonisten, enzovoort een interactie kan worden verwacht. Hoewel bij gebruikelijke doseringen deze interacties zelden klinisch relevant zijn, kan dit een keuzecriterium zijn om te starten met of over te stappen op een andere H$_2$-receptorblokkerende stof of een PPI.

H$^+$/K$^+$-ATP-aseremmers

Deze stoffen remmen de basale en gestimuleerde maagzuursecretie. De werking berust op een selectieve irreversibele remming van het enzym H$^+$/K$^+$-ATP-ase in de parietale cel. Door blokkade worden er geen H$^+$-ionen meer afgegeven. Het blokkeren van dit systeem kan leiden tot een volledige blokkade van de productie van zuurionen. De mate van zuurremming is dosisafhankelijk.

Er zijn meerdere PPI's op de markt: omeprazol, lansoprazol, pantoprazol, esomeprazol en rabeprazol.

Door stijging van de pH bij gezonde proefpersonen en patiënten met een ulcus duodeni heeft men een stijging van de gastrinespiegel gezien, hetgeen bij het stoppen van de therapie kan leiden tot een reboundeffect. Aangezien bij proefdieren (ratten) bij langdurige toepassing van hoge doseringen, tumorvorming is waargenomen, was men voorzichtig om dit middel bij patiënten langdurig toe te passen. Ondanks de jarenlange behandeling van heel veel patiënten is dit echter bij mensen niet waargenomen.

De indicaties van de protonpompremmers zijn onder andere: refluxziekten, preventie en behandeling van ulcera (ventriculi en duodeni), zowel ontstaan door *Helicobacter pylori* of ontstaan door het gebruik van NSAID's. Ook bij een bloedend ulcus vormt de behandeling met een protonpompremmer de basis ter coupering van de bloeding. Tot slot worden protonpompremmers ingezet bij het zollinger-ellisonsyndroom. In toenemende mate worden protonpompremmers ook 'on demand' ingezet. Dan wordt door de patiënt niet dagelijks een vaste dosis genomen, maar alleen als hij last heeft van maagklachten.

De bovengenoemde protonpompremmers onderscheiden zich niet essentieel van elkaar.

Eradicatie van Helicobacter pylori

Helicobacter pylori (*H. pylori*) is een gramnegatieve, spiraalvormige bacterie en een van de weinige organismen die in staat zijn in het zure milieu van de maag te overleven. De bacterie houdt zich op in het micromilieu onder de mucuslaag en tussen het maagepitheel en is daardoor moeilijk voor geneesmiddelen te bereiken. *H. pylori*-infectie komt wereldwijd voor en begint over het algemeen al in de kinderleeftijd. Overdracht van de infectie kan fecaal-oraal zijn, waarbij in de ontwikkelingslanden factoren zoals sanitaire voorzieningen, slechte hygiëne en hoge bevolkingsdichtheid voor een relatief snelle overdracht zorgen (90% geïnfecteerd voor het tiende levensjaar). In de ontwikkelde westerse wereld, waar de levensstandaard hoog is en de dichtheid relatief lager, zou oraal-oraal overdracht waarschijnlijker zijn (30-50% van de volwassenen geïnfecteerd).

H. pylori veroorzaakt een ontstekingsreactie (zogenaamde chronische gastritis). De lokalisatie is voornamelijk in het antrum van de maag; echter de bacterie komt ook in het corpus van de maag voor. *H. pylori*-infectie stimuleert de gastrineproductie en dit kan vervolgens een toename in de zuurproductie veroorzaken. De associatie van *H. pylori* met peptische ulcera en gastritis is nu algemeen geaccepteerd. Er is ook een associatie met bepaalde vormen van maagkanker. Chronische gastritis kan namelijk na een lange periode leiden tot atrofiëring van de mucosa, hetgeen bij een (klein) deel van de patiënten gevolgd wordt door een metaplasie en uiteindelijk dysplasie (precarcinogene stadia), waarna uiteindelijk adenocarcinomen kunnen ontstaan.

95% van de patiënten met een ulcus duodeni en 70% van de patiënten met maagulcera zijn drager van de *H. pylori*. De bacterie kan aangetoond worden door kweek en histologisch onderzoek na het nemen van maagbiopten. Serologische bepalingen en een zogenaamde C_{13}/C_{14}-ademtest vormen goede alternatieven.

Indicaties voor eradicatie zijn:
- behandeling ulcus duodeni;
- behandeling ulcus ventriculi als geen NSAID's gebruikt worden.

Eradicatie is te overwegen:
- wanneer langdurige onderhoudstherapie met protonpompremmers wordt ingesteld in verband met een grotere kans op atrofiëring;
- bij zogenaamde MALT-B-cellymfoom (mucosa-associated lymphoid tissue).

Eisen die gesteld kunnen worden aan een ideale eradicatietherapie zijn:
- effectiviteit > 90%;

- hoge therapietrouw;
- geen ernstige bijwerkingen;
- geen bacteriële resistentieontwikkeling;
- kostenbesparend ten opzichte van conventionele therapievormen.

De therapieën die op dit moment het beste effect tonen bestaan uit wisselende combinaties van amoxicilline, tetracycline, metronidazol, claritromycine in combinatie met een zuurremmer (H_2-antagonist of een protonpompremmer). Monotherapieën met een van de antibiotica zijn onvoldoende werkzaam en bereiken slechts eradicatiepercentages van 15-20! Met de huidige zogenaamde 'dual'-therapieën (d.w.z. combinatie van 2 middelen) haalt men gemiddelde percentages van 45-70. De beste resultaten worden behaald met zogenaamde 'triple'-therapieën (2 antibiotica plus een zuurremmer): 80-90% en zogenaamde'quadruple'-therapieën (3 antibiotica plus een zuurremmer): > 90%. De behandelduur varieert tussen de één en twee weken.

Effectieve eradicatie van deze bacterie resulteert over het algemeen in het voorkómen van recidief ulcera, waardoor er geen indicatie meer is voor een onderhoudsbehandeling met zuurremmende therapie. Dit is prettig voor de patiënt en het scheelt de gezondheidszorg veel geld. Zou men alleen gebruikmaken van conventionele therapie van deze zweren, dan treedt er in meer dan 60% van de gevallen binnen één jaar een recidief op. Een significante verbetering als de bacterie wordt uitgeroeid!

De inzichten in de behandeling van ulcusziekten zijn dus de laatste tien jaar aanzienlijk veranderd. Dacht men vroeger dat het bij peptische aandoeningen alleen om ontsporingen in de zuurproductie ging, nu is de maagbacterie *H. pylori* ook heel belangrijk geworden. Bij milde dyspepsieklachten gebruikt men in eerste instantie een antacidum (voldoende hoog en frequent gedoseerd). Bij de bestrijding van het ulcus kunnen H_2-antagonisten ingezet worden en bij ernstiger vormen protonpompremmers. Protonpompremmers zijn eerste keus bij ernstige vormen van refluxoesofagitis. Bij vaak recidiverende ulcusproblematiek dient onderzocht te worden of er sprake is van de aanwezigheid van *H. pylori*.

38.2.4   Medicijnen bij colitis ulcerosa en de ziekte van Crohn

Ongeveer 35.000 mensen in Nederland lijden aan inflammatoire darmziekten (colitis ulcerosa en ziekte van Crohn). Deze ziekte is alleen in de dikke darm (colon) gelokaliseerd. Bij circa 30% van deze patiënten komt de aandoening in het rectum en in het sigmoïd (rectosigmoïd) voor; bij 40% in het linker colon en bij 28% is het een totale colitis (zogenaamde pancolitis).

Bij de ziekte van Crohn kan de aantasting van het maag-darmkanaal zich van mond tot anus uitstrekken. Bij 25% van de Crohnpatiënten is de aandoening gelokaliseerd in de dunne darm (ileïtis); bij 50% zowel in de dunne darm als in het colon (ileocolitis) en bij 25% alleen in het colon (colitis).

Beide aandoeningen laten een zeer wisselend ontstekingsproces van de tractus digestivus zien, waarbij symptomen zoals (heftige) diarree, koliekachtige pijnen, gewichtsverlies, koorts, anemie en algemene malaise veel voorkomen. De oorzaak van deze aandoeningen is niet bekend; waarschijnlijk speelt een combinatie van omgevings-factoren, immunologische en genetische factoren een rol. Ze komen vooral voor in de westerse landen, de Verenigde Staten en Canada. Er is geen curatieve behandeling beschikbaar. Met medicatie kunnen alleen de symptomen worden bestreden, zodat de kwaliteit van leven en een redelijke voedingsstatus behouden kunnen blijven. Ook hier geldt weer dat naast medicamenteuze behandeling, een regelmatig dag/nacht-ritme met voldoende rust, een dieet dat eiwitrijk en beperkt aan vezel is, inclusief vitaminesuppletie bij kunnen dragen om zogenaamde remissie-exacerbaties zo veel mogelijk te voorkomen.

Veelgebruikte geneesmiddelen zijn mesalazinepreparaten, corticosteroïden en immuno-suppressiva/immunomodulantia.

Mesalazinepreparaten (5-aminosalicylzuur, 5-ASA)

Het werkingsmechanisme van mesalazinepreparaten is niet duidelijk; ze zijn waar-schijnlijk lokaal werkzaam door een direct contact met het darmslijmvlies of tijdens passage door de darmmucosacel. Het lokale effect is van belang en men wil juist zo veel mogelijk de systemische effecten voorkómen. Er zijn zes preparaten op de markt die verschillen in sterkte en toedieningsvorm; zij bezitten alle mesalazine, in een of andere vorm 'verpakt'. De preparaten geven echter op verschillende manieren mesa-lazine af en ook de locatie van de afgifte is anders.

SASP (sulfasalazine), olsalazine, mesalazine puur dienen genoemd te worden. De keuze hangt sterk af van waar de ontsteking is gelokaliseerd en of bepaalde bijwer-kingen wel of niet acceptabel zijn voor de patiënt. Ook via zetpillen en klysma's kan het middel op de juiste plaats gebracht worden. SASP en olsalazine werken alleen in de dikke darm en pas als bepaalde darmbacteriën het geneesmiddel gesplitst hebben in een sulfacomponent en mesalazine. SASP is al vele tientallen jaren in gebruik; pas later is bekend geworden dat het om het mesalazine gaat en dat de sulfacomponent alleen nodig is als 'transportwagentje' om in de dikke darm te kunnen komen. Ech-ter, de sulfacomponent geeft veel bijwerkingen (misselijkheid, braken, zuurbranden, oligospermie, kwaliteit semen gaat naar beneden); daarom zijn diverse firma's gaan zoeken naar alternatieven die deze component niet bevatten.

Olsalazine heeft twee mesalazinemoleculen die aan elkaar geplakt zijn en ook alleen in de dikke darm door darmbacteriën gesplitst kunnen worden en dan kunnen gaan werken. De andere drie preparaten bevatten puur mesalazine; door speciale laagjes aan de buitenkant van de tabletten en capsules aan te brengen, wordt een pH-afhan-kelijke afgifte ingebouwd, met daaraan gekoppeld de plaats van afgifte in de darmen. Er wordt namelijk gebruikgemaakt van de pH-verschillen in het maag-darmkanaal. De drie pH-afhankelijke preparaten zijn zowel in de dikke als ook in de dunne darm werkzaam en kunnen ook ingezet worden bij de behandeling van Crohnaandoenin-gen die hoger zijn gelegen. Binnen de drie pH-afhankelijke preparaten geeft Asacol® in het terminale ileum en colon mesalazine vrij, Salofalk® in het ileocaecale gebied en Pentasa® geeft mesalazine vrij vanaf de maag tot en met het colon. Dus de lokalisatie van de aandoening is van wezenlijk belang om een goede keuze te kunnen maken.

Corticosteroïden

Corticosteroïden kunnen ook bij deze ziekte worden ingezet. In eerste instantie probeert men uit te komen met monotherapie met een mesalazinepreparaat, echter bij exacerbaties wordt vaak gekozen voor corticosteroïden om een snellere remissie te bewerkstelligen. Er kan gekozen worden voor systemische of lokale toediening. Betamethason, hydrocortison, prednisolon en prednison behoren tot de oude generatie en hebben als nadeel dat zij goed opgenomen en langzaam omgezet worden. Daardoor is de kans op systemische effecten c.q. bijwerkingen groot, zeker bij langdurig gebruik. De 'nieuwe generatie' waartoe budesonide en beclometason behoren, ondergaan na opname een sterk zogenaamde first-passmetabolisme in de lever, met als resultaat dat de omzettingsproducten nauwelijks biologische activiteit bezitten.

Immunosuppressiva/immunomodulantia

Tot deze categorie behoren middelen zoals azathioprine, 6-mercaptopurine en methotrexaat. Deze middelen worden ingezet bij onbehandelbare exacerbaties die niet reageren op mesalazine- of corticosteroïdpreparaten. Tot deze categorie behoren ook de TNF-alfablokkers. TNF staat voor tumornecrosefactor en heeft effecten op diverse ontstekingsmediatoren. Infliximab en adalimumab worden toegepast bij ernstige therapieresistente vormen van de ziekte van Crohn. De TNF-alfablokkers mogen niet worden toegepast bij actieve infecties of bij mensen met een latente tuberculose. De geneesmiddelen zijn dermate sterk werkzaam dat door de blokkade van het afweermechanisme de infectie of tuberculose kan verergeren.

38.2.5 Middelen die de darmtonus beïnvloeden

De darmtonus kan in principe worden verlaagd (door de zogenaamde spasmolytica) als ook worden verhoogd (door parasympathicomimetica). Het irritable bowel syndrome of prikkelbaredarmsyndroom) is een moeilijk te definiëren ziektebeeld, waarvoor een goed inzicht in ontstaansmechanisme, diagnostiek en therapie nog steeds ontbreekt. Er wordt dan ook vaak gesproken van 'onverklaarbare' buikklachten. Er is in feite geen goede therapie bij mogelijk. In ongeveer een derde van de gevallen is er ook sprake van dyspepsieklachten. Men werkt vaak met parasympathicolytica (atropine of butylscopolamine) of met musculotroop werkende middelen, zoals mebeverine of papaverine, maar in feite is van al deze middelen nog nooit de werkzaamheid echt bewezen! Het placebo-effect is bij deze middelen zo groot, dat de effecten van deze middelen met de nodige reserve moet worden bekeken.
Bij darmatonie, mictiestoornissen (maar ook bij glaucoom en myasthenia gravis) kunnen parasympathicomimetica zoals carbachol, distigmine worden gebruikt. Maar veel belangrijker is het de oorzaak te vinden.

38.2.6 Anti-emetica

Anti-emetica worden toegepast bij misselijkheid en braakgevoelens. Er zijn veel oorzaken van misselijkheid en braken, zoals pijnsensorische prikkels en psychische invloeden. Ook kan braken optreden bij endo-intoxicaties zoals bij diabetische keto-acidose, bij te hoge doseringen van bepaalde geneesmiddelen (bijvoorbeeld digoxine en theofylline) en bij cytostatica- of radiotherapie. Er zijn verschillende chemische groepen die een werkzaamheid bezitten als het om het couperen of voorkomen van misselijkheid en braken gaat.

Als zodanig bekend zijn: antihistaminica, fenothiazinen, 5-HT_3-blokkers (ondansetron, granisetron en tropisetron) en een grote groep chemisch niet met elkaar verwante middelen (aprepitant, domperidon, haloperidol, metoclopramide en scopolamine).

Antihistaminica en scopolamine worden vaak gebruikt bij reisziekte; bij zwangerschapsbraken komen de antihistaminica eveneens in aanmerking. Bij postoperatief braken worden diverse anti-emetica gebruikt zoals alizapride, droperidol, haloperidol en metoclopramide. De plaats van de 5-HT_3-blokkers bij postoperatief misselijkheid en braken wordt steeds belangrijker. Bij ernstige vormen van braken, zoals braken na cytostaticatherapie, na bestraling en dergelijke worden de relatief dure 5-HT_3-blokkers veel voorgeschreven. Vaak worden ze gecombineerd met een hoge dosis dexamethason. Echter, metoclopramide in hoge doseringen werkt ook goed, al dan niet in combinatie met corticosteroïden. 5-HT_3-blokkers komen alleen in aanmerking bij acuut braken (eerste en tweede dag), met name bij hoge doses cisplatine. Na deze periode werkt metoclopramide effectiever.

Aprepitant wordt toegepast in combinatie met de 5-HT_3-blokkers en dexamethason ter preventie van misselijkheid en braken na hoog emetogene cytostaticakuren.

Domperidon en metoclopramide ledigen de maag snel, zodat de 'druk' wegvalt. Bepaalde geneesmiddelen die vroeger slechts werden gebruikt als antipsychoticum zoals haloperidol, worden vanwege anti-emetische eigenschappen heden ten dage toegepast bij braken na operaties en ten gevolge van neurologische aandoeningen. Haloperidol is een van de weinige anti-emetica die veilig zijn bij gebruik tijdens de zwangerschap. Een middel tegen braken tijdens reizen is een pleister die langzaam het parasympathicolyticum scopolamine afgeeft.

Tabel 38.1 Geneesmiddelen bij aandoeningen aan het maag-darmstelsel

Groep	Stofnaam	Merknaam
antacida	algeldraat/magnesiumhydroxide	Antagel, Maalox
	calciumcarbonaat/magnesiumcarbonaat	Rennie
	hydrotalciet	Ultacit
	magnesiumoxide	
	magnesiumperoxide	
H$_2$-receptorantagonisten	cimetidine	Tagamet
	famotidine	Pepcidin
	ranitidine	Zantac
protonpompremmers	esomeprazol	Nexium
	lansoprazol	Prezal
	omeprazol	Losec
	pantoprazol	Pantozol
	rabeprazol	Pariet
mucosaprotectiva	misoprostol	Cytotec
	sucralfaat	Ulcogant
darmtonus beïnvloedende middelen	mebeverine	Duspatal
	butylscopolamine	Buscopan
dopamineagonisten	domperidon	Motilium
	droperidol	
	haloperidol	Haldol
	metoclopramide	Primperan
5-HT$_3$-receptoragonisten	granisetron	Kytril
	ondansetron	Zofran
	tropisetron	Novaban
overige anti-emetica	aprepitant	Emend
	scopolamine	Scopoderm
corticosteroïden	beclometason	
	betamethason	Betnesol
	budesonide	Budenofalk, Entocort
mesalazine (= 5-ASA-)preparaten	mesalazine	Asacol, Pentasa, Salofalk
	olsalazine	Dipentum
	sulfasalazine	Salazopyrine
immunomodulantia	azathioprine	Imuran
	cyclosporine	Neoral, Sandimmune
	6-mercaptopurine	Puri-Nethol
	methotrexaat	Emthexate, Metoject
TNF-alfablokkers	adalimumab	Humira
	infliximab	Remicade

39 Geneesmiddelen die de stoelgang beïnvloeden

> **Leerdoelen:** Kennis verwerven omtrent de mogelijkheid de stoelgang te beïnvloeden.
> **Benodigde tijd:** 1 uur.

39.1 Algemeen

Bij patiënten die last hebben van een trage stoelgang (obstipatie) zal men voordat gebruikgemaakt wordt van geneesmiddelen, een aantal praktische maatregelen moeten treffen. Allereerst zal moeten worden nagegaan of de patiënt voedsel gebruikt dat voldoende vezelrijk is, zodat voldoende volume in het colon ontstaat, bijvoorbeeld zo min mogelijk witbrood, maar vooral bruinbrood. Eventueel kan men extra zemelen aan het voedsel toevoegen.

Bovendien zal men de patiënt erop opmerkzaam moeten maken dat het bijzonder nuttig is in de stoelgang een vast ritme te ontwikkelen. Hij moet zichzelf de discipline opleggen op een vaste tijd van de dag, met of zonder aandrang, naar het toilet te gaan, zodat het ontlastingsmechanisme aan dit vaste ritme went. Te vroeg grijpen naar laxantia zal aanleiding geven tot een gewenning, zodat men de rest van zijn leven gebonden is aan deze laxantia. Indien eenmaal laxantia gebruikt zijn, zal men de patiënt moeten leren dat na een flinke 'schoonmaak' de ontlasting enkele dagen kan uitblijven en dat opnieuw laxeren dan weinig nut heeft.

Een speciaal indicatiegebied voor laxantia is de toepassing bij het gebruik van opiaten. Opiaten werken sterk obstiperend, zodat er bij chronisch gebruik vanaf het begin voor een goede laxering moet worden gezorgd. Hiervoor komen voornamelijk middelen in aanmerking die het volume vergroten en lactulose (of lactitol). Indien deze onvoldoende effect hebben, is men aangewezen op andere middelen zoals de sennapreparaten.

39.2 Bevordering van de stoelgang

De stoelgang kan op verschillende wijzen met behulp van geneesmiddelen worden bevorderd. De diverse groepen worden hierna verder uitgewerkt.

39.2.1 Volumevergroting

Het volume van de darminhoud kan worden vergroot door het toedienen van zwelmiddelen. In de praktijk kan dat door de patiënt fruit te geven, zoals druiven. Psylliumzaad werkt in veel gevallen eveneens afdoende. Van groot belang is dat de patiënt veel erbij drinkt, omdat anders water aan het lichaam onttrokken wordt.

39.2.2 Lokaal prikkelende laxantia

Een voorbeeld van een laxans voor prikkeling van de *dunne* darm is *wonderolie* (ricinusolie), een sterk werkend middel dat nauwelijks nog gebruikt wordt. Als laxantia voor prikkeling van de *dikke* darm worden veel preparaten van plantaardige oorsprong gebruikt, zoals rabarber, sennapreparaten, cascarabladeren of -peulen. Verder is als synthetisch product bisacodyl van belang. Al deze middelen kunnen aanleiding geven tot krampen en dienen slechts kortdurend te worden gebruikt.

39.2.3 Osmotisch werkende laxantia

Voorbeelden van osmotisch werkende laxantia zijn magnesiumsulfaat en natriumsulfaat. Deze verbindingen zijn slecht resorbeerbaar, waardoor via osmose relatief veel water in de darm wordt vastgehouden. Deze middelen zijn reeds werkzaam in de dunne darm en kunnen daarom ook gebruikt worden bij intoxicaties (met name natriumsulfaat), om de resorptie van het gif te verminderen. Het nadeel echter is dat ze, indien toegediend in combinatie met geneesmiddelen, op dezelfde wijze de resorptie van die geneesmiddelen kunnen verminderen.

Een bijzondere plaats binnen deze groep wordt ingenomen door lactulose en lactitol, synthetische suikers die in de dunne darm niet worden gesplitst. In het colon kunnen de daar normaal voorkomende bacteriën deze stof wel als voedingsbodem gebruiken. Hierbij ontstaan bepaalde zuren, onder andere melkzuur, waardoor de pH in het colon daalt en de peristaltiek van het colon wordt gestimuleerd. Lactulose geeft geen krampen en is daarom zeer geschikt voor de behandeling van een obstipatie gedurende de zwangerschap of na een operatie. Wel dient men er rekening mee te houden dat de werking pas optreedt nadat het geneesmiddel al een aantal dagen is gebruikt. Na stoppen met de toediening kan de werking nog weken aanhouden.

Een andere belangrijke indicatie voor zowel lactulose als lactitol is de behandeling of preventie van coma of precoma hepaticum. De toepassing bij (pre)coma hepaticum berust hoofdzakelijk op het vermogen de ammoniakspiegel in het bloed gunstig te beïnvloeden.

39.2.4 Rectaal toegediende laxantia

Bij incidentele obstipatie is er vaak sprake van harde ontlasting. De voorkeur gaat dan uit naar laxantia die men ook rectaal kan geven, in de vorm van een klysma (klein volume) of lavement (groot volume). Handig zijn klysma's die *zepen* bevatten (Microlax®, Norgalax® of Klyx®). Deze middelen verzachten de feces en hebben een mild bijwerkingenprofiel.

39.3 Geneesmiddelen ter bestrijding van diarree

Diarree kan te wijten zijn aan verschillende oorzaken, onder andere een darminfectie, het aanwezig zijn van stoffen in de darmen die de darmmotoriek in belangrijke mate verhogen (toxische stoffen, sambal en andere specerijen) of het onvermogen van de darm om water in voldoende hoeveelheden terug te resorberen. Men dient zich altijd te realiseren dat diarree een natuurlijk afweermechanisme is van het lichaam en het is meestal van voorbijgaande aard.

Minstens zo belangrijk als de bestrijding van de diarree is de correctie van water- en zoutenverlies. Vooral bij jongeren en ouderen dient men hierbij bij aanhoudende diarree op bedacht te zijn. Mede afhankelijk van de oorzaak zijn verschillende mogelijkheden ter bestrijding van diarree beschikbaar.

39.3.1 Darmadsorbentia

Dit zijn geneesmiddelen die in de darm toxische producten kunnen binden en daardoor een prikkeling van het darmslijmvlies door deze stoffen voorkomen. Hiervoor komt actieve kool in aanmerking. In het algemeen zullen deze stoffen geen grote werkzaamheid vertonen.

Deze middelen worden ook toegepast bij het couperen van intoxicaties (zie ook hoofdstuk 45).

39.3.2 Darmadstringentia

Darmadstringentia zijn stoffen die de gevoeligheid van het darmslijmvlies voor prikkels verminderen doordat ze de darmwand als het ware looien. Het gebruik van veel plantenaftreksels, zoals bosbessensap en thee, berust op dit principe. Het werkzame bestanddeel is dan meestal de looistof tannine. Dit kan ook gegeven worden in de vorm van tabletten (tannalbumine).

39.3.3 Parasympathicolytica (anticholinergica)

Zoals we gezien hebben in hoofdstuk 28 verminderen parasympathicolytica de motiliteit van het darmkanaal. Ze worden voor dit doel echter zelden gebruikt, omdat de werking met te veel bijwerkingen gepaard gaat (droge mond, visusstoornissen en dergelijke).

39.3.4 Opiumderivaten

Opiumderivaten verhogen de spierspanning in het darmkanaal en verminderen daardoor de motiliteit hiervan. Met uitzondering van codeïne, dat bij bepaalde vormen

Tabel 39.1 Geneesmiddelen die de stoelgang beïnvloeden

Groep	Stofnaam	Merknaam
antidiarrhoica	loperamide loperamideoxide	Diacure, Imodium Arestal
darmadstringentia	tannalbumine	Entosorbine-N
contactlaxantia	bisacodyl sennapreparaat	Dulcolax X-praep
osmotische laxantia	lactitol lactulose magnesiumoxide	Importal Duphalac, Legendal
volumevergrotende laxantia	macrogol/electrolyten macrogolen psyllium sterculiagom tritici testa	Movicolon, Transipeg Forlax Metamucil, Volcolon Normacol Fiberform
darmadsorbentia	actieve koolstof	Norit

van diarree goed werkt, worden ze voor deze indicatie niet meer gebruikt. Een aan opium verwante stof is loperamide. Loperamide heeft wel de werking op het darmkanaal, echter niet de centrale werking van opiumderivaten. Daarom valt deze stof niet onder de Opiumwet.

Het gebruik van deze middelen kan niet ongestraft te lang doorgaan. Indien geen resultaat wordt geboekt binnen drie tot vijf dagen dient men een verder onderzoek naar de oorzaak van de diarree in te stellen. Loperamide dient niet aan kinderen jonger dan 2 jaar gegeven te worden.

39.3.5 Antibiotica bij darminfecties

Antibiotica dienen alleen gebruikt te worden indien er werkelijk een darm*infectie* aantoonbaar is. Voorbeelden van antibiotica zijn vancomycine, amoxicilline, tetracycline en eventueel chlooramfenicol. Deze dienen alleen gebruikt te worden indien hiervoor op grond van bacteriologisch onderzoek een indicatie bestaat. Veelal zal dat een tyfus- of *Shigella*-infectie zijn.

Deel I
Dermatologie

40 Dermatologische preparaten

Leerdoel: Inzicht krijgen in de verschillende vormen dermatologische preparaten en hun toepassingsgebied.
Benodigde tijd: 40 minuten.

40.1 Soorten preparaten

De huid is het grootste orgaan van ons lichaam. Er is dus veel contact met 'de buitenwereld' en dat leidt tot allerlei aandoeningen als reactie op de omgeving: overgevoeligheidsreacties, eczeem, jeuk, infecties, terwijl de huid zelf ook 'ziek' kan zijn, bijvoorbeeld bij psoriasis of huidkanker.

De preparaten voor uitwendige therapie bij huidaandoeningen kunnen worden verdeeld naar aard (nattend of droog) en locatie (behaarde, onbehaarde, beschadigde huid), eeltlaag en dergelijke. De basis van een huidpreparaat wordt gekozen afhankelijk van de conditie van de huid en de plek waar het preparaat wordt gebruikt. In het algemeen zal bij een droge huid een vette basiszalf de voorkeur hebben, en bij een natte aandoening een crèmebasis (een crème bevat al een hoeveelheid water). Een nadeel van een vette zalfbasis is het cosmetische effect en de slechte smeerbaarheid van deze producten.

Een compromis tussen de voordelen van een vette basis bij een droge huid en een voorkeur voor een cosmetisch acceptabel preparaat bereikt men door het kiezen voor een vetcrème als basis.

De preparaten kunnen worden verdeeld in:
- oplossingen;
- schudsels;
- hydrogels;
- crèmes o/w;
- crèmes w/o;
- smeersels
- zalven;
- pasta's;
- strooipoeders.

Oplossingen worden gebruikt om te koelen in de vorm van natte kompressen. Verder worden de vloeistoffen gebruikt om de huid te reinigen.

Schudsels worden toegepast bij grote jeukende huidoppervlakken die niet beschadigd zijn. Schudsels hebben een verkoelend en daarmee jeukstillend effect door de verdamping van water en alcohol. Daarnaast hebben de schudsels (bijvoorbeeld zinkoxideschudsel FNA) ook indrogend effect als het water en de alcohol zijn verdampt. Het nadeel van deze mengsels is dat de achterblijvende laag vaste bestanddelen bij te dik aanbrengen en niet goed wegwassen zich op de huid tot een aankoekende laag vormt die de huid kan beschadigen. De reden dat men een poeder met een vloeistof combineert is dat ze elkaars verkoelend effect versterken.

Een *hydrogel* is een product dat uit hydrofiele vloeistoffen bestaat waaraan een verdikkingsmiddel is toegevoegd. Een bekend voorbeeld is de carbomeerwatergel FNA. Nadat het water is verdampt, geeft dit een indrogend en verkoelend effect.

Een *crème* is een product dat een verzachtend en beschermd effect heeft op de huid die beschadigd is. Een crème is een mengsel van water en een vetfase. Water en vet mengen slecht, maar doordat er een emulgator wordt toegevoegd, krijgt men een emulsie van water en vet. Er zijn twee typen crèmes, namelijk een *o/w-crème* en een *w/o-crème*. Dit heeft te maken met de emulgator die wordt gebruikt. Een crème o/w wil zeggen dat de olie fijn in het water is geëmulgeerd. Zo'n crème smeert makkelijk en voelt niet vettig aan, dit in tegenstelling met een crème w/o, waarbij water in olie is geëmulgeerd en de olie dus de buitenfase is. Er zijn twee soorten o/w-crèmes, namelijk de cetomacrogolcrème FNA en de lanettecrème FNA. Welke o/w-basis wordt gekozen hangt af van welke werkzame stoffen men eraan toe wil voegen en soms hebben dermatologen ook nog wel eens een voorkeur voor een bepaalde basis. Koelzalf FNA is een voorbeeld van een w/o-crème, een basis die erg prettig smeert en geen conserveermiddel bevat. Het kan daarom bij iemand worden toegepast die niet tegen het conserveermiddel in een o/w-crème kan.

Op de behaarde (hoofd)huid wordt vaak een *smeersel* toegepast. Een smeersel is een o/w-product waaraan veel water is toegevoegd. Zo ontstaat een product dat heel makkelijk op grote oppervlakten gebruikt kan worden en makkelijk afwasbaar is. Een smeersel kan beter niet worden toegepast bij een droge huid, er verdampt namelijk veel water uit. Dat geeft een indrogend effect. Er bestaan twee smeersels, namelijk lanettesmeersel en cetomacrogolsmeersel. Lanettesmeersel wordt het meest toegepast omdat toevoegingen aan deze basis het beste zijn onderzocht.

Zalven beschermen de huid en dekken deze af. Ze worden voor een zeer droge huid gebruikt omdat ze de huid afdekken. Dit bevordert de bevochtiging van de huid. Voorbeelden van een zalf zijn cetomacrogolzalf FNA en lanettezalf FNA. Een speciale zalf is de hypromellosezalf FNA. Dit is een zalf die in de mond gebruikt kan worden. Aan deze zalf zijn bestanddelen toegevoegd die bij contact met mondvocht een plakkerige substantie vormt. Op deze manier blijft deze zalf zitten aan de binnenkant van de mond.

Pasta's zijn zalven waaraan meer dan 50% poeder is toegevoegd. Met name bij een zeer natte huid wordt dit product toegepast omdat het een zeer goed indrogend effect heeft. Voorbeelden van een pasta zijn zinkoxidepasta FNA (vet product), zinkoxide-

smeersel FNA (weke pasta met een goed indrogend effect) en zinkoxidekalkwaterzalf FNA (ZOK-zalf; heeft een indrogend, verkoelend en beschermend effect).
De toepassing van *strooipoeders* is zeer beperkt. De keuze van de basis hangt af van de conditie van de huid die wordt behandeld. Daarnaast is de plaats van behandeling ook bepalend voor de keuze van de basis, voor een aandoening op de behaarde hoofdhuid komt eerder een smeersel in aanmerking omdat dit ook weer makkelijk met water uit het haar te verwijderen is.

40.2   Aanpassen van een preparaat

Bij sommige huidproblemen volstaat alleen een basispreparaat. In andere gevallen wordt in de apotheek speciaal voor de patiënt een product bereid. Deze dermatologische apotheekbereidingen nemen een belangrijke plaats in binnen de magistrale receptuur. Hierbij wordt er een therapeutisch werkzame stof toegevoegd aan het basispreparaat. Niet iedere therapeutische stof kan aan een basispreparaat worden toegevoegd. Er kunnen namelijk onverenigbaarheden optreden tussen de werkzame stof en een bestanddeel uit het basispreparaat. Deze factoren kunnen in de praktijk leiden tot niet rationele en instabiele apotheekbereidingen waardoor de kwaliteit van de farmaceutische zorg in gevaar is. Het Formularium Nederlandse Apothekers (FNA) is een goede leidraad om te bepalen welke werkzame stof aan een basispreparaat kan worden toegevoegd. De helft van alle bereidingen is echter niet door het FNA gestandaardiseerd en is er sprake van een niet-gestandaardiseerd dermatologisch voorschrift. Hierbij ontbreekt systematisch onderzoek en dossiervorming naar werkzaamheid, veiligheid en farmaceutisch-technische kwaliteit. De verantwoordelijkheid voor de rationaliteit en de technische kwaliteit van de apotheekbereiding ligt bij de bereidend apotheker. Een goede samenwerking met de voorschrijvend arts is evenwel noodzakelijk.

De therapeutisch werkzame stoffen die frequent worden voorgeschreven voor verwerking in dermatologische preparaten zijn aangegeven in tabel 40.1.
De corticosteroïden voor cutaan gebruik worden in vier klassen verdeeld, van matig tot sterk werkend.

Hydrocortisonacetaat hoort tot de matig werkende corticosteroïden (klasse 1), de normale concentratie in een preparaat is 1%. Triamcinolonacetonide is een voorbeeld uit de tweede groep, de gebruikelijke concentratie hiervan is 0,1%. Fluticason, betamethasonvaleraat en mometason behoren tot klasse 3. Clobetasol tot de klasse-4-corticosteroïden.
Bij gebruik van corticosteroïden in dermatologische preparaten is voorzichtigheid geboden. Te langdurig gebruik leidt tot dunner worden van de huid en vorming van striae. Vandaar dat bij het gebruik van corticosteroïden geadviseerd wordt om ze beperkt te gebruiken en dun te smeren. Dun smeren betekent dat als de huid glinstert er al voldoende van het product is opgebracht. Daarnaast wordt ook nog wel eens een

Tabel 40.1   Toepassing van therapeutisch werkzame stoffen in dermatologische preparaten

ontstekingsremmend	zinkoxide (10%), koolteer (tot 10%)
	koolteeroplossing (tot 10%), calcipotriol (Daivonex®), calcitriol (Silkis®)
jeukstillend	levomenthol (1%)
huidverwekend	ureum (10%), salicylzuur (10 tot 20%)
antibiotica	mupirocine (Bactroban®)
antimycotica	salicylzuur, miconazol (Daktarin®)
	ketoconazol (Nizoral®)
corticosteroïden	hydrocortisonacetaat (1%)
	triamcinolonacetonide (0,1%)
	betamethasonvaleraat (0,1%) (Betnelan®)
	fluticason (0,005 – 0,05%) (Cutivate®)
	mometason (0,1%) (Elocon®)
	clobetasol (0,05%) (Dermovate®)
vochtinbrengend	ureum (5-10%)
immunomodulerende middelen	tacrolimus (Protopic®)
	pimecrolimus (Elidel®)

alternerende therapie voorgesteld. Eén tot twee weken tweemaal daags een corticosteroïd smeren, gevolgd door enkele maanden een paar keer per week een corticosteroïd smeren. De behandeling wordt dan altijd gecombineerd met een onderhoudsproduct. Dit is een indifferent product zoals vaselinecetomacrogolcrème.

De penetratie van farmaca door de intacte huid is matig tot slecht (afhankelijk van de plaats op het lichaam). Wil men bewust de opname door de huid bevorderen, dan wordt een product nog wel eens onder occlusie aangebracht. Dit betekent dat het product op de huid wordt aangebracht en vervolgens wordt afgedekt met een verband.

Deel J
Ziekenhuisfarmacie

41 Infusen

Leerdoel: Inzicht krijgen in het infuusbeleid in het ziekenhuis.
Benodigde tijd: 2,5 uur.

Bij infusen gaat het om toediening van grote hoeveelheden vloeistof – variërend van 100 ml tot 3 liter per dag – langs parenterale weg. In het algemeen worden infusen intraveneus gegeven. Zij kunnen ook intra-arterieel en in sommige gevallen ook subcutaan (als hypodermoclyse) toegediend worden.

Infusen worden afgeleverd in kunststofflessen of in kunststof infuuszakken. Deze hebben ten opzichte van glazen infuusflessen het voordeel dat ze niet belucht behoeven te worden en ze zijn ook veiliger bij toediening onder druk; doordat in deze containers weinig lucht aanwezig is, loopt men niet het risico van een luchtembolie.

De eisen waaraan een infusievloeistof moet voldoen, zijn al besproken in hoofdstuk 2. Vanuit therapeutisch oogpunt gezien kunnen de infusen worden ingedeeld in hersteloplossingen, voedingsinfusen en infusen voor uiteenlopende doeleinden.

41.1 Soorten infusen

41.1.1 Hersteloplossingen

Hersteloplossingen dienen om de vocht- of elektrolytenbalans te herstellen. De belangrijkste infusen zijn:

- *natriumchloride 0,9%* (fysiologisch zout). De naam fysiologisch zout is misleidend. Het heeft geen enkele relatie met de samenstelling van het bloed. De laagst aanvaardbare concentratie van natriumchloride, die onverdund intraveneus toegediend mag worden, is 0,45%, de hoogste concentratie is 3%;
- *glucose 5%*. Intraveneuze infusievloeistoffen met een koolhydraat worden toegepast voor het toevoeren van water en/of energie. Als energiebron is deze lage concentratie glucose echter ongeschikt (zie paragraaf 41.1.2). Deze oplossing moet dan ook altijd opgevat worden als een suppletie (aanvulling) van water;

- *mengsels* van natriumchloride 0,9% en glucose 5%. In de regel zijn deze mengsels ook weer een isotoon infuus (voorbeeld NaCl 0,45% / Glucose 2,5%);
- *andere elektrolyten.* Soms zijn ook nog andere elektrolyten, zoals *kalium* en *calcium* toegevoegd, bijvoorbeeld bij de ringerinfusen. Meestal worden deze echter apart toegevoegd naar behoefte van de patiënt. Geconcentreerde oplossingen van kalium- en calciumzouten hebben een directe invloed op het hart. Kalium vermindert de prikkelbaarheid van het hart, terwijl calcium deze verhoogt. Kalium moet dan ook bij voorkeur via een infuus gegeven worden in een concentratie die niet hoger is dan 20 mmol per 500 ml (inlooptijd 4 uur). De hoeveelheid kalium is maximaal 100 mmol per 24 uur indien er sprake is van een perifere toediening. Boven de 100 mmol wordt geadviseerd deze hoeveelheid toe te dienen via een centrale lijn. Een calciumzout (bijvoorbeeld calciumgluconaat, calciumchloride) mag niet sneller dan 4,5 mmol per tien minuten rechtstreeks intraveneus worden toegediend.
- Natriumbicarbonaat, natriumlactaat, THAM (Tris hydroxy aminomethaan, ook wel aangeduid als Tris). Deze infusen worden toegepast ter correctie van de zuurgraad bij een metabole acidose. THAM wordt vooral gegeven bij neonaten; het gebruik van natriumbicarbonaat bij deze patiënten is vaak ongewenst, omdat de natriumspiegel in het bloed dan te hoog zou oplopen.

41.1.2 Voedingsinfusen

Koolhydraatinfuus

De bij de herstelvloeistoffen genoemde isotone (5%) glucoseoplossing heeft weinig voedingswaarde. Men zou 10 liter per dag van dit infuus moeten geven voor de benodigde hoeveelheid energie (ongeveer 2000 kcal of 8370 kJ)! Bij gebruik als energiebron zijn we dus genoodzaakt *hypertone koolhydraatinfusen (glucose 20-40%)* te geven. Om te voorkomen dat deze diuretisch werken en dus tevens zelf worden uitgescheiden, dienen deze infusen langzaam gegeven te worden (zie ook paragraaf 41.1.3).
Aangezien bij concentraties groter dan 10% tromboflebitis (ontsteking van een bloedvat) kan optreden, worden de sterk hypertone koolhydraatinfusen (zoals bij de parenterale voeding gebruikelijk) doorgaans niet perifeer, maar in een grote centrale ader gegeven. Een katheter wordt dan bijvoorbeeld via de vena cava superior (operatief) ingebracht en opgeschoven tot bij het rechter atrium. Door de hoge stroomsnelheid van het bloed ter plaatse treedt snel verdunning van de hypertone infusievloeistof op.

Aminozuurinfuus

Aminozuren zijn de bouwstenen van de eiwitten. Deze infusen worden gegeven wanneer een patiënt gedurende langere tijd niet oraal gevoed kan of wil worden. Wil men deze aminozuurinfusen optimaal geven, dan zal aan de patiënt eveneens een voldoende hoeveelheid koolhydraten gegeven moeten worden. Wordt dit niet gedaan, dan zullen de aminozuurinfusen als caloriebron worden gebruikt. De keuze van de aminozuren die in het infuus aanwezig moeten zijn, is mede afhankelijk van de indicatie en de leeftijd van de patiënt. Kinderen (tot 2 jaar) bijvoorbeeld hebben een aantal aminozuren nodig die voor volwassenen niet noodzakelijk zijn.

Contra-indicaties zijn lever- en nierfunctiestoornissen. Enkele preparaten zijn Vamin®, Aminosteril N Hepa®, Aminovenös N Paed®, Primene®, Vaminolact® en Travasol®.

Vetemulsies

Vetten vormen met koolhydraten de voornaamste energiebron voor het lichaam. Vetten worden gebruikt bij vochtbeperking vanwege hun hoge calorische waarde. Vet is een belangrijke energiebron en leverancier van essentiële vetzuren. De meest gebruikte concentratie is 20%, hetgeen overeenkomt met 1.000 kcal (4200 kJ) per 500 ml.

Gezien het feit dat de emulsie van vet gemakkelijk verstoord kan worden (kans op vetembolie), mogen aan deze infusen geen andere geneesmiddelen worden toegevoegd. De hoeveelheid vetemulsie per 24 uur is beperkt omdat het lichaam maar een kleine hoeveelheid per tijdseenheid kan verwerken.

Voor een volgende dosering moet het plasma van de patiënt weer helemaal helder zijn. Is het plasma nog troebel of zelfs melkachtig wit, dan is de dosering te hoog.

Contra-indicaties zijn ernstige leverfunctiestoornissen, zwangerschap, bepaalde afwijkingen in het bloedbeeld en hyperlipemie. Enkele preparaten zijn ClinOleic®, Intralipid®, Lipofundin MCT/LCT® en Lipovenös®.

Parenterale voedingsoplossingen

Parenterale voedingsoplossingen worden als combinatiepreparaten op de markt gebracht. In deze voedingsoplossingen zijn de aminozuren gecombineerd met koolhydraten en vetten. Tevens kunnen al elektrolyten in een bepaalde hoeveelheid zijn toegevoegd.

Aan deze voedingsoplossingen dienen nog vitaminen en sporenelementen te worden toegevoegd. Vitamines en sporenelementen spelen een rol in veel metabole processen. Ze fungeren als co-factor bij allerlei enzymreacties. Enkele preparaten zijn NuTRIflex Lipid®, OliClinomel® en StructoKabiven®.

41.1.3 Infusen voor andere doeleinden

Sterk hypertone infusen onttrekken vocht aan de weefsels (indicatie oedeem). Verder bevorderen ze de diurese. Voorbeelden hiervan zijn: sorbitol 20-40% (indien snel toegediend) en mannitol 20%.

Plasma en plasmavervangende middelen

Plasma(vervangende middelen) worden gegeven bij een te klein circulerend volume. Tot voor enkele jaren werd hoofdzakelijk plasma (bereid uit bloed) gegeven. De beperkte verkrijgbaarheid, de beperkte houdbaarheid en een aantal bijwerkingen (hepatitis, tensiedaling, overgevoeligheid) hebben aanleiding gegeven tot het ontwikkelen van een aantal vervangingsmiddelen. Dit zijn onder andere:

- gelatine gemodificeerd, Geloplasma® en Gelofusine®;
- hydroxyethylzetmeel, EloHAES®, Voluven®;
- polygeline, Haemaccel®.

Indien het bloed te weinig albumine (< 16 g/l) bevat, zal water niet binnen de bloed-vaten vastgehouden kunnen worden. Correctie met oplossingen van albumine 20% is dan noodzakelijk.

41.2 Bijspuiten van geneesmiddelen in infusen

Bijspuiten van geneesmiddelen dient in verband met de mogelijkheid van bacteriële contaminatie steeds vlak voor het gebruik van het infuus te geschieden. De bijgespo-ten vloeistof moet homogeen verdeeld zijn in de infusievloeistof. Het is dus belangrijk om na bijspuiten altijd goed te mengen.

Over de verenigbaarheid van de verschillende geneesmiddelen met de verschillende standaardinfusen kunnen geen algemene regels worden gegeven.

41.3 Mogelijkheden tot regeling van de infusiesnelheid

De aparte problematiek van de regeling van de infusiesnelheid leidt in de praktijk tot een willekeurige keuze van de beschikbare hulpapparatuur. Dit veroorzaakt enerzijds gebruik en aanschaf van (te veel) elektronische apparatuur (kostenverhogend); ander-zijds wordt met inefficiënte goedkope regelaars gewerkt (bijvoorbeeld rollerregelaars), met de kans op doorschieten van het infuus of de noodzaak de gekozen infusiesnel-heid zeer frequent bij te stellen.

Voor de regeling van de infusiesnelheid kunnen we twee typen regelaars gebruiken:
- *diameterregelaars*: hierbij variëren we de doorsnee (diameter) van de toediening-slang, terwijl we de voor de infusie benodigde drijvende kracht constant houden;
- *drukregelaars*: hierbij variëren we juist de drijvende kracht, terwijl we de diameter constant houden.

Regelaars volgens het eerste type zijn het meest gebruikelijk. Voorbeelden ervan zijn de disposable rollerregelaar aan de meeste infuussystemen, de metalen schroefklem, de Helixregelaar, de Dial-a-Flo en de elektronische pompen, bijvoorbeeld Braun 00000 en IVAC 230. Een aantal factoren beïnvloedt de werking van deze regelaars: de snel-heid waarmee de ingestelde diameter zich wijzigt (erg hinderlijk bij de rollerregelaars en de schroefklemmen: de infusiesnelheid verloopt steeds), de eigenschappen van de infusievloeistof, de ophanghoogte van de infuuscontainer en bewegingen van de pa-tiënt. De infusiesnelheid schommelt daardoor steeds in meer of mindere mate.

Regelaars volgens het tweede type zijn doorgaans pompen. Ze kunnen continu infu-sievloeistof pompen of ladingsgewijs (bijvoorbeeld bij een spuitenpomp). Deze appa-raten werken doorgaans veel nauwkeuriger dan de diameterregelaars. Nadelen zijn echter de hoge kostprijs en de aan de pomp verbonden onveiligheden.

Geneesmiddelen via een infuus gegeven worden doorgaans toegevoegd aan herstel-vloeistoffen (voornamelijk NaCl 0,9% en glucose 5%). De nauwkeurigheid waarmee de

Tabel 41.1   Indicatiegebied voor verschillende typen infusieregelaars

Type infusieregeling	Geïndiceerd bij
elektronisch (IVAC 230/231, Flowtrol)	parenterale voeding
	geneesmiddelen met:
	• smalle therapeutische breedte
	• korte halfwaardetijd ($t_{1/2}$ < 1h)
	volumebeperking
disposable (Helix, Dial-a-Flo)	geneesmiddelen met grote therapeutische breedte en lange halfwaardetijd (> 1 uur)
rollenregelaar (stabiel!)	bloed
	plasma en -vervangingsmiddelen
	diversen

infusiesnelheid moet worden geregeld hangt af van de eigenschappen van het betreffende geneesmiddel. Bij toediening van geneesmiddelen die een kleine therapeutische breedte hebben en snel uit de bloedbaan worden verwijderd, is een nauwkeurige regeling noodzakelijk. Voorbeelden van zulke geneesmiddelen zijn nitroglycerine, heparine, dopamine en dobutamine. Het merendeel van de geneesmiddelen heeft een zodanige therapeutische breedte dat enige variatie in de infusiesnelheid toegestaan kan worden. Ingeval geneesmiddelen in slechts kleine hoeveelheden kunnen worden toegediend (bijvoorbeeld in de neonatologie) of bij vloeistoffen met hoge concentraties (bijvoorbeeld bij parenterale voeding) moet de toediening elektronisch worden geregeld. De keuze van infusieregelaars is aangegeven in tabel 41.1.

Elektronische infuuspompen zijn alleen geïndiceerd wanneer een hoge druk vereist is (bijvoorbeeld bij intra-arteriële infusen).

41.4   Controle van de infusiesnelheid

Controle van de infusiesnelheid geschiedt doorgaans op grond van de druppelsnelheid in de telkamer van het infuussysteem. Deze waarde (druppels/min) moet dan wel via de druppelgrootte worden omgerekend naar de infusiesnelheid (ml/uur). Nu is de druppelgrootte afhankelijk van veel factoren (infuussysteem, infusievloeistof, infusiesnelheid, toevoegingen aan het infuus), zodat aanzienlijke fouten kunnen ontstaan indien hierbij geen correcties worden aangebracht (dit geldt ook voor het functioneren van de elektronische regelaars). Op de verpleegafdeling moet daarom een lijst aanwezig zijn waarop het verband tussen de druppel en infusiesnelheid is aangegeven, gecorrigeerd voor bovengenoemde variabelen. Om een en ander zo veel mogelijk te vereenvoudigen, moet de keuze van infuushulpapparatuur worden gestandaardiseerd. De frequentie waarmee de infusiesnelheid moet worden gecorrigeerd is voornamelijk afhankelijk van de eigenschappen van het geneesmiddel: vaak bij stoffen met een smalle therapeutische breedte en snelle verdwijning uit het bloed (hier liefst met elektronische controle) en minder frequent (bijvoorbeeld eenmaal per uur) bij stoffen met een grotere therapeutische breedte en langzame verdwijning uit het bloed.

42   Geneesmiddelen bij shock

Leerdoelen: Kennis verwerven omtrent de verschillende soorten shock en de behandelmogelijkheden.
Benodigde tijd: 45 minuten.

Shock is een levensbedreigende toestand waarbij de bloeddruk zo laag is dat het bloed zich onvoldoende in het lichaam kan verspreiden. Normaal is er een vaste verhouding in het lichaam tussen het volume van en de inhoud in de bloedvaten. Bij een shock raakt deze verhouding verstoord. De doorbloeding en dus de zuurstofvoorziening van de organen komen hierdoor in het gedrang. Het lichaam tracht door een natuurlijk reactiemechanisme de circulatie te centraliseren zodat doorbloeding van de belangrijkste organen (hart, longen hersenen) gehandhaafd blijft. Deze centralisatie gaat ten koste van de doorbloeding van perifeer gelegen organen zoals nieren, lever en darmen.

42.1   Soorten shock

Shock is een syndroom en kan verwijzen naar verschillende aandoeningen. Men onderscheidt hypovolemische, cardiogene, distributieve en obstructieve shock.

- Een *hypovolemische shock* wordt veroorzaakt door een te laag bloedvolume in de bloedvaten. De bloeddruk daalt door grote bloedingen, brandwonden of ander excessief verlies van lichaamsvocht.
- Een *cardiogene shock* wordt veroorzaakt door een probleem bij het rondpompen van het bloed door het lichaam. Een hartinfarct met verlies van pompfunctie, slechte werking van de hartkleppen, ritmestoornissen of harttamponnade zijn hiervan de mogelijke oorzaken.
- Een *distributieve shock* wordt veroorzaakt door een probleem in de verdeling van het bloed. De bloedvaten gaan te veel openstaan zodat er relatief te weinig vulling is van het vaatbed en de druk wegvalt. Enkele voorbeelden:
  - *neurogene shock*: bij een ruggenmerg- of hersenletsel;
  - *anafylactische shock*: bij een allergische reactie;
  - *septische shock*: bij een bacteriële infectie.

- Een *obstructieve shock* wordt veroorzaakt door een blokkering van een groot bloedvat waardoor het hart harder moet pompen en/of het bloed een bepaald deel van het lichaam niet kan bereiken. Een obstructie ontstaat door een bloedstolsel dat vast komt te zitten (bijvoorbeeld bij een grote longembolie) en/of door externe druk op de bloedvaten.

Bij alle vormen van shock geldt dat zonder behandeling weefsels en organen onherstelbaar beschadigd kunnen raken en afsterven.

42.2 Medicamenteuze behandeling van shock

De wijze waarop shock therapeutisch moet worden behandeld, hangt nauw samen met het mechanisme dat eraan ten grondslag ligt. Staat vaatondervulling centraal, dan is behandeling met bloeddrukverhogende medicatie in het algemeen niet aangewezen maar is volumetherapie geïndiceerd. Door volumetherapie wordt getracht de weefselperfusie te handhaven, waardoor hypoxie (zuurstoftekort) en weefselschade zo veel mogelijk wordt voorkomen (met name in de periferie). Hierbij kunnen kristallijnen vloeistoffen (bijvoorbeeld isotone oplossingen van elektrolyten of glucose), colloïdale oplossingen (gelatineoplossingen, hydroxyethylzetmeel) en bloedproducten (albumine) worden toegepast. Met name colloïdale vloeistoffen blijven door de grote molecuulgrootte lang in het bloedvat en kunnen daardoor nog extra water de bloedvaten in trekken, wat de bloeddruk ook ten goede komt. Bij een zeer ernstige hypovolemie dienen, indien het hematocriet lager wordt dan 30%, erytrocyten (rode bloedcellen) te worden toegediend om voldoende transportcapaciteit van zuurstof te waarborgen.

Bij *cardiogene shock* worden bloeddrukverhogende stoffen gebruikt om een ernstige hypotensieperiode te 'overbruggen' en de circulatie in hersenen en myocard te waarborgen. Bij diepe cardiogene shock, ter overbrugging van een periode van dreigende hersenbeschadiging, worden de alfasympathicomimetica (bijvoorbeeld norepinefrine) op beperkte schaal toegepast. Bij cardiogene shock, gekenmerkt door pompfalen en ernstige hypotensie, is dopamine het middel van eerste keus. Bètasympathicomimetica zijn hier in het algemeen niet geïndiceerd (te sterke polsversnelling, gevaar voor extrasystolen). Door tachycardie neemt het zuurstofverbruik toe, waardoor cardiale ischemie kan optreden. Indien de cardiogene shock gepaard gaat met ernstige bradycardie bij een verhoogde vullingsdruk van de ventrikels, gestoorde ventrikelfunctie en een toegenomen systeemweerstand, zouden bètasympathicomimetica zoals dobutamine wél van nut kunnen zijn. Treedt tijdens dopaminetherapie bij cardiogene shock ernstige ventriculaire extrasystolie op, dan dient overgang op alfasympathicomimetica te worden overwogen, eventueel toediening van dobutamine respectievelijk gelijktijdige toediening van dopamine en nitroprussidenatrium, of nitroglycerine.

Bij *septische shock* is in eerste instantie volume- en antimicrobiële therapie aangewezen. Indien de circulatie dan niet verbetert, kunnen bloeddrukverhogende middelen worden toegepast. Bij foudroyante gevallen van septische shock waarbij – ondanks krachtige infusietherapie en adequaat antibiotisch beleid – op korte termijn de centraalveneuze druk stijgt evenals de pulmonale wiggendruk terwijl de bloeddruk zeer laag blijft, wordt door velen dopamine beschouwd als middel van eerste keus: zowel de werking op het hart als de verbetering van de perifere (renale!) circulatie is een groot voordeel. De laatste jaren wordt bij septische shock met lagere perifere weerstand norepinefrine in toenemende mate toegepast op de intensivecareafdeling.

Bij *anafylactische shock* staat infusietherapie voorop. In de initiële fase kunnen epinefrine (intramusculair of langzaam intraveneus) en antihistaminica zoals clemastine worden toegediend. Bij intraveneuze toediening van epinefrine dient men wel rekening te houden met ernstige aritmieën, met name bij (oudere) patiënten met pre-existent coronair lijden en is bewaking aangewezen. Corticosteroïden ontplooien hun werking pas na enige uren en hebben daarom weinig zin bij herstelmaatregelen van de circulatie op korte termijn bij anafylactische shock.

Bij een ernstige anafylactische reactie door allergenen zoals een insectensteek of -beet of na inname van bepaalde voedingsmiddelen is epinefrine intramusculair (of subcutaan) de standaardbehandeling. Gedurende de eerste minuten van de reactie bestaat vaak verwijding van de huidvaten en is subcutane toediening van nut; bij traag opkomende symptomen heeft intramusculaire toediening de voorkeur. Systemische corticosteroïden worden gegeven ter voorkoming van een late allergische reactie.

Bij personen met een anamnestisch aantoonbaar risico van een anafylactische reactie heeft Epipen®, als toedieningsvorm geschikt voor (i.m.) zelfinjectie, een meerwaarde ten aanzien van de andere epinefrine-injectievloeistoffen. Het heeft voordelen in gebruikersgemak en is bovendien veiliger toepasbaar, omdat niet anders dan de juiste dosis kan worden ingespoten.

43 Oncolytica

Leerdoel:
- Kennis verwerven omtrent het gedrag van kankercellen.
- Inzicht krijgen in de wijze waarop men geneesmiddelen kan toepassen bij kanker.

Benodigde tijd: 2 uur.

43.1 Algemeen

Oncolytica of cytostatica zijn stoffen die de celdeling van tumorcellen en normale cellen remmen door in te grijpen in de celdelingscyclus. Deze middelen worden gebruikt bij maligne aandoeningen (niet zozeer om ze te genezen, als wel om een snelle progressie te voorkomen).

Onder andere het testiscarcinoom, het burkittlymfoom, de ziekte van Hodgkin en acute lymfatische leukemie kunnen met succes worden bestreden met behulp van cytostatica. Het aanwenden van de vaak palliatief (verzachtend) werkende cytostatica zal gebeuren nadat de chirurgische en/of radiologische behandelingsmethoden zijn aangewend, maar ook in combinatie hiermee.

Dit betekent dat cytostatica meestal zullen worden toegepast in gevallen waarin de tumor niet meer chirurgisch kan worden verwijderd of bestraling geen afdoend resultaat zal boeken, alsook ter ondersteuning van een operatieve ingreep of bestraling (neoadjuvante therapie).

Behandeling van patiënten met kanker is dan ook steeds meer multidisciplinair geworden.

Cytostatica zijn stoffen die in het algemeen in staat zijn cellen in hun groei te remmen. Dat daarbij het effect van deze middelen op snelgroeiende tumorcellen groter zal zijn dan op langzaam groeiende ofwel 'normale' cellen is begrijpelijk, maar niettemin worden niet alleen de tumorcellen, maar ook de normale lichaamscellen door cystostatica beïnvloed in hun groei. Het zijn dan ook middelen met zeer veel bijwerkingen. Die bijwerkingen zullen zich allereerst manifesteren bij lichaamscellen die verhoudingsgewijs sneller groeien dan andere cellen, bijvoorbeeld beenmergcellen, cellen van het maag-darmkanaal en de haarfollikels. Beenmergdepressie is een van de meest voorkomende bijverschijnselen van een therapie met cytostatica, evenals misselijkheid, braken en kaalheid.

Cytostatica worden vaak in bepaalde combinaties toegepast. De werking op de celdeling (remming) kan voor diverse groepen cytostatica verschillend zijn. Het biedt dan ook voordelen om cystostatica uit verschillende groepen te combineren. Tegenwoordig wordt er steeds meer rekening mee gehouden dat men van deze combinatie de afzonderlijke cytostatica op bepaalde tijdstippen moet toedienen. Immers, een celdeling geschiedt in diverse fasen.
Cytostatica zullen, afhankelijk van het type, elk op een bepaald moment van de delingscyclus van een tumorcel het meeste effect sorteren. Cytostatica met verschillend aangrijpingspunt worden in verband hiermee op verschillende tijdstippen toegediend, namelijk op het moment waarop de werking theoretisch samenvalt met de desbetreffende delingsfase.
Wanneer cytostatica met elkaar worden gecombineerd, kan het aantal bijwerkingen toenemen.
Toch worden combinaties van cytostatica om verschillende redenen veel gebruikt. Men hoopt op deze manier te bereiken dat:
- de tumorcellen sterker worden aangetast (er wordt immers op meer plaatsen in de celcyclus ingegrepen);
- de tumorcellen minder snel resistent worden;
- de toxiciteit van de cytostatica verminderd wordt.

Bij deze combinaties is ook het doseringschema van belang, dat niet alleen is aangepast aan de werking, maar ook aan de farmacokinetische eigenschappen van de gebruikte geneesmiddelen.
Enkele bekende combinatiekuren zijn:
- MOPP: Mustine® (chloormethine), Oncovin® (vincristine), procarbazine en prednison;
- CHOP: cyclofosfamide, Adriblastina® (doxorubicine), Oncovin® en prednison;
- CDE: cyclofosfamide, doxorubicine en etoposide;
- FEM: fluorouracil, Endoxan® (cyclofosfamide) en methotrexaat.

Tot nu toe worden de cytostatica en hormonen toegediend volgens bepaalde schema's, zonder dat daarbij rekening wordt gehouden met de vraag of een bepaald cytostaticum wel zal helpen, met andere woorden of de tumorcellen wel gevoelig zijn voor de inwerking van het desbetreffende cytostaticum. In verband hiermee is men allerlei tests in het laboratorium aan het uitwerken om de tumorgevoeligheid te kunnen bepalen. Bij de gynaecologische tumoren, zoals mamma- en cervixcarcinoom, wordt de aanwezigheid van oestrogeenreceptoren in het tumorweefsel bepaald. Aan de hand van de uitslag daarvan kan voorspeld worden of de patiënt zal reageren op de voorgenomen therapie (weghalen van de eierstokken, van de bijnier).

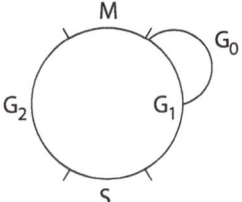

Figuur 43.1   Groeicyclus van een cel

43.2   Deelfasen van een cel

Om het werkingsmechanisme van de diverse cytostatica te begrijpen, is kennis van de deelfasen van een cel noodzakelijk (zie figuur 43.1). De *rustfase*, de fase waarin de cel als het ware volwassen is en zijn celfuncties uitvoert tot aan het afsterven, noemt men de G_0-fase. Aan de G_0-fase is een *groeifase* voorafgegaan. Deze wordt verdeeld in de G_1-fase, de S-fase en de G_2-fase. Tijdens de G_1-fase wordt in de cel voornamelijk het RNA (ribonucleïnezuur) gevormd dat in samenwerking met het tijdens de S-fase gevormde DNA (desoxyribonucleïnezuur) een belangrijke rol speelt bij het produceren van de eiwitten die tijdens de G_2-fase moeten worden gevormd. Zijn al deze eiwitten gevormd, dan kan de M-fase plaatsvinden (mitosefase), waarbij de cel zich in twee helften deelt, waarna de beide ontstane cellen overgaan in de G_0-fase. Er is geen verschil tussen de groeicyclus van een normale en van een maligne cel.

43.3   Groepen cytostatica

De cytostatica kunnen onder andere ingedeeld worden naar hun aangrijpingspunt in de celdelingcyclus.

43.3.1   Antimetabolieten

De antimetabolieten worden verder onderverdeeld, namelijk in foliumzuur-, purine- en pyrimidineantagonisten. Deze laatste twee stoffen zijn de kleinste delen van nucleotiden, de bouwstenen van de nucleïnezuren. De antimetabolieten nemen wel de plaats, maar niet de functie van de basen in een nucleotide over. Dit heeft dan tot gevolg dat de cel in zijn groei wordt geremd. Voorbeelden van deze stoffen zijn methotrexaat, mercaptopurine, capecitabine, cytarabine, pemetrexed en 5-fluorouracil. Cytostatica worden indien mogelijk gegeven met bepaalde tussenpozen, in de hoop dat het regeneratievermogen van de normale cellen groter is dan dat van de tumorcellen.

Bij de intermitterende therapie of kuur kunnen hoge doses gedurende bepaalde perioden worden toegepast. Hierna krijgt de patiënt de gelegenheid te 'herstellen' van de bijwerkingen.

Methotrexaat is zo'n stof die vaak in zeer hoge, bijna letale doses wordt toegediend. Er wordt dan vlak na de gift van het cytostaticum een 'reddingstherapie' gestart met folinezuur. Methotrexaat remt namelijk in de cel de vorming van folinezuur uit foliumzuur.

Geeft men nu een zeer hoge dosis methotrexaat, dan zal in alle cellen de synthese geremd worden. Het effect zal het grootst zijn bij de zich het snelst delende groepjes cellen, zodat deze het eerst doodgaan. Na enkele uren geeft men folinezuur, waardoor de normaal groeiende cellen zich van de klap van het methotrexaat kunnen herstellen, omdat zij immers veel langzamer groeien en dus minder schade hebben opgelopen, zodat ze weer 'gezond' kunnen gaan functioneren.

43.3.2 Cytostatische antibiotica

De cytostatische antibiotica zijn te giftig om te worden gebruikt bij infecties, maar voor de celgroeiremmende werking op tumoren neemt men de toxische bijwerkingen op de koop toe.

De antibiotica vormen een complex met of binden aan DNA waardoor de synthese van DNA en/of RNA wordt geremd. Hun werking berust dus op de remming van de synthese van DNA en/of RNA, zodat hun aangrijpingspunt ligt in de G_1- en de S-fase.

Tot deze groep behoren bleomycine en mitomycine, maar ook celcyclus-niet-specifieke antibiotica als doxorubicine.

43.3.3 Antimitotische stoffen

De antimitotische stoffen worden onderverdeeld in de vinca-alkaloïden en de taxanen. De vinca-alkaloïden belemmeren de kerndeling in de mitosefase. Er zijn natuurlijke alkaloïden, zoals vinblastine, vincristine en het semisynthetische vinorelbine.

Deze stoffen mogen nooit intrathecaal worden toegediend vanwege de fatale neurotoxiciteit.

De groep van de taxanen bestaat uit docetaxel, en paclitaxel. Dit zijn beide veel gebruikte cytostatica met een groot indicatiegebied voor zeer veel voorkomende tumoren (o.a. ovarium- en borstcarcinoom).

Ze hebben een apart werkingsmechanisme, ze stimuleren de opbouw en stabilisatie na opbouw van de microtubuli in de kankercel. Bijwerkingen zijn onder andere overgevoeligheidsreacties naast de andere cytostaticabijwerkingen.

43.3.4 Topo-isomeraseremmers

Topo-isomeraseremmers hebben een cytotoxische werking tijdens de S-fase van de DNA-synthese door remming van het enzym topo-isomerase I. Ze binden en stabiliseren het complex van topo-isomerase I en DNA waardoor de bewegende replicatievork van het DNA wordt geblokkeerd. Hierdoor wordt de replicatie gestopt en ontstaan DNA-breuken, die uiteindelijk resulteren in celdood. Voorbeelden zijn irinotecan en topotecan. Er zijn ook topo-isomerase-II-remmers. Het enzym topo-isomerase II speelt een rol bij het reguleren van de ruimtelijke vorm van DNA tijdens de verschillende fasen van de celcyclus. Voorbeelden zijn etoposide en teniposide. Etoposide is ook oraal te doseren.

Coloncarcinomen lijken beter behandelbaar met de topo-isomerase-I-remmers, zoals topotecan en irinotecan.

43.3.5   Alkylerende stoffen

De alkylerende stoffen hebben een sterke werking op delende cellen die voornamelijk berust op alkylering van het DNA. Ze hechten zich met hun instabiele en daardoor reactieve alkylgroep aan bepaalde chemische groepen in de cel. Door beschadiging van het DNA kan geen deling van de cel meer optreden. Ze lijken wat hun werking betreft op ioniserende stralen.

Tot deze chemisch zeer verschillende groep behoren onder andere chloorambucil, cyclofosfamide, estramustine, ifosfamide, melfalan, temozolomide, thiotepa, busulfan en dacarbazine.

43.3.6   Platinaverbindingen

Stoffen die in hun werking lijken op de alkylerende stoffen zijn de platinaverbindingen waarvan cisplatine gebruikt wordt bij zeer veel verschillende tumoren en carboplatine bij onder andere het ovariumcarcinoom.

43.3.7   Overige cytostatica

De groep 'overige cytostatica' bevat aminoglutethimide, een voormalig anti-epilepticum dat werkzaam is bij een gemetastaseerd mammacarcinoom in de postmenopauze. Voor dezelfde indicaties worden ook gebruikt: anastrozol, exemestaan, en letrozol.

Ook andere stoffen kunnen in deze groep van 'overige cytostatica' ingedeeld worden. Het bekendste voorbeeld is wel prednison, dat in allerlei combinaties wordt gebruikt. Verder zijn het voornamelijk de tegenhangers van de *mannelijke* en *vrouwelijke geslachtshormonen* die bijvoorbeeld gebruikt worden bij respectievelijk borstkanker en prostaatkanker. Antihormonen zijn zelf geen hormonen maar worden vanwege hun effect antihormonen genoemd. Bij mammatumoren zal na een operatieve ingreep en eventuele nabestraling in geval van een recidief (opnieuw terugkeren van de ziekte) een beroep gedaan worden op een therapie met antioestrogenen, De keuze voor het middel is afhankelijk van de vraag of de tumor in de pre- of postmenopauze is opgetreden en al of niet oestrogeenreceptoren bevat. Voorbeelden zijn tamoxifen en fulvestrant. Bij prostaatkanker heeft het toedienen van anti-androgenen (o.a. bicalutamide) een remmende invloed op de groei.

Asparaginase is een enzym dat een stof afbreekt die essentieel is voor de eiwitsynthese. Het wordt gebruikt bij acute leukemieën, veelal in combinatietherapie.

Tabel 43.1 Oncolytica

	Stofnaam	*Merknaam*
alkylerende stoffen	busulfan	Busilvex, Myleran
	chloorambucil	Leukeran
	cyclofosfamide	Endoxan
	dacarbazine	Déticène
	estramusine	Estracyt
	ifosfamide	Holoxan
	lomustine	Belustine
	melfalan	Alkeran
	procarbazine	Natulan
	temozolomide	Temodal
	thiotepa	Ledertepa
antimetabolieten	capecitabine	Xeloda
	cytarabine	Alexan, Depocyte
	fludarabine	Fludara
	fluorouracil	Fluracedyl
	gemcitabine	Gemzar
	mercaptopurine	Puri-Nethol
	methotrexaat	Emthexate PF, Metoject
	pemetrexed	Alimta
	tegafur/uracil	UFT
	tioguanine	Lanvis
antimitotische cytostatica	docetaxel	Taxotere
	paclitaxel	Paclitaxin, Paxene, Taxol
	vinblastine	Blastivin
	vincristine	
	vinorelbine	Navelbine, Navirel
antitumorantibiotica	bleomycine	
	dactinomycine	Lyovac Cosmegen
	daunorubicine	Cerubidine
	doxorubicine	Doxorubin
	doxorubicine in liposomen	Caelyx, Myocet
	epirubicine	Farmorubicine RTU 'Cytosafe'
	idarubicine	Zavedos
	mitomycine	Mitomycin-C Kyowa
	mitoxantron	

Tabel 43.1   Oncolytica (vervolg)

	Stofnaam	Merknaam
topo-isomeraseremmers	etoposide	Toposin, Vepesid
	irinotecan	Campto
	teniposide	Vumon
	topotecan	Hycamtin
overige oncolytica	amsacrine	Amsidine
	arseentrioxide	Trisenox
	asparaginase	Paronal
	bortezomib	Velcade
	carboplatine	Carbosin
	cisplatine	Platosin
	cladribine	Leustatin
	hydroxycarbamide	Hydrea
	oxaliplatine	Eloxatin, Oxaliplatin
antihormonen bij maligne aandoeningen	aminoglutethimide	Orimeten
	anastrozol	Arimidex
	bicalutamide	Casodex
	exemestaan	Aromasin
	flutamide	Drogenil
	fulvestrant	Faslodex
	letrozol	Femara
	nilutamide	Anandron
	tamoxifen	Nolvadex
progestagenen bij maligne aandoeningen	medroxyprogesteron	Depo-Provera, Provera
	megestrol	Megace
overige middelen bij maligne aandoeningen	amifostine	Ethyol
	anagrelide	Xagrid
	dasatinib	Sprycel
	erlotinib	Tarceva
	ibritumomab	Zevalin
	imatinib	Glivec
	mitotaan	Lysodren
	palifermine	Kepivance
	sorafenib	Nexavar
	sunitinib	Sutent
	tretinoïne	Vesanoid

Tretinoïne is een metaboliet van vitamine A. Het wordt toegepast bij een bepaalde vorm van leukemie.

Ook hydroxycarbamide en procarbazine behoren tot deze groep. Beide stoffen worden in combinaties gebruikt, procarbazine bijvoorbeeld in MOPP.

De laatste jaren zijn er enkele belangrijke nieuwe cytostatica op de markt gekomen die behoren tot de groep van signaaltransductieremmers. Dit zijn geneesmiddelen die specifiek ingrijpen op de ontregelde groeisignaaltransductiepaden in de tumorcel. Voorbeelden zijn erlotinib, imatinib, sorafenib en sunitinib. Verder kennen we ook de groep van monoklonale antilichamen die worden toegepast bij diverse vormen van kanker, zoals trastuzumab, alemtuzumab, cetuximab, rituximab en bevacizumab.

Vanwege de zeer hoge kosten die ongenuanceerd gebruik van deze zeer dure geneesmiddelen met zich mee zou brengen, hebben de behandelaren in overleg met de overheid besloten ze alleen bij goed omschreven indicaties te gebruiken.

43.3.8 Radio-isotopen

Een speciale groep cytostatica vormen de radio-isotopen. Bekend zijn vooral het radioactieve ^{131}I, gebruikt bij schildkliercarcinomen ('radioactieve slok') en ^{192}Ir, dat verwerkt in naalden wordt toegepast bij mammacarcinoom, of ^{32}P dat, doordat het zich ophoopt in beenderen, gebruikt wordt bij onder andere skeletmetastasen. Door de radioactieve straling en de cumulatie van het desbetreffende middel in bepaalde weefsels zullen daar de tumorcellen van binnenuit worden kapotgemaakt. De toediening kan slechts plaatsvinden in zeer gespecialiseerde ziekenhuizen en men dient de patiënten zo veel mogelijk van de buitenwereld af te zonderen in verband met het gevaar van de straling.

43.3.9 Interferonen

Een groep lichaamseigen stoffen waar veel onderzoek mee gedaan wordt zijn de interferonen en interleukinen. Hoewel er nog weinig over bekend is lijken deze stoffen, die vooral in het bloed voorkomen na virusprikkels, ook een beschermende werking te hebben tegen bepaalde tumoren (zie hoofdstuk 44).

43.4 Bijwerkingen en voorzorgsmaatregelen

Enkele vervelende bijwerkingen van praktisch alle cytostatica zijn al genoemd in de inleiding: de vaak als eerste optredende misselijkheid, de psychisch belastende haaruitval, de kans op blijvende steriliteit, maar vooral de grotere kans op infecties, aangezien cytostatica het eigen afweermechanisme van het lichaam sterk ondermijnen (zo niet volledig uitschakelen). Het zal daarom vaak nodig zijn de patiënt tijdens de cytostatische therapie profylactisch te behandelen met antibiotica. Ook ziet men veel sneller schimmelinfecties (met name in de mondholte) optreden bij patiënten die door een cytostaticumtherapie zijn verzwakt in hun immuunsysteem.

Slechts enkele tumoren zijn zo adequaat met cytostatica te behandelen dat een complete remissie bereikt wordt. In de andere gevallen zal het gebruik van deze middelen plaatsvinden om uitbreiding, recidivering of verergering van de toestand te voorkomen. De effectiviteit wordt daarbij uitgedrukt als complete of partiële remissie, 'stable disease' en 'progressive disease'.

Tot slot nog dit: het omgaan met cytostatica vergt bijzondere aandacht, omdat bijna alle cytostatica agressieve, teratogene, maar ook carcinogene geneesmiddelen zijn. Daarom worden in de ziekenhuizen parenteraal toe te dienen cytostatica kant-en-klaar afgeleverd aan de verpleegafdeling of poliklinieken waar zij worden toegediend.

De apotheek maakt bij het gereedmaken gebruik van een laminar down-flowkast, om zowel het te bereiden geneesmiddel als de bereider een maximale bescherming te bieden. Ook het toedienen van een tablet of capsule met cytostatica aan een patiënt moet zo veilig mogelijk gebeuren. De tabletten mogen niet worden gebroken en dienen in hun geheel te worden ingenomen met voldoende water. Het is aan te raden om indien mogelijk de patiënt zelf het product uit de verpakking te laten halen. Wanneer afwijkende sterktes nodig zijn worden deze vaak door de apotheek afgeleverd in de vorm van een drankje of een capsule.

Wanneer iets van deze stoffen gemorst wordt is overvloedig spoelen met water in veel gevallen effectief.

Wanneer een infuus met een cytostaticum extravasaal (buiten de vaten) heeft gelopen, vereist dit direct verschillende maatregelen, waarvan een bespreking in het kader van dit boek te ver voert.

44   Immunomodulantia

Leerdoelen:
- Inzicht krijgen in de twee vormen van afweer: de cellulaire en de humorale afweer.
- Inzicht krijgen in het werkingsmechanisme van de immunosuppressiva en de overige immunomodulantia.
- Enige kennis verwerven omtrent 'biological-response modifiers'.

Benodigde tijd: 1,5 uur.

44.1   Algemeen

Immunomodulantia zijn middelen die het functioneren van het immunologisch systeem beïnvloeden. Zij hebben binnen het cellulaire en/of het humorale systeem veelal verschillende aangrijpingspunten.

Uit figuur 44.1 blijkt dat er twee verschillende vormen van afweer bestaan, namelijk de humorale en de cellulaire.

De cellen van het immuunsysteem komen uit pluripotente stamcellen uit het beenmerg. Belangrijke cellen bij de immuunrespons zijn de B- en T-lymfocyten. B-lymfocyten zijn voorlopercellen van plasmacellen die de antistoffen produceren, T-lymfocyten kunnen zich ontwikkelen tot onder andere T-helpercellen, T-cytotoxische cellen en T-suppressorcellen.

Bij de *humorale immuunrespons* zijn vooral de *B-lymfocyten* betrokken, zij produceren de immunoglobulinen (antilichamen). Voor de afweer zijn IgG en IgM essentieel.

De *cellulaire immuunrespons* loopt via de *T-lymfocyten*. Deze zijn afkomstig van de thymus (zwezerik).

De T-lymfocyt gaat een cel-celinteractie aan. De T-cel herkent vreemde antigenen op het oppervlak van de niet-T-cel. Er bestaan verschillende soorten T-lymfocyten:
- helper T-cellen;
- cytotoxische T-cellen;

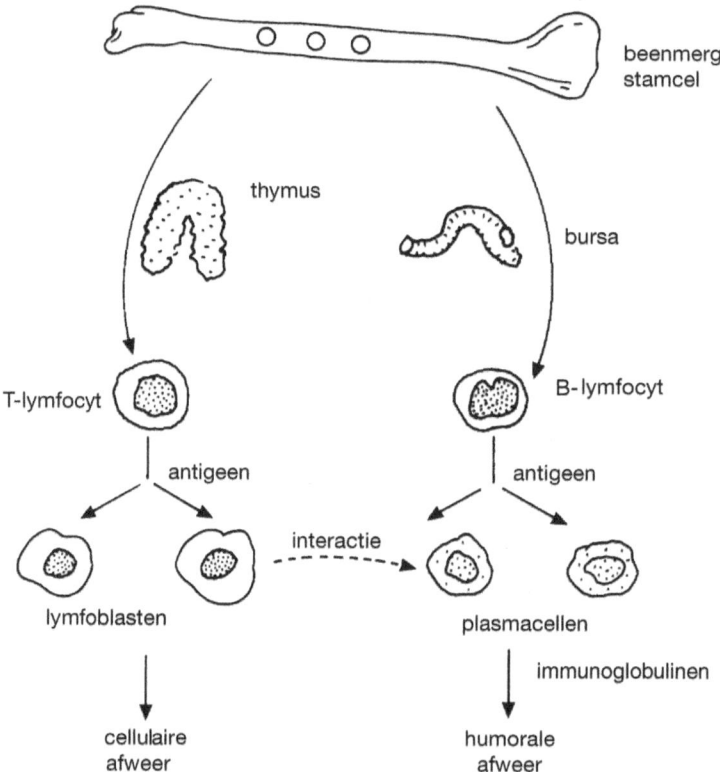

Figuur 44.1 Schematische voorstelling van cellulaire en humorale afweer

- suppressor T-cellen; en
- de voorlopers van bovengenoemde cellen, de gewone T-cellen.

De *helper T-cel* helpt de B-lymfocyt meer antilichaamvormende cellen tot ontwikkeling te brengen. De *cytotoxische T-cel*, ook wel 'killercel' genoemd, is met name verantwoordelijk voor transplantaatafstoting.

De *suppressor T-cel* onderdrukt juist de vorming van antilichaamvormende cellen vanuit de B-lymfocyten. Deze cel speelt een rol bij auto-immuunziekten zoals SLE (systemische lupus erythematodes) en is van belang bij transplantaatafstoting.

Cytokinen is de algemene benaming voor stoffen die geproduceerd worden door het immuunsysteem. Het is een groep plaatselijk actief regulerende glycoproteïnen met hormoonachtige werking. Tot de cytokinen behoren onder andere de *interferonen*. *Lymfokinen* zijn immunoactieve stoffen die door T-lymfocyten als reactie op bepaalde prikkels, onder andere antigenen, worden geproduceerd. Interleukine-2 bijvoorbeeld is een lymfokine, maar is ook een cytokine.

In dit hoofdstuk zullen na de immunomodulantia ook de bloedgroeifactoren aan de orde komen. Hoewel erytropoëtine (epoëtine) niet op het immuunsysteem ingrijpt, zal het omwille van de volledigheid toch vermeld worden.

44.2 Groepen van immunomodulantia

De immunomodulantia kunnen in twee groepen verdeeld worden:
- immunosuppressiva;
- overige immunomodulantia.

44.2.1 Immunosuppressiva

Immunosuppressiva onderdrukken geheel of gedeeltelijk een of meer reacties van het immunologisch systeem. Ze worden met name bij auto-immuunziekten (ziekten waarbij het lichaam antistoffen maakt tegen lichaamseigen stoffen) en orgaan- en weefseltransplantaties gebruikt.

Na transplantatie van een gevasculariseerd orgaan tussen twee genetisch niet-identieke individuen zal in veel gevallen een afstotingsreactie optreden indien er geen speciale voorzorgsmaatregelen getroffen worden. Naast het verrichten van weefseltypering en kruisproeven is behandeling met immunosuppressieve geneesmiddelen noodzakelijk ter voorkoming of afremming van afstotingsreacties of reacties van het transplantaat tegen de gastheer (graft-versus-hostreacties).

De navolgende stoffen worden allemaal in meer of mindere mate gebruikt bij transplantaatrejecties. Glucocorticoïden en cytotoxische stoffen vinden hun toepassing bij auto-immuunziekten.

Glucocorticoïden
Behalve dat ze een anti-inflammatoir effect hebben, remmen glucocortoïden de cellulaire immuunrespons. Voor meer bijzonderheden, zie hoofdstuk 24.

Cytotoxische stoffen (cytostatica of oncolytica)
Als immunosuppressivum wordt voornamelijk de antimetaboliet azathioprine gebruikt. Cyclofosfamide wordt bij transplantaties soms gebruikt als alternatief voor azathioprine indien dit niet wordt verdragen. Voor meer informatie omtrent de cytostatica, zie hoofdstuk 43.

Antilymfocyten-immunoglobulinen
Dit zijn antilichamen gericht tegen menselijke T-lymfocyten. Ze kunnen onderverdeeld worden in polyklonale en monoklonale antilichamen.
Polyklonale antilichamen worden bereid door dieren (paarden, konijnen) te immuniseren met menselijke T-cellen. Het dier gaat antistoffen maken tegen deze T-lymfocyten. Deze antistoffen worden vervolgens uit het dierlijk serum gewonnen. Het voornaamste immunosuppressivum dat op deze manier bereid wordt, is antihumaan thymocytenglobuline (ATG®). De preparaten die momenteel in Nederland verkrijgbaar zijn, zijn ATG (konijn), Lymfoglobuline (paard) en Thymoglobuline® (konijn). Dit geneesmiddel wordt veel ter voorkoming van transplantaatrejecties toegepast. Bijwerkingen die bij gebruik van dit preparaat kunnen optreden zijn koorts, koude rillin-

gen, misselijkheid, tachycardie en hypotensie. Ten gevolge van het bereidingsprocedé bevat het soortvreemd eiwit waardoor serumziekte en zelfs anafylactische reacties kunnen optreden bij patiënten die hiermee behandeld worden. Nog ernstigere overgevoeligheidsreacties kunnen optreden na het (herhaald) gebruik van ATG, afkomstig van paard of konijn.

Monoklonale antilichamen vormen een andere groep. Voorbeelden van stoffen die tot deze categorie behoren zijn muromonab-CD3, daclizumab en basiliximab. Muromonab is gezuiverd IgG2a-immunoglobuline, dat onder bepaalde omstandigheden geproduceerd wordt uit cellen uit de muizenmilt. Het is een krachtig immunosuppressivum dat ook ernstige bijwerkingen kan geven. Naast koorts, koude rillingen en een algemeen gevoel van ziek zijn, kan de patiënt oedemen (met name longoedeem) ontwikkelen. Ook hier kunnen weer ernstige overgevoeligheidsreacties optreden.
In verband met bovenstaande zal duidelijk zijn dat deze stoffen alleen door specialisten in transplantatiecentra gebruikt mogen worden.

Ciclosporine
Ciclosporine is een cyclisch polypeptide afkomstig van schimmels. Het remt selectief de T-lymfocyten die verantwoordelijk zijn voor de transplantaatafstoting en het stimuleert de productie van T-suppressorcellen (zie paragraaf 44.1). Het wordt eveneens gebruikt bij therapieresistente psoriasis en reumatoïde artritis. De voornaamste bijwerkingen zijn maag-darmstoornissen en lever- en niertoxiciteit.
Omdat het veel bij niertransplantaties gebruikt wordt en nefropathie kan geven, vindt dosering vaak op geleide van plasmaspiegels plaats.

Tacrolimus, sirolimus
Naast ciclosporine zijn tacrolimus en sirolimus geregistreerd als middel tegen afstotingsreacties na transplantatie. Deze stoffen werken op vrijwel dezelfde wijze als ciclosporine. Ook hier is de juiste concentratie in het bloed van belang (te weinig: geen of onvoldoende effect; te veel: bijwerkingen) en het bepalen van de bloedspiegel is, zeker in het begin van de therapie, van groot belang.

Mycophenolaat mofetyl
Dit middel is geregistreerd voor vrijwel dezelfde indicaties als ciclosporine en tacrolimus. Het werkingsmechanisme verschilt enigszins ten opzichte van dat van deze twee middelen en verwacht kan dan ook worden dat mycophenolaat mofetyl in combinatie met een van die twee middelen zal worden aangewend.

44.2.2   Overige immunomodulantia

Momenteel staan cytokines die door middel van recombinant-DNA-technieken geproduceerd worden en van nature ook, zij het in lage concentraties, in het menselijk lichaam voorkomen, zeer in de belangstelling. Tot deze groep geneesmiddelen behoren bijvoorbeeld interferon alfa en interleukine-2. Omdat ze in bepaalde systemen de biologische respons beïnvloeden, worden ze ook wel *biological response modifiers* genoemd. De laatste jaren is in de behandeling van patiënten met vaste tumoren weinig vooruitgang geboekt met cytostatica. Na de ontdekking van het voorkomen in het lichaam van natural killer(NK-)cellen, die mogelijk een rol spelen bij het doden van tumorcellen, is de ontwikkeling van stoffen als interferon alfa en interleukine-2 in een stroomversnelling gekomen. Ze vinden hun toepassing bij ziekten als kanker en multipele sclerose.

Interferon alfa-2a

Interferon alfa is een eiwit dat bestaat uit 165 aminozuren. Het kan de groei van viraal of carcinogeen geïnduceerde tumoren tegenhouden. Het mechanisme voor de remming van tumorgroei in de mens is niet exact bekend. De indicaties zijn: bepaalde vormen van leukemie, strottenhoofdkanker bij jongeren, kaposisarcoom (een vorm van huidkanker die vooral bij aidspatiënten voorkomt) en chronische actieve hepatitis B. De bijwerkingen kunnen vrij ernstig zijn, zodanig dat omwille hiervan de therapie gestopt wordt. Tamelijk vaak komen vermoeidheid, pijn en ontsteking op de plaats van injectie en is sprake van een 'griepachtig beeld'. Daarnaast kunnen leverfunctiestoornissen, bloedbeeldafwijkingen, huidafwijkingen en cardiale afwijkingen optreden.

Interferon bèta

Voor interferon bèta is aangetoond dat het bij patiënten met multipele sclerose de frequentie en de ernst van de exacerbaties vermindert. Van interferon bèta-1a bestaan twee producten en van interferon bèta-1b is één product op de markt. Interferon bèta wordt toegediend om de progressie van de invaliditeit te vertragen.

Interferon gamma-1b

Interferon gamma-1b is geregistreerd voor 'ondersteunende therapie' voor het verlagen van de frequentie waarmee ernstige infecties voorkomen bij patiënten met chronische granulomateuze ziekte (CGD). De CGD-patiënt is ten gevolge van een ontregeld immuunsysteem zijn hele leven in hoge mate ontvankelijk voor het optreden van levensbedreigende infecties. De voornaamste bijwerkingen van Immukine® zijn griepachtige verschijnselen zoals koorts en hoofdpijn.

Bloedgroeifactoren

Bloedgroeifactoren, ook wel 'colony-stimulating factors' genoemd, zijn betrokken bij de proliferatie en differentiatie van de stamcellen in het beenmerg. De belangrijkste zijn epoëtine, GM-CSF, G-CSF en interleukine-2.

Epoëtine

Epoëtine stimuleert de aanmaak van erytrocyten en is geïndiceerd bij ernstige anemie bij hemodialyse- en oncologiepatiënten. Hypertensie is een belangrijke bijwerking. Het middel wordt misbruikt in de sport als 'dopingmiddel'.

Tabel 44.1 Immunomodulantia

	Stofnaam	*Merknaam*
glucocorticoïden	betamethason	Celestone
	cortison	
	dexamethason	Oradexon
	hydrocortison	Solu-Cortef
	methylprednisolon	Depo-Medrol, Solu-Medrol
	prednisolon	Di-Adreson-F
	prednison	
	triamcinolon	
	triamcinolonacetonide	Kenacort-A
immunosuppressiva	azathioprine	Imuran
	basiliximab	Simulect
	ciclosporine	Neoral, Sandimmune
	cyclofosfamide	Endoxan
	daclizumab	Zenapax
	everolimus	Certican
	lymfocytenimmunoglobuline	Lymfoglobuline
	muromonab-CD3	Orthoclone OKT3
	mycofenolaat mofetil	CellCept
	mycofenolzuur	Myfortic
	sirolimus	Rapamune
	tacrolimus	Advagraf, Prograft
	thymocytenimmunoglobuline	ATG, Thymoglobuline
overige immunomodulantia	aldesleukine	Proleukin
	alemtuzumab	Mabcampath
	bevacizumab	Avastin
	BCG-vaccin	Oncotice
	cetuximab	Erbitux
	immunocyanine	Immucothel
	interferon alfa	
	interferon alfa-2a	Roferon A
	interferon alfa-2b	Intron A
	interferon bèta-1a	Avonex, Rebif
	interferon bèta-1b	Betaferon
	interferon gamma	Immukine
	lenalidomide	Revlimid
	rituximab	Mabthera
	trastuzumab	Herceptin

GM-CSF (granulocyte-macrophage colony-stimulating factor)

GM-CSF stimuleert in vitro de groei van granulocyten, monocyten en T-lymfocyten. Het wordt gebruikt bij de behandeling en profylaxe van leukopenie bij bijvoorbeeld cytostaticatherapieën en beenmergtransplantaties.

De voornaamste bijwerkingen zijn koorts, huiduitslag en botpijn. Afhankelijk van de dosering kunnen ernstigere bijwerkingen optreden bijvoorbeeld op het niveau van lever, hart, hersenen.

G-CSF (granulocyte-colony-stimulating factor)

G-CSF is geïndiceerd ter reductie van de duur van neutropenie en de incidentie of de ernst van infecties bij behandeling van bepaalde vormen van kanker met cytostatica of na beenmergtransplantatie en bij ernstige congenitale agranulocytose.

De meest voorkomende bijwerking is milde botpijn. Moeheid, myalgie en ontstekings-reacties op de injectieplaats komen eveneens voor.

Aldesleukine

Sinds 1989 is aldesleukine in de handel en geregistreerd voor toepassing bij gemetas-taseerd niercelcarcinoom. De werking van interleukine-2 berust op de activering van het immuunsysteem, waardoor tumorcellen worden vernietigd terwijl het normale weefsel niet wordt aangetast. Het heeft zeer veel bijwerkingen, zoals koorts, maag-darmstoornissen, gewichtstoename (ten gevolge van vaatlekkage in de capillairen kan vocht worden vastgehouden; dit kan erg veel zijn), koude rillingen, vermoeidheid, hoofdpijn, neurologische afwijkingen, cardiale afwijkingen, bloedbeeldafwijkingen, lever- en nierfunctiestoornissen.

45   Geneesmiddelen bij intoxicaties

Leerdoelen: Inzicht krijgen in de oorzaken en behandeling van intoxicaties.
Benodigde tijd: 45 minuten.

45.1   Indeling

Intoxicaties kunnen ingedeeld worden in chronische en acute vergiftigingen. De chronische intoxicatie is doorgaans moeilijk vast te stellen, want de klachten beginnen meestal zeer geleidelijk en zijn vaak vaag en weinig specifiek. Een voorbeeld hiervan is de chronische loodintoxicatie.

Chronische intoxicaties hebben veelal te maken met milieu of arbeid. Dat deze intoxicaties een reële bedreiging voor veel mensen kunnen vormen, wordt geïllustreerd door het ontstaan van specialisaties binnen de vergiftigingsleer van arbeids- en milieutoxicologie en door de grote publiciteit rond het milieu. Diagnose en behandeling verlopen zeer moeizaam en kunnen veel tijd vergen.

Acute intoxicaties zijn vaak sneller te herkennen en vereisen bovendien snel ingrijpen. De vergiften die hierbij een rol spelen beslaan een breed scala: huishoudmiddelen, land- en tuinbouwgiften, geneesmiddelen en veel chemicaliën.

Oorzaken van acute intoxicaties kunnen onder meer zijn:

* onopzettelijke inname: dit komt veel voor bij kinderen, waarbij het in de kruipfase vooral om huishoudmiddelen (het beruchte gootsteenkastje) en in de klimfase meer om geneesmiddelen gaat;
* opzettelijke inname: het betreft hier voornamelijk suïcidepogingen, veelal gedaan door veel geneesmiddelen en alcoholhoudende drank in te nemen. Vergiftigingen door derden komen zeer zelden voor, dan wel worden zeer zelden aangetoond;
* achteloosheid: het nalaten van het nemen van voldoende veiligheidsmaatregelen. Dit komt vooral voor bij mensen die beroepshalve met vergiften omgaan, bijvoorbeeld boeren en tuinders die hun gewassen met gif besproeien zonder gasmasker of beschermende kleding. Daarnaast komen nog steeds regelmatig koolmonoxidevergiftigingen voor ten gevolge van de combinatie van onvolledige verbranding en slechte ventilatie;

- ongelukken: hierbij valt te denken aan bedrijfsongevallen en gekantelde tankwagens waarbij giftige vloeistoffen, dampen of gassen vrijkomen. Hierbij zijn al gauw meerdere slachtoffers betrokken;
- fouten bij het voorschrijven, bereiden, afleveren of toedienen van geneesmiddelen.

45.2 Toedieningsweg van vergiften

De belangrijkste routes waarlangs vergiften in het lichaam terechtkomen zijn via de huid, via de longen en via de mond. Daarnaast kunnen sommige vergiften vooral lokaal, op en in de huid hun toxische activiteit ontplooien, bijvoorbeeld stikstofmosterd en daarvan afgeleide verbindingen, die onder meer als cytostatica worden toegepast. Vergiften die goed via de huid geresorbeerd worden, zijn onder andere diverse landbouwgiften en nicotine. Voor het binnendringen in het lichaam via de longen komen gassen, dampen, nevels en rook in aanmerking. Een regelmatig weerkerende intoxicatie is het inademen van chloorgas, ontstaan ten gevolge van het mengen of door elkaar toepassen van wc-reinigers. De belangrijkste route is echter die via de mond, voor zover het tenminste acute intoxicaties betreft.

45.3 Behandeling van vergiftigingen

De behandeling bestaat uit: veiligstellen van de primaire levensfuncties, voorkomen of verminderen van resorptie en versnellen van eliminatie. Allereerst moet uiteraard in een voorkomend geval de blootstelling van het slachtoffer aan het gif worden opgeheven, waarbij de hulpverlener moet oppassen zelf niet vergiftigd te worden.

45.3.1 Vermindering van de resorptie

Bij gif op de huid, slijmvliezen en oog, is de eerste maatregel spoelen met veel water. Van de besmette huid dient de kleding verwijderd te worden. Voor het oog heeft steriel water of een steriele fysiologische zoutoplossing (eventueel gebufferd op pH 7,4) de voorkeur, maar als die er niet zijn, dient leidingwater gebruikt te worden.

Bij inademing van een gif is het enige dat gedaan kan worden het slachtoffer in de frisse lucht brengen om verdere opname in het lichaam te voorkomen. Bij inname langs orale weg kunnen de volgende maatregelen, afhankelijk van de situatie, genomen worden:

- verdunning van maag- en darminhoud: als maatregel bij inname van vooral etsende verbindingen, maar ook als er sprake is van organische oplosmiddelen en oliën, laat men het slachtoffer veel drinken. Bij etsende stoffen is een mengsel van water en melk het beste. Melk bevordert namelijk de slijmproductie die vervolgens een extra bescherming geeft tegen de etsende stof;

- verwijdering van de maaginhoud door spoelen met grote hoeveelheden water: via een zo dik mogelijke maagslang wordt een portie van circa 200 ml lauw water in de maag gebracht en vervolgens weer eruit gezogen of geheveld. Dit wordt meerdere keren herhaald. In totaal is ongeveer 2 liter water nodig. Aan de laatste portie water wordt meestal een grote hoeveelheid actieve kool, 50 gram, toegevoegd, om daaraan resten gif te adsorberen. Maagspoelen is alleen effectief gebleken als het vergif minder van twee uur geleden in de maag is gekomen. Als het langer geleden is, is het meeste vergif al in de darmen en kan niet meer worden verwijderd. Aan maagspoelen zitten ook risico's zoals maagbeschadiging door zuigende werking van de slang;
- verwijdering van gif uit de darm: om de paar uur wordt actieve kool toegediend, tegelijk met een krachtig laxeermiddel zoals natriumsulfaat.

45.3.2 Versnelling van de eliminatie

Vanuit het maag-darmkanaal kan, zoals hiervoor reeds aangegeven, de eliminatie versneld worden door toediening van een combinatie van actieve kool en een laxeermiddel. Dit heeft ook langere tijd na inname nog zin. Enerzijds wordt op deze wijze bij een aantal geneesmiddelen de zogenaamde enterohepatische kringloop doorbroken. Anderzijds is er een aantal geneesmiddelen dat op deze wijze uit het bloed in de darm wordt getrokken en zo versneld wordt uitgescheiden. Een voorbeeld van zo'n geneesmiddel dat uit het bloed wordt teruggeabsorbeerd is theofylline. De behandeling wordt net zo lang voortgezet tot de concentratie van het gif in het lichaam beneden een aanvaardbaar niveau is gekomen. Ook als een patiënt bij een vermeende intoxicatie ogenschijnlijk niets mankeert, is het belangrijk om het maag-darmkanaal leeg te maken, als de mogelijkheid bestaat dat er preparaten zijn ingenomen met vertraagde afgifte. Intoxicatieverschijnselen kunnen zich dan nog in een laat stadium openbaren.

Wordt het gif normaal gesproken via de nieren uitgescheiden, dan kan in sommige gevallen geforceerde diurese de uitscheiding versnellen. Dit gebeurt door intraveneus toedienen van grote hoeveelheden infuusvloeistoffen samen met osmotisch werkende diuretica, zoals mannitol of sorbitol, al of niet in combinatie met furosemide. Hiermee wordt een eindproductie van 12 liter per dag bereikt. Strenge controle van vooral de elektrolyten is bij deze behandeling noodzaak. De eventuele terugresorptie vanuit de tubulus weer het bloed in, kan worden geremd door het gif in de tubulus in de ionvorm te brengen. Dit lukt alleen bij zeer zwakke zuren en basen (pK_a ongeveer 7) door de pH te verhogen respectievelijk te verlagen met behulp van natriumbicarbonaat respectievelijk argininehydrochloride, zoutzuur of ammoniumchloride. Geforceerde diurese is zelden geïndiceerd.

Een nog ingrijpender methode om de uitscheiding van vergiften te versnellen, is het verwijderen ervan uit de bloedbaan middels hemodialyse. Dat heeft uiteraard alleen zin als het gif ook redelijk snel door de membraan van de kunstnier heen kan dringen, als de winst ten opzichte van de normale eliminatie groot genoeg is, als het fictief verdelingsvolume niet te groot is en als deze forse ingreep gerechtvaardigd wordt door de toestand van de patiënt.

Voorbeelden van vergiften die door hemodialyse kunnen worden verwijderd, zijn ethanol, methanol en lithium.

Ten slotte is het soms mogelijk om het bloed te ontgiften met behulp van hemoperfusie. Daarbij wordt het bloed geleid door een kolom gevuld met adsorberend materiaal, kunsthars of actieve kool dat van een speciale coating is voorzien. Ten aanzien van deze methode gelden dezelfde overwegingen als bij hemodialyse.

45.3.3 Andere maatregelen

Sommige vergiften kunnen in het lichaam zelf gebonden worden en daardoor min of meer onschadelijk gemaakt worden. Voorbeelden zijn intraveneus toedienen van EDTA om zware metalen te binden en van specifieke antilichamen om digoxine te binden. Sommige stoffen worden pas gevaarlijk na omzetting in het lichaam. Dit geldt bijvoorbeeld voor methanol en ethyleenglycol. Deze omzetting kan in dit geval geremd worden door het enzym dat voor de omzetting verantwoordelijk is, bezet te houden, of liever gezegd, druk bezig te houden door constant voldoende ethanol ('alcohol') aan te voeren. Terwijl de enzymen met de ethanol bezig zijn, worden deze vergiften op andere, minder schadelijke manieren uit het lichaam verwijderd. Bij paracetamolintoxicaties worden hoge doses acetylcysteïne toegediend om het gevaarlijkste omzettingsproduct te binden. Vaak kunnen ook antagonisten van het vergif toegediend worden. Dat kunnen zogenaamde competitieve antagonisten zijn, dat wil zeggen stoffen die dezelfde receptoren als het gif kunnen binden, maar geen of minder schadelijke effecten veroorzaken of stoffen die via andere receptoren een werking tegengesteld aan die van het gif hebben. Voorbeelden zijn flumazenil bij intoxicaties met benzodiazepinen, naloxon bij opiaten, sympathicolytica bij sympathicomimetica, sympathicomimetica bij parasympathicomimetica en atropine en obidoxim bij land- en tuinbouwvergiften van het cholinesterasetype.

45.4 Ondersteunend onderzoek

Voor het instellen van een juiste behandeling is grondig onderzoek van het slachtoffer noodzakelijk. Naast algemeen lichamelijk onderzoek is het belangrijk om door ondervragen van het slachtoffer zelf of van begeleiders, familie of getuigen (anamnese respectievelijk heteroanamnese) zo veel mogelijk informatie te verzamelen. Inlichtingen kunnen ook verkregen worden door onderzoek van de omgeving van de patiënt (lege verpakkingen) en door de huisarts en/of apotheker te vragen naar voorgeschreven respectievelijk afgeleverde geneesmiddelen aan het slachtoffer zelf of aan gezinsleden. Ter beoordeling van de algemene klinische toestand, worden bloed en/of urine klinisch-chemisch onderzocht.

Als de oorzaak van de intoxicatie niet bekend of onzeker is, kunnen maaginhoud, bloed en urine onderzocht worden door de ziekenhuisapotheker. Behalve dat de identiteit van de vergiften wordt vastgesteld, wordt dan dikwijls ook de concentratie in het bloed gemeten. Op grond van deze gegevens kan dan de optimale behandeling worden geadviseerd. Een ingrijpende behandeling als hemodialyse of hemoperfusie wordt meestal alleen gestart na zo'n toxicologisch onderzoek.

Vervolgmetingen in bloed of urine kunnen mede van belang zijn om het resultaat van de behandeling te beoordelen en om aan te geven wanneer de behandeling gestaakt kan worden.

Informatiecentra

- De ziekenhuisapotheek
- Het Nationaal Vergiftigingen Informatie Centrum, telefoon (030) 274 88 88, www. vergiftigingen.info

Auteurs

Eindredactie

drs. J.J.F. Bütterhoff, *apotheker*
Jordi Bütterhoff is sinds zijn afstuderen in 2003 werkzaam als beherend apotheker in Waalwijk. Daarnaast houdt hij zich als zelfstandig consultant bezig met vraagstukken binnen de farmaceutische bedrijfskolom en is hij als docent verbonden aan de beroepsvereniging voor apothekersassistenten (SBA), waar hij voornamelijk farmaceutisch inhoudelijke vakken verzorgt. Ook onderhoudt hij graag contact met andere gebieden binnen de farmacie en organiseert hij onder andere nascholingssymposia voor apothekers.
Tijdens zijn apothekersopleiding aan de Universiteit Utrecht volgde hij tevens onderwijs aan het Universitaire Centrum voor Beleid en Management en deed hij onderzoek bij het farmaceutische bedrijf Novartis in Basel, Zwitserland.

drs. F.A.C. van Opdorp, *apotheker*
François van Opdorp is sinds 2003 openbaar apotheker en momenteel werkzaam als beherend apotheker in Breda. Tevens doceert hij onder meer aan apothekersassistenten (SBA) en is hij bestuurslid van het Departement KNMP West-Brabant.
Naast de opleiding farmacie in Utrecht heeft hij ook de opleiding Biofarmaceutische Wetenschappen aan de Faculteit der Wiskunde en Natuurwetenschappen in Leiden met succes afgerond.
Hij heeft een brede farmaceutische interesse die wordt gekenmerkt door ruime en uiteenlopende ervaringen, onder andere opgedaan aan de Divisie van Farmaceutische Technologie, Leiden/Amsterdam Center for Drug Research (LACDR) in Leiden en het Mount Sinai Medical Center in New York.

Overige auteurs

dr. M.L. Bouvy, *apotheker*
drs. W.S. Dessing, *apotheker*
dr. E.M.W. van de Garde, *ziekenhuisapotheker/epidemioloog*
mw. drs. T. Gerbranda, *ziekenhuisapotheker i.o.*

mw. drs. A.M. Harmsze, *ziekenhuisapotheker i.o.*

dr. P.H.M. van der Kuy, *ziekenhuisapotheker/klinisch farmacoloog*

mw. drs. A. Nooij, *apotheker*

mw. drs. K.A. Simons-Sanders, *ziekenhuisapotheker*

dr. P. Stolk, *apotheker*

mw. drs. B.C.M.J. Takx-Köhlen, *apotheker*

drs. T. Zwaan, *apotheker*

Register

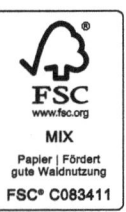

Zeitfracht Medien GmbH
Ferdinand-Jühlke-Straße 7
99095 Erfurt, Deutschland
produktsicherheit@kolibri360.de